高等职业教育医学卫生类专业规划教材

全国高职高专院校教材

供临床医学、护理、助产、药学、检验等专业用

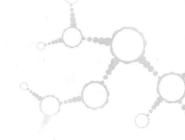

# 病原生物与免疫学基础

Pathogenic Biology and Immunology Foundation

张新明　主　编

张世微　张　静　副主编

重庆大学出版社

## 内容提要

本书由教学经验丰富的教师反复研讨编写而成,是全国高职高专医药院校规划教材,包括医学免疫学、病原微生物、人体寄生虫和实验指导四个部分。全书文字简练生动,通俗易懂,图文表并茂,版式新颖,既注重理论性,又注重实用性,贴近生活、学生和临床。章首设学习目标,正文穿插临床案例、相关链接,章末安排目标检测,书后附有参考答案,这样有利于学生学、老师教。

本书可供高职高专临床医学、护理、助产、药学等医学相关专业使用。

**图书在版编目(CIP)数据**

病原生物与免疫学基础/张新明主编.—重庆:
重庆大学出版社,2017.4(2020.3 重印)
高等职业教育医学卫生类专业规划教材
ISBN 978-7-5689-0256-4

Ⅰ.①病…　Ⅱ.①张…　Ⅲ.①病原微生物—高等职业
教育—教材②免疫学—高等职业教育—教材　Ⅳ.①R37
②R392

中国版本图书馆 CIP 数据核字(2016)第 276327 号

高等职业教育医学卫生类专业规划教材

### 病原生物与免疫学基础
BINGYUAN SHENGWU YU MIANYIXUE JICHU
主　编　张新明
策划编辑:袁文华

责任编辑:陈　力　涂　昀　　版式设计:袁文华
责任校对:关德强　　　　　　责任印制:赵　晟
\*
重庆大学出版社出版发行
出版人:饶帮华
社址:重庆市沙坪坝区大学城西路 21 号
邮编:401331
电话:(023)88617190　88617185(中小学)
传真:(023)88617186　88617166
网址:http://www.cqup.com.cn
邮箱:fxk@ cqup.com.cn(营销中心)
全国新华书店经销
重庆市正前方彩色印刷有限公司印刷
\*
开本:787mm×1092mm　1/16　印张:19.25　字数:460 千
2017 年 4 月第 1 版　　2020 年 3 月第 3 次印刷
印数:3 501—5 500
ISBN 978-7-5689-0256-4　定价:45.00 元

# 《病原生物与免疫学基础》编写组

主　编　张新明

副主编　张世微　　张　静

编　委　（以姓氏拼音为序）

　　　　陈　娇(江西卫生职业学院)

　　　　李　霞(湖北黄冈职业技术学院)

　　　　龙小山(广州医科大学卫生职业技术学院)

　　　　吴增辉(湖北中医药高等专科学校)

　　　　向　东(湖北三峡职业技术学院)

　　　　徐　章(湖北职业技术学院)

　　　　杨月乔(湖北三峡职业技术学院)

　　　　张　静(湖北黄冈职业技术学院)

　　　　张世微(湖北职业技术学院)

　　　　张新明(湖北三峡职业技术学院)

　　《病原生物与免疫学基础》是根据国务院颁发的《国家中长期教育改革与发展纲要（2010—2020 年）》、国家卫生健康委员会印发的《医药卫生中长期人才发展规划（2010—2020 年）》和制定的卫生人才职业资格考试大纲，以及教育部"十二五"国家级规划教材的要求等为依据编写的。

　　"病原生物与免疫学基础"是一门重要的医学基础课程，内容包括医学微生物、人体寄生虫和免疫学基础三个部分。医学微生物主要介绍微生物的形态结构、生长繁殖规律、影响因素、致病性；人体寄生虫主要介绍寄生虫的形态、生活史、致病性、流行因素、寄生虫学检查、防治原则；免疫学基础主要介绍抗原、抗体、补体、组织相容性抗原、免疫应答、超敏反应和免疫学防治。

　　教材编写过程中力图贯彻"三基"（基本理论、基本知识、基本技能）和"五性"（思想性、科学性、启发性、先进行、适用性）；并体现现代职业教育的"三贴近"（贴近社会对教育和人才的需求，贴近岗位对专业人才的知识、能力和素质的需求，贴近学生的心理和认知特点的需求）；突出基础课教学为专业课教学和临床实践服务的观念，内容以"必须""够用"为原则，照顾今后职业准入考试要求，符合课程教学基本要求和专业培养目标，打破传统教材的编写思路和框架，不按学科分篇编写，本着循序渐进、由浅入深的原则浓缩内容。

　　书中每章首设"学习目标"，便于学生重点突出、有的放矢；正文穿插与临床和生活有关的典型、精练的"案例"，与开阔视野、回顾知识相关的"链接"；章末安排"目标检测"，学生能够及时地复习回顾课堂已学的知识与技能；书后附有"参考答案"，可以检查学习效果。全书文字简练生动，通俗易懂，图文表并茂，版式新颖，既注重理论性，又注重实用性。书中设有实验指导，注重学生技能培养，具有可操作性，这样学生易学、老师易教。

　　本书在编写过程中，得到了各编者单位的大力支持，同时参考了诸多相关的教材、专著和网站，引用了大量的插图，在此致以衷心的感谢！

　　编好本书是全体编委的愿望，但由于时间仓促、编者水平有限，书中难免有疏漏不妥之处，同时病原生物与免疫的日新月异，很难囊括全部新理论新技术，恳请专家和同仁批评指正，期望广大师生在使用中提出宝贵意见建议，以便再版时完善。

编写组<br>2017 年 1 月

## MULU 目 录

# 第一章 绪 论

📖 **学习目标**

- 掌握微生物、病原生物、免疫等概念。
- 熟悉病原生物与免疫和人类的关系。
- 了解病原生物与免疫的发展史。

在自然界,有许多人们熟知的病原菌、病毒、蛔虫、弓形虫、蚊子……它们就是引起疾病的病原生物。虽然机体受到病原生物的威胁,但有时不一定感染生病,因为机体存在免疫力。学习病原生物与免疫学基础就能认识病原生物,控制和消灭病原生物,增强人群免疫力,保障健康,为人类造福。

## 第一节 病原生物与免疫学基础的研究内容和发展史

### 一、研究内容

#### (一)相关的概念

微生物(microorganism)是一群体型微小、结构简单、肉眼不能直接看见,必须借助光学显微镜或电子显微镜放大数百倍、数千倍,甚至数万倍才能观察到的微小生物。但有些微生物也可以肉眼观察到,如蘑菇、灵芝等。微生物具有个体微小、结构简单、繁殖迅速、分布广泛、种类繁多、容易变异等特点。微生物存在于空气、土壤、江河、湖泊、海洋等自然界中,以及动植物和人体内。在人和动物的体表或腔道中存在多种微生物,在正常情况下无害的微生物群称为正常菌群(normal flora);具有致病作用的微生物称为病原微生物(pathogenic microbes)。寄生虫(parasite)是长期或短暂地生活在其他生物体内或体表,获得营养并对其造成损伤的低等动物。

病原生物(pathogenic organism)是指能够引起人类和动植物疾病的低等生物,包括病原微生物和寄生虫两大类。病原生物学是研究病原生物的形态、结构、生命活动规律及与机体和周围环境相互作用关系的学科。

免疫(immunity)顾名思义即免除瘟疫,抵抗传染病的能力。现代免疫的概念是指机体免疫系统识别"自身"与"异己",对自身成分产生天然的耐受,对非己异物产生排除作用的一种生理反应。正常情况下,这种生理反应可以维持机体内环境稳定,产生有益的保护作用;某些情况下也可以产生有害的结果,如引发超敏反应、移植排斥、自身免疫疾病等。免疫学是研究机体免疫系统的组成和功能、免疫应答的规律和效应、免疫疾病的发生机制、诊断和防治的学科。

**(二)微生物的分类**

根据微生物的结构特点、化学组成和分化程度等,将其分为三大类:

(1)真核细胞型微生物:细胞核分化程度高,细胞核有核膜、核仁,细胞质中的细胞器完整。包括真菌、原生动物、藻类等。

(2)原核细胞型微生物:只有原始核,没有核膜、核仁,故称为核区或拟核,细胞质缺乏完整的细胞器,只有核糖体。包括细菌、放线菌、支原体、衣原体、立克次体及螺旋体。

(3)非细胞型微生物:是一类最小的微生物,能通过滤菌器,无典型的细胞结构,也没有酶系统,一般由单一核酸(DNA 或 RNA)和蛋白质组成,只能在活细胞内进行增殖。病毒属于此类。

3 种类型的微生物结构模式如图 1.1 所示。

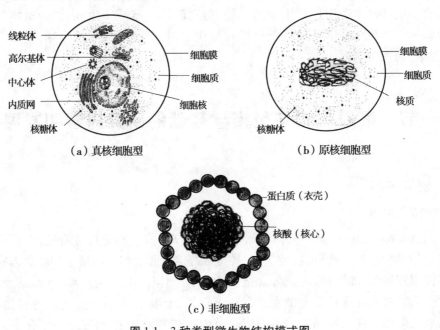

图 1.1　3 种类型微生物结构模式图

---

**知识链接**

**细胞中的细胞器**

细胞中具有一定形态、组成和功能的小结构称为细胞器。能将营养物质转变成能量的线粒体;能在细胞分裂时将染色体拉开的中心体;与脂类、激素、糖原的合成,蛋白质进行 N-连接糖基化等有关的内质网;对蛋白质进行 O-连接糖基化、浓缩、运输的高尔基体;起消化作用的溶酶体;对色素、酒精、药物进行转化的过氧化物酶体;合成蛋白质的核糖体等。原核细胞和真核细胞都有核糖体,但是沉降系数不同,真核细胞是 80S,原核细胞是 70S。这些细胞器既有分工,又有协作,共同完成细胞的各项生命活动。

### (三)免疫的功能

机体免疫系统通过对"自身"或"异己"的识别和应答,发挥以下 3 种功能:

(1)免疫防御:就是人体抵御病原体及其毒性产物侵犯,使人免患感染性疾病。当该功能亢进时发生超敏反应;当该功能过于低下时发生免疫缺陷病。

(2)免疫自稳:人体组织细胞时刻不停地新陈代谢,随时有大量新生细胞代替衰老和受损伤的细胞。免疫系统能及时地把衰老和死亡的细胞识别出来,并把它从体内清除出去,从而保持人体的稳定。该功能异常时发生自身免疫病。

(3)免疫监视:免疫系统具有识别、杀伤并及时清除体内突变细胞,防止肿瘤发生的功能。

免疫功能的分类及表现见表 1.1。

表 1.1 免疫功能分类及表现

| 主要功能 | 生理表现(有利) | 病理表现(有害) |
| --- | --- | --- |
| 免疫防御 | 清除病原体及毒性物,抗感染 | 超敏反应,免疫缺陷 |
| 免疫自稳 | 清除衰老、损伤的细胞 | 自身免疫性疾病 |
| 免疫监视 | 清除突变细胞或病毒感染细胞 | 肿瘤形成,持续性病毒感染 |

## 二、发展史

病原生物与免疫学基础是人类在探讨感染性疾病的病因、发病机制、流行规律及防治措施的过程中,通过不断认识,长期实践而逐步发展完善起来的科学。

古代人类虽然没有观察到具体的微生物,但已经将微生物知识应用于工农业生产和疾病防治之中,如酿酒、发面、制酱、沤肥、盐腌、患者衣服蒸后再穿等。1667 年荷兰人列文虎克利用自制的显微镜观察到不同形态的微生物,为微生物学的发展奠定了基础。法国化学家巴斯德(Pasteur)证实了有机物的发酵与腐败是由微生物引起的,并创用了巴氏消毒法。在巴斯德影响下英国外科医生李斯特创用石碳酸喷洒手术室和煮沸手术用具,以防止术后感染,这些措施为防腐、消毒以及无菌操作打下了基础。德国医生 Koch(郭霍)创用了固体培养基和细菌染色技术,为分离细菌和鉴定细菌打下了基础,并先后发现了炭疽芽胞杆菌、结核分枝杆菌和霍乱弧菌等。巴斯德和郭霍是微生物学的奠基人。1892 年俄国的伊凡诺夫斯基发现了烟草花叶病毒。1901 年美国科学家沃尔特·里德(Walter Reed)首先分离出对人致病的第一个病毒,即黄热病病毒。1929 年英国人弗莱明发现青霉素,为感染性疾病的临床治疗带来了一次重大的革命。20 世纪以来生物化学和生物物理学向微生物学渗透,电子显微镜的发明和同位素示踪原子的应用,推动了微生物学向生物化学阶段的发展。在微生物学的发展过程中,按照研究内容和目的的不同相继建立了许多分支学科,各分支学科的相互配合、互相促进,以及与生物化学、生物物理学、分子生物学等学科的相互渗透,使其在基础理论研究和实际应用两方面都有了迅速的发展。

免疫学起源于中国,早在公元 11 世纪中国医学家通过接种"人痘"预防天花。18 世纪末英国医生琴纳(Jenner)发明了牛痘苗,人类得以安全有效地预防天花。19世纪末发明了减毒活疫苗,巴斯德以高温培养法制备了炭疽疫苗,用狂犬病毒在兔体内经连续传代制备了狂犬病疫苗,兴起了人工主动免疫。1890年德国学者贝林(Behring)和日本学者北里用白喉外毒素免疫马时,发现马的血清中有能中和外毒素的物质,称为抗毒素,兴起了人工被动免疫。人们相继发现了凝集素、沉淀素等,能与细菌或细胞特异性反应的物质统称为抗体;而将能引起抗体产生的物质称为抗原,从而确立了抗原和抗体的概念。1894年比利时医生朱尔·博尔代(Jules Bordet)发现可以溶解细菌的新鲜的免疫血清中,除了含有抗体外,还存在对热不稳定、有增强抗体溶解细菌或细胞的物质,称为补体。20世纪中叶至20世纪60年代期间为近代免疫学时期,在此期间获得的主要成就包括迟发型超敏反应的发现、免疫耐受的发现、细胞系选择学说的提出、免疫学技术的发展。20世纪60年代至今的时期为现代免疫学时期,确认了淋巴细胞系在免疫反应中的地位,阐明了免疫球蛋白的分子结构与功能,对免疫系统特别是细胞因子、黏附分子等进行了大量研究,并从分子水平对免疫球蛋白的多样性、类别转化等进行了有益的探讨,在许多方面取得了突破性成就。

# 第二节　病原生物与免疫和人类的关系

## 一、对人类有益方面

绝大多数微生物对人和动植物是有益的,有些则是必需的。

(1)参与自然界物质的物质循环:微生物是生态系统中重要的组成部分,除光能自养菌和化能自养菌是生产者外,大多数细菌是分解者,分解死亡的动植物、废水中的有机磷、氰化物等,维持氮、碳、硫等元素的循环。

(2)广泛应用于各行业:在农业方面利用微生物制造菌肥、植物生长素等;工业方面应用微生物酿酒、制醋、冶金、合成有机酸和抗生素等;在环境保护上利用微生物分解污水中的酚、有机磷、氰化物,还原废水中的汞、砷等毒性物质,处理石油污染的土壤和海洋等;在基因工程中提供多种工具酶和载体,生产胰岛素、干扰素等。

人体免疫系统包括3道防线:皮肤黏膜是第一道防线,体液中的杀菌物质和吞噬细胞是第二道防线,这两道防线称为非特异性免疫;第三道防线是细胞免疫和体液免疫,称为特异性免疫。完成免疫防御、免疫自稳和免疫监视三大功能,保护人体健康。

## 二、对人类有害方面

少数微生物能引起人体和动植物的病害。例如病原微生物可以引起人类的肺结核、伤寒、痢疾、肝炎、艾滋病等,引起动物的禽流感、鸡霍乱、牛炭疽等,引起植物的水稻白叶枯病、烟草花叶病、小麦赤霉病等。有的可以引起人畜共患病,如狂犬病病毒所引起的狂犬病。有的微生物能引起食物、药物等物质的霉变和腐败。

寄生虫对人体的损害超过了益处,它们在宿主的细胞、组织或腔道内寄生,可以夺取营养物质、引起机械损伤、产生毒性作用、发生变态反应等,寄生虫感染在非洲、亚洲和中、南美洲十分普遍。

免疫是一把双刃剑,免疫功能给机体带来免疫保护作用的同时,如果免疫应答的水平过高或过低,自身免疫耐受被打破,免疫调节紊乱,会出现超敏反应、免疫性疾病、肿瘤和移植排斥等。

### 案例分析

患者,女性,50岁,腰骶疼痛,外阴疼痒,尿频入院。查体发现微热,体温38 ℃,白带增多,有脓性物质。初步诊断为阴道炎。①人的肾脏中存在细菌吗? ②为什么不能过度冲洗阴道? ③女性阴道中有哪些正常菌群?

人体的内脏器官,如肾脏、胃中正常情况下无菌。阴道有自净作用,阴道上皮在卵巢分泌的雌激素影响下增生变厚,增加对病原体侵入的抵抗力,同时上皮细胞中含有丰富糖原,在乳酸杆菌作用下分解为乳酸,维持阴道正常的酸性环境,适应于弱碱性环境中繁殖的病原菌受到抑制。过度冲洗阴道会破坏阴道的自净作用。阴道中存在乳酸杆菌、大肠埃希菌、白假丝酵母菌等。

# 目标检测题

### 一、名词解释

1.微生物

2.病原生物

3.免疫

### 二、单项选择题

1.下列属于非细胞型微生物的是(　　　)。

A.细菌　　　　　　　　　　B.支原体　　　　　　　　　　C.衣原体

D.病毒　　　　　　　　　　E.立克次体

2.下列属于真核细胞型微生物的是(　　　)。

A.放线菌　　　　　　　　　B.立克次体　　　　　　　　　C.支原体

D.病毒　　　　　　　　　　E.真菌

3.不属于原核细胞型微生物细胞结构特征的是(　　　)。

A.结构简单　　　　　　　　B.有细胞壁　　　　　　　　　C.细胞器完善

D.有原始核　　　　　　　　E.无核仁

4.真核细胞型微生物的主要特点是(　　　)。

A.体积最微小的微生物　　　B.有完整的细胞核　　　　　　C.无核仁

D.无完整细胞器　　　　　　E.核酸类型是 DNA 或者 RNA

5.下列哪项不是非细胞型微生物的特征? (　　　)

A.体积最小,能通过滤菌器　　B.无细胞结构　　　　　　　　C.无酶系统

D.核酸类型为 DNA 和 RNA          E.必须在活的组织细胞内进行增殖

6.免疫系统具有识别、杀伤并清除体内突变细胞,防止肿瘤发生的功能是(      )。

A.免疫防御               B.免疫自稳               C.免疫监视

D.免疫应答               E.免疫调节

7.有关微生物特点的叙述哪项是错误的?(      )

A.肉眼看不见               B.种类繁多,分布广泛               C.体积微小,结构简单

D.只有用电子显微镜才能观察到               E.与人类关系密切

8.首次创用固体培养基和细菌染色技术的是(      )。

A.荷兰列文虎克               B.法国化学家巴斯德               C.英国外科医生李斯特

D.俄国的伊凡诺夫斯基               E.德国医生郭霍

9.绝大多数微生物对人体(      )。

A.有益               B.有害               C.危害大于益处

D.引起感染               E.致病

10.能引起人和动植物疾病的微生物是(      )。

A.微生物               B.寄生虫               C.病原微生物

D.病原生物               E.医学微生物

11.首先分离出对人致病的第一个病毒的是(      )。

A.美国科学家沃尔特·里德               B.英国人弗莱明               C.英国医生李斯特

D.德国医生郭霍               E.俄国伊凡诺夫斯基

12.发现可以溶解细菌的新鲜的免疫血清中存在补体的是(      )。

A.英国人弗莱明               B.比利时医生朱尔·博尔代

C.英国医生李斯特               D.德国医生郭霍               E.德国学者贝林

13.在免疫防御中,人体不能抗御、清除的是(      )。

A.细菌               B.病毒               C.外毒素

D.寄生虫               E.肿瘤细胞

14.超敏反应是由于(      )。

A.免疫防御过高               B.免疫防御过低               C.免疫自稳异常

D.免疫监视失调               E.免疫调节异常

15.原核细胞型微生物和真核细胞型微生物都有的细胞器是(      )。

A.线粒体               B.内质网               C.中心体

D.核糖体               E.高尔基体

## 三、问答题

1.举例说明微生物与人类的关系。

2.简述免疫系统发挥的免疫功能。

3.说出微生物的分类及特点。

(张新明)

# 第二章 细菌概述

📖 **学习目标**

- 掌握细菌的形态结构、消毒灭菌、代谢产物及致病性。
- 熟悉细菌的 L 型、生长繁殖、自然界及人体的分布、感染类型。
- 了解细菌的理化性状、变异现象和变异机制。

细菌(bacterium)属于原核微生物,具有细胞壁,除核糖体外无其他细胞器,仅有核质没有核膜和核仁。细菌的形态和结构相对稳定,掌握细菌的基本性状,对研究细菌的致病机制、免疫性和抵抗力,鉴别细菌、诊断和防治疾病,开发利用细菌等具有重要意义。

## 第一节 细菌的形态与结构

### 一、细菌的大小与形态

#### (一)细菌的大小

细菌个体微小,需要用显微镜放大数百倍至上千倍才能看见。细菌大小的测量单位通常是微米(μm),球菌用直径、杆菌和螺形菌用长×宽来表示细菌大小,一般球菌的直径为 1.0 μm,中等大小的杆菌为(2.0~3.0) μm×(0.3~0.5) μm,但螺形菌的长度是菌体两端点间的距离,不是真正的长度。

#### (二)细菌的形态

细菌的基本形态有球形、杆形和螺形 3 种,因此根据形态分别称为球菌、杆菌和螺形菌(图 2.1)。

1.球菌 球菌大多数呈球形,某些近似球形(肾形、矛头形等)。按照分裂方向和分裂后菌体的排列方式不同分为:

(1)双球菌:沿着一个平面分裂,分裂后的两个菌体成双排列,如脑膜炎奈瑟菌。

(2)链球菌:沿着一个平面分裂,分裂后的多个菌体成链状排列,如溶血性链球菌。

(3)葡萄球菌:沿着多个不规则的平面分裂,分裂后的菌体成葡萄串状排列,如金黄色葡萄球菌。

(4)四联球菌和八叠球菌:沿着两个垂直平面分裂,分裂后的 4 个菌排列在一起称四联球菌。沿着 3 个垂直平面分裂,分裂后的 8 个菌体叠在一起称八叠球菌。

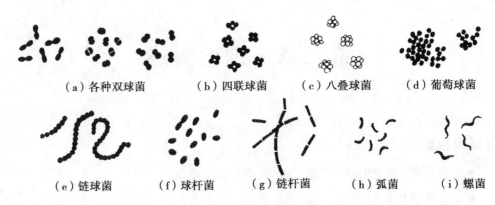

(a) 各种双球菌　　(b) 四联球菌　　(c) 八叠球菌　　(d) 葡萄球菌

(e) 链球菌　　(f) 球杆菌　　(g) 链杆菌　　(h) 弧菌　　(i) 螺菌

图 2.1　细菌的各种形态

2.杆菌　杆菌大多数呈直杆状,长短粗细随种类的不同而差别很大。短杆菌近似球状,长杆菌近似丝状,有的末端膨大似棒状,有的中间膨大似纺锤(梭状)。按照杆菌分裂后的排列方式不同分为:

(1)单杆菌:散在排列,如大肠埃希菌。

(2)双杆菌:成双排列,如肺炎克雷伯菌。

(3)链杆菌:链状排列,如炭疽芽胞杆菌。

(4)分枝杆菌:分枝状排列,如结核分枝杆菌。

3.螺形菌　螺形菌菌体弯曲,根据弯曲数目不同分为:

(1)弧菌:只有一个弯曲,呈弧形或逗点状,如霍乱弧菌。

(2)螺菌:有数个弯曲,如幽门螺杆菌。

## 二、细菌的形态检查

### (一)不染色检查法

用于观察活菌的轮廓及其运动情况,常见方法有压滴法和悬滴法。压滴法是将细菌菌液滴在载玻片上,盖玻片压于其上,置显微镜下观察。悬滴法是将细菌菌液滴在盖玻片上后,翻转盖玻片压于凹载玻片的凹孔上,置显微镜下观察。

### (二)染色检查法

细菌染色最常见的方法是革兰氏染色法,经过结晶紫初染、碘液媒染、乙醇脱色和复红复染后,被染成紫色的细菌是革兰氏阳性菌,被染成红色的细菌是革兰氏阴性菌。还有抗酸染色法、墨汁负染法等。

## 三、细菌的结构

图 2.2 显示了细菌的结构,细菌的结构包括基本结构和特殊结构。每一种细菌都存在的结构称为基本结构,某些细菌具有的特有结构称为特殊结构。

### (一)细菌的基本结构

细菌的基本结构包括细胞壁、细胞膜、细胞质和核质。

1.细胞壁　细胞壁是紧贴于细胞膜外的坚韧而富有弹性的膜状结构,一般在光学显微

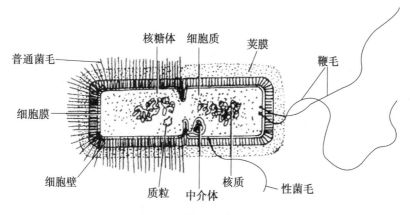

图 2.2　细菌细胞结构模式图

镜下不易看到,经高渗溶液处理使其与细胞膜分离后,再经特殊染色观察才可见,或用电子显微镜可直接观察。

（1）细胞壁的组成与结构:革兰氏阳性菌($G^+$)的细胞壁由肽聚糖和磷壁酸组成,革兰氏阴性菌($G^-$)的细胞壁由肽聚糖和外膜组成,如图2.3。

肽聚糖是细菌细胞壁的共同成分,也是原核细胞特有的成分,又称粘肽。革兰氏阳性菌的肽聚糖由聚糖骨架、四肽侧链和五肽交联桥构成三维立体结构,如图 2.4 所示、$N$-乙酰葡萄糖胺（G）和 $N$-乙酰胞壁酸（M）经 $\beta$-1,4 糖苷键交替连接成聚糖骨架,4 个氨基酸连接成侧链,5 个氨基酸连接成交联桥;革兰氏阴性菌的肽聚糖由聚糖骨架和四肽侧链构成二维平面结构。各种细菌的聚糖骨架都相同,但四肽侧链和五肽交联桥的组成和连接方式随菌种的不同有差异。金黄色葡萄球菌的四肽侧链由丙氨酸、谷氨酸、赖氨酸、丙氨酸依次构成,第 3 位的赖氨酸由 5 个甘氨酸组成的五肽桥连接到相邻四肽链第 4 位的丙氨酸上;大肠埃希菌的四肽侧链中第 3 位的氨基酸为二氨基庚二酸（DAP）,二氨基庚二酸与相邻四肽侧链末端的丙氨酸直接连接。

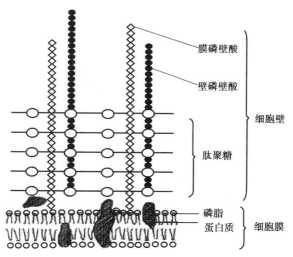

（a）革兰氏阳性菌的细胞壁

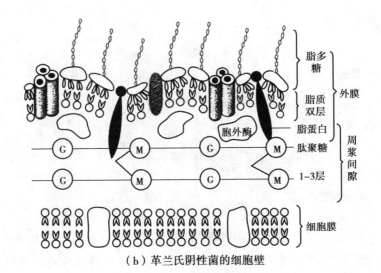

（b）革兰氏阴性菌的细胞壁

图 2.3　细菌细胞壁结构模式图

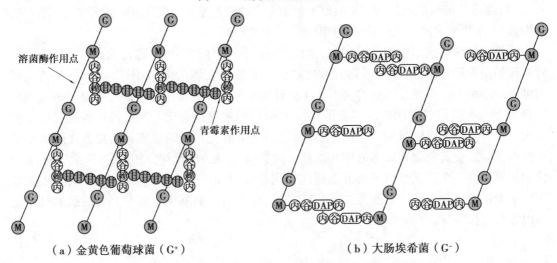

（a）金黄色葡萄球菌（G⁺）　　　　　（b）大肠埃希菌（G⁻）

图 2.4　细菌细胞壁中肽聚糖的结构模式图

　　磷壁酸是革兰氏阳性菌细胞壁的特有成分,是革兰氏阳性菌的重要的表面抗原;可用于细菌的血清型分类;为黏附因子,与致病性有关。因结合部位的不同,分为壁磷壁酸和膜磷壁酸,一端都游离于细胞壁外,壁磷壁酸的另一端与肽聚糖的 N-乙酰胞壁酸相连,膜磷壁酸的另一端与细胞膜的磷脂相连。

　　外膜是革兰氏阴性菌细胞壁的特有成分,位于肽聚糖的外侧,由外向内依次为脂多糖（LPS）、脂质双层和脂蛋白。①脂多糖由脂质 A、核心多糖和特异性多糖三部分组成,其中脂质 A 是内毒素的主要成分,特异多糖是重要的菌体抗原（O 抗原）,决定细菌种或型的特异性。②脂质双层为典型的磷脂双层,内镶嵌有多种功能的蛋白,除进行物质交换外还有屏障作用,阻止青霉素、溶菌酶和大分子物质进入,有的还承担受体作用。③脂蛋白由脂质和蛋白构成,连接外膜和肽聚糖,构成一个稳定的整体。

表 2.1　革兰氏阳性菌和革兰氏阴性菌的细胞壁结构比较

| 区别点 | 革兰氏阳性菌 | 革兰氏阴性菌 |
|---|---|---|
| 强度 | 坚韧 | 疏松 |
| 厚度 | 厚,20~80 nm | 薄,10~15 nm |
| 肽聚糖层数 | 多,可达 50 层 | 少,1~2 层 |
| 肽聚糖含量 | 多,占细胞壁干重的 50%~80% | 少,占细胞壁干重的 50%~80% |
| 肽聚糖结构 | 三维立体结构 | 二维平面结构 |
| 磷壁酸 | 有 | 无 |
| 外膜 | 无 | 有 |
| 药物敏感作用 | 对青霉素、溶菌酶敏感 | 对青霉素、溶菌酶不敏感 |

此外,某些革兰氏阳性菌细胞壁表面还有一些特殊的成分,如金黄色葡萄球菌的 A 蛋白,链球菌的 M 蛋白和 C 多糖等。革兰氏阴性菌的细胞膜和细胞壁间有一空隙称为周浆间隙,内含有特殊结合蛋白以及多种胞外酶,在细菌获得营养、破坏抗生素等方面起重要作用。

由于两类细菌的细胞壁组成和结构有显著差异,导致两类细菌在染色性、抗原性、致病性及对药物的敏感性等方面有很大差异。革兰氏染色时革兰氏阳性菌呈紫色,革兰氏阴性菌呈红色。磷壁酸是革兰氏阳性菌的表面抗原,特异多糖是革兰氏阴性菌的菌体抗原。脂质 A 是革兰氏阴性菌的致病因素,膜磷壁酸是革兰氏阳性菌的致病因素。革兰氏阳性菌一般对溶菌酶和青霉素敏感,是因为溶菌酶能破坏 N-乙酰葡萄糖胺和 N-乙酰胞壁酸之间的 β-1,4 糖苷键,青霉素能够抑制五肽桥与四肽侧链末端的 D-丙氨酸之间的连接,干扰细胞壁合成导致细胞死亡;革兰氏阴性菌细胞中肽聚糖的含量少,无五肽交联桥,又有外膜的保护作用,故对溶菌酶和青霉素不敏感。人与动物细胞无细胞壁和肽聚糖结构,故这类药物对人和动物体细胞无毒性作用。

(2)细胞壁的功能:①维持细菌固有外形,抵抗低渗环境;②参与物质交换;③屏障作用,阻止药物渗入;④免疫作用,菌体存在抗原可诱发机体的免疫应答,进行血清型分类;⑤致病作用,存在内毒素、黏附因子和抗吞噬物质。

(3)细胞壁缺陷型细菌:当某些细菌受到理化或生物因素的作用,细胞壁被直接破坏或合成被抑制,称为细胞壁缺陷型细菌,因为首先在法国李斯特研究院发现,故又称为细菌 L型。具有的特性有:①多形性:缺失细胞壁,主要是肽聚糖缺陷造成细菌呈现球形、杆状和丝状等。不论原来是革兰氏阳性或阴性,形成 L 型后多是革兰氏阴性。②嗜高渗性:在普通的培养基上不生长,只有在高渗环境中才能生长。在含 10%~20%人或马血清的高渗低琼脂培养基中缓慢生长,形成中间较厚、四周较薄的荷包蛋样细小菌落。在液体培养基中生长后呈疏松的絮状颗粒,沉于管底。③返祖性:当抑制破坏细菌的细胞壁的因素去除后,L 型又恢复了完整的细胞壁变回亲本菌株。④可致病:L 型仍有一定的致病力,通常引起慢性感染,如尿路感染、骨髓炎、心内膜炎等,并常在使用作用于细胞壁的抗菌药物(β-内酰胺类抗生素等)进行治疗的过程中发生。临床上遇有症状明显而标本常规细菌培养阴性者,应考虑细菌L型感染的可能性,宜做L型的专门分离培养,并更换抗菌药物。

**案例分析**

患者,女,43岁,反复发热5个月余收入院。查体:体温39 ℃,心率98 次/min,呼吸19 次/min,皮肤有多处出血点。常规检查:白细胞计数 $14×10^9/L$,中性粒细胞0.85,初步诊断:败血症。但是多次细菌培养均为阴性,抗生素治疗效果不佳。①细菌培养的阴性可能的原因有哪些?②怎么才能找出致病菌,选择有效的药物治疗?③细菌的基本结构有哪些?

细菌培养为阴性可能是细菌L型的存在,高渗培养基分离细菌,进行药物敏感试验后选择高敏药物治疗。细菌的基本结构有细胞壁、细胞膜、细胞质和核质。

2.细胞膜　细胞膜位于细胞壁内侧,紧包在细胞质外面的一层富有弹性和半透性的生物膜。由磷脂双层和多种蛋白质组成,还含少量的糖类。蛋白质多是酶或载体;不含胆固醇,是与真核细胞膜的区别点。

(1)主要功能:①控制菌体内外物质的转运与交换;②参与细菌的呼吸过程,与能量产生、储存和利用有关;③参与生物合成,细胞膜上的合成酶与细胞壁、荚膜和鞭毛的合成有关;④分泌细胞外酶;⑤形成中介体。

(2)中介体:是细菌的细胞膜内陷、折叠形成的囊状结构,电子显微镜下可见,多见于革兰氏阳性菌。中介体扩大了细胞膜的表面积,相应地增加了呼吸酶的含量,可为细菌提供大量的能量,有拟线粒体之称;中介体与核质相连,当细菌分裂时中介体也一分为二,各自带一套核质进入子代细菌,有类似真核细胞纺锤体的功能;中介体还与细胞壁合成和芽胞形成等有关。

3.细胞质　细胞质又称细胞浆,是被细胞膜包裹着的无色透明胶状物,由水、蛋白质、脂类、核酸及少量的糖、无机盐组成。内含多种酶类,是细菌新陈代谢的主要场所。细胞质中还含有以下多种重要结构。

(1)核糖体:又称核蛋白体,由RNA和蛋白质组成,大量存在于细胞质中,是细菌合成蛋白质的场所。细菌核糖体为70S,由50S和30S两个亚基组成,抗生素中链霉素与小亚基30S结合、红霉素与大亚基50S结合,干扰蛋白质合成导致细菌死亡,而对人体细胞则无影响。

(2)胞质颗粒:细胞质中含有多种颗粒,多是暂时储存的营养物质,包括多糖、脂类和磷酸盐等。比较常见的是异染颗粒,主要成分是RNA和多聚偏磷酸盐,嗜碱性强,经染色后颜色明显不同于菌体的其他部位,对细菌鉴别有一定意义,如白喉棒状杆菌可通过异染颗粒鉴别。

(3)质粒:是细菌染色体外的遗传物质,为环状闭合的双链DNA分子,携带遗传信息,控制细菌某些特定的遗传性状,如性菌毛生成、耐药性的产生。质粒在遗传工程中常用作基因的载体。

4.核质　细菌是原核细胞,没有成形的细胞核,即没有核膜和核仁,故又称核区或拟核。内含细菌存活必需的遗传物质,由一条细长的闭合双链 DNA 反复盘绕卷曲而成,控制细菌的共同性状,如生长、代谢、繁殖、遗传变异等。

**(二)细菌的特殊结构**

细菌的特殊结构包括芽胞、荚膜、鞭毛和菌毛。

1.芽胞　芽胞(spore)是某些细菌(主要是革兰氏阳性杆菌)在一定条件下脱水浓缩,在菌体内形成的圆形或椭圆形的小体。芽胞形成受环境的影响,一般在动物体外或者营养缺乏,特别是缺少碳源和氮源时容易形成。芽胞具有核质和菌体的酶,保持细菌的全部生命活性,遇适宜的环境又可吸水膨大,形成新的菌体。一个细菌只能形成一个芽胞,一个芽胞也只能形成一个菌体,菌体进行分裂繁殖,芽胞不是细菌的繁殖方式。由于芽胞的壁厚、折光性强,不易着色,需经媒染和加热等处理,在光学显微镜下才能够可见。

芽胞形成的意义有:

(1)细菌的休眠体:芽胞代谢缓慢,营养要求低,因此芽胞是细菌抵抗不良环境的特殊存活形式,与芽胞相对而言,菌体称繁殖体。

(2)增强细菌的抵抗力:由于芽胞具有多层致密的膜结构,通透性低,含水量少,蛋白质受热不易变性,内含大量耐热的吡啶二羧酸钙盐,因此对高温、干燥、化学消毒剂和辐射等有较强的抵抗力。芽胞形成后可以脱离菌体游离于环境中,在自然界分布广泛,可以存活几年至数十年,一旦进入机体后可以转变成繁殖体。芽胞本身不引起疾病,但菌体大量繁殖致病,故防止芽胞污染环境具有重要的医学意义。

(3)鉴别细菌:芽胞的大小、形状和在菌体中的位置因种而异(图 2.5)。

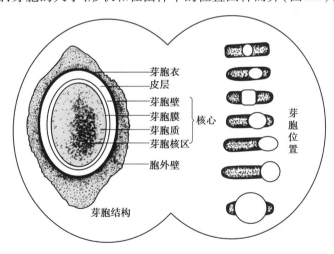

**图 2.5　细菌芽胞形态与位置模式图**

(4)判断灭菌效果的指标:医疗器械、敷料、培养基等进行灭菌时,要以杀灭芽胞作为消毒灭菌彻底的标准。

2.荚膜　荚膜(capsule)是某些细菌在细胞壁外包绕的一层黏液性物质。厚度≥0.2 μm 者称荚膜,与细胞壁结合牢固;<0.2 μm 者称微荚膜;若黏液性物质疏松附着细菌表面,边界不明显且易洗脱者称黏液层。荚膜的形成受遗传控制和环境影响,一般在动物体内或营养

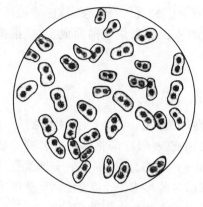

图 2.6　细菌的荚膜

丰富的培养基中容易形成,环境不良或在普通培养基上则容易消失。荚膜的化学成分随种而异,多数细菌的荚膜为多糖,如肺炎链球菌等;少数细菌的荚膜为多肽,如炭疽芽胞杆菌;个别细菌的荚膜为透明质酸。用一般染色法荚膜不易着色,但在显微镜下能看到菌体周围有一层透明圈(图 2.6),需特殊染色法将荚膜染成与菌体不同的颜色,如墨汁负染法。荚膜与同型抗血清特异性结合可使荚膜显著增大并出现肿胀,称荚膜肿胀试验,常用于肺炎链球菌、流感嗜血杆菌和炭疽芽胞杆菌等检测。

荚膜形成的意义有:

(1)抗吞噬:可有效抵抗寄主吞噬细胞的吞噬作用。

(2)抗杀伤:保护细菌免受体内抗菌药物、溶菌酶、抗体、补体等的杀伤作用。

(3)抗干燥:荚膜多糖为高度水合分子,可以储留水分。

(4)黏附作用:荚膜多糖可以使细菌彼此间黏连,也可以黏附于组织细胞或无生命物体表面。荚膜本身无毒性,与细菌的致病性密切相关。

(5)细菌鉴别与分型:根据细菌有无荚膜、荚膜抗原的特异性鉴别不同细菌,同种细菌还可根据荚膜组分的不同进行分型。

(6)制备疫苗:荚膜具有抗原性,能刺激机体产生抗体,可用荚膜抗原制备有效疫苗来预防疾病。

3.鞭毛　鞭毛(flagellum)是细菌从细胞质延伸到细胞壁外的细长呈波状弯曲的丝状物,弧菌、螺菌、某些杆菌和少数球菌所具有。先经特殊鞭毛染色再用光学显微镜观察鞭毛,或者用电子显微镜直接观察鞭毛。还可以通过悬滴法观察细菌运动方式,或者在半固体培养基上穿刺培养观察生长现象,以间接判断细菌是否有鞭毛存在。按鞭毛数目和排列方式,可将鞭毛菌分为单毛菌、双毛菌、丛毛菌和周毛菌 4 种(图 2.7)。

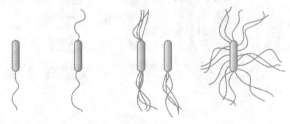

（a）单毛菌　（b）双毛菌　（c）丛毛菌　（d）周毛菌

图 2.7　细菌鞭毛类型模式图

鞭毛形成的意义有:

(1)细菌的运动器官。

(2)与致病性相关:有些细菌的鞭毛与黏附性和侵袭力有关。

(3)与细菌鉴定、分类及分型有关:根据鞭毛的有无、类型和鞭毛蛋白质抗原性(H 抗原)的不同来鉴别不同的细菌。

4.菌毛　菌毛(pilus)是菌体表面具有的比鞭毛细短而直硬的丝状物,主要出现在革兰氏阴性菌中,必需使用电子显微镜观察(图2.8)。

根据功能的不同,菌毛分为普通菌毛和性菌毛。普通菌毛遍布于菌体表面,直而短,有数百根。普通菌毛是细菌的黏附器官,细菌借此可牢固黏附于呼吸道、消化道或泌尿生殖道的黏膜上皮细胞上,有利定居细胞表面,继而侵入细胞致病。因此普通菌毛与细菌的致病性有关。性菌毛比普通菌

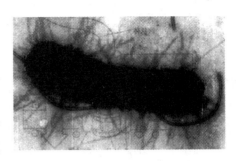

图2.8　大肠杆菌的菌毛与鞭毛

毛长而粗,中空管状,仅有1~10根。性菌毛是细菌的接合器官,传递遗传物质的通道,细菌的耐药性、毒力等性状可以转移。通常把有性菌毛的细菌称为雄性菌($F^+$菌),无性菌毛的细菌称为($F^-$菌),性菌毛能将 $F^+$ 菌的某些遗传物质转移给 $F^-$ 菌,使 $F^-$ 菌获得 $F^+$ 菌的某些性状。

# 第二节　细菌的生长繁殖与变异

细菌具有独立的生命活动能力,需要一定的生长繁殖条件,代谢活跃,生长迅速,代谢过程中可产生多种代谢产物,出现变异现象。

## 一、细菌的生长繁殖

### (一)细菌生长繁殖的条件

不同种类的细菌生长繁殖的条件不尽相同,但基本条件主要有:

1.充足的营养物质　无论细菌在机体内生长繁殖,还是在体外人工培养都必须保证有充足的营养物质,而且还要按不同细菌的嗜性满足其营养要求。基本的营养要求包括水、碳源、氮源、无机盐和生长因子等。

(1)水:细菌营养的吸收、渗透、分泌、排泄等均以水为媒介,新陈代谢过程中的生化反应必须有水才能进行。

(2)碳源:细菌利用的碳源包括含碳的无机物和有机物,致病菌所需的碳源主要从葡萄糖、麦芽糖以及甘油中获得。用于合成细菌的成分,也是细菌代谢的主要能量来源。

(3)氮源:细菌所需的氮源来自含氮的无机物和有机物,致病菌的氮源主要是蛋白胨、氨基酸等有机氮化物。摄取氮源主要用于合成细菌的蛋白质、酶与核酸等。

(4)无机盐:细菌需要钾、钠、钙、镁、硫、磷、铁、氯等无机盐。作用除构成菌体成分外,可以调解菌体内外渗透压,作为酶的辅基或激活剂维持酶的活性,参与能量的储存和转运。某些元素还与细菌致病因素的产生有关,如白喉毒素的产生受培养基中铁含量的影响。

(5)生长因子:某些细菌在生长繁殖时必需但自身不能合成的物质。主要是 B 族维生素、氨基酸、嘌呤、嘧啶和特殊因子等,主要是作为某些辅酶和辅基的组分。如流感嗜血杆菌

需要 X 因子和 V 因子,其中 X 因子是细胞色素氧化酶、过氧化氢酶、过氧化物酶的辅基;V 因子是脱氢酶的辅酶。

2.适宜的酸碱度　大多数致病菌生长繁殖的最适 pH 为 7.2~7.6,个别细菌如霍乱弧菌在 pH8.4~9.2 环境中,结核分枝杆菌在 pH6.5~6.8 环境中生长最好。许多细菌在代谢过程中产酸或碱,影响细菌生长,故在培养基中需要加入缓冲剂。

3.合适的温度　致病菌在长期的进化过程中适应了人体环境,为嗜温菌,故一般在37 ℃培养细菌。个别细菌如鼠疫耶尔森菌在 20~28 ℃生长最好;有些致病菌在低温下也可生长繁殖,如在 5 ℃冰箱内金黄色葡萄球菌缓慢生长释放毒素,故食用过夜冰箱冷存食物可致食物中毒。

4.恰当的渗透压　大多数细菌生长最适渗透压为等渗环境,少数细菌如嗜盐菌需要在高浓度(3%)的 NaCl 环境中生长良好。

5.必要的气体　细菌生长繁殖时需要的气体主要是 $O_2$ 和 $CO_2$。有些细菌仅能在有氧条件下生长,有些只能在无氧环境下生长,大多数病原菌在有氧或无氧的条件下均能生存。大多数细菌在代谢过程中产生的 $CO_2$ 及空气中的 $CO_2$ 足够满足需要,不需要额外补充,少数细菌如脑膜炎奈瑟菌、淋病奈瑟菌等初次分离培养时,需要提供 5%~10%的 $CO_2$ 才能较好地生长,需要人为供给。

**(二)细菌的繁殖方式和速度**

细菌一般以二分裂方式进行无性繁殖,个别细菌如结核分枝杆菌偶可通过分枝方式繁殖。球菌可从不同平面分裂,分裂后形成不同的方式排列;杆菌则沿横轴分裂。细菌分裂数量倍增所需要的时间称为代时,细菌的代时因细菌种类不同而有差异,同时受环境的影响。在适宜条件下,一般细菌繁殖 1 代只需要 20~30 min,个别细菌如结核分枝杆菌分裂较慢,繁殖 1 代用时为 18~20 h。

**(三)细菌群体生长繁殖的规律**

按照一般细菌 20 min 繁殖 1 代计算,1 个细菌经过 10 h 后 30 次分裂可以增殖到 10 亿以上。但是事实上受到多种因素的影响,细菌增殖远远没有这么快。在人工培养细菌时细菌连续繁殖一定时间后,由于细菌群体大量堆积、营养物消耗、代谢废物积聚以及 pH 的改变等,细菌的繁殖速度会逐渐减慢甚至停止。如果将一定数量细菌接种于适宜的培养基上,以培养时间为横坐标,培养基中细菌数的对数为纵坐标,绘出一条曲线称为细菌的生长曲线(图2.9),大致分为以下 4 个时期:

1.迟缓期　细菌进入新环境的适应过程,一般为最初培养的 1~4 h。此期细菌几乎不繁殖,但代谢活跃、菌体增大,积极合成各种酶、辅酶和能量等。

2.对数期　细菌繁殖速度最快,以恒定的几何级数迅速增长,在生长曲线图中活菌数的对数呈直线上升至顶峰,一般在细菌培养后 8~18 h。此期细菌的形态、大小、染色性、生物活性等性状典型,对抗生素敏感。因此研究细菌的性状最好选用此期的细菌。

3.稳定期　培养基中营养物消耗、毒性产物积聚及 pH 变化等,细菌的繁殖速度逐渐下降,繁殖数与死亡数大致平衡,活菌数保持相对稳定。此期细菌的形态、生理特性可发生改变,如革兰氏阳性菌可被染成革兰氏阴性菌;同时形成细菌的芽胞,产生和集聚外毒素、抗生

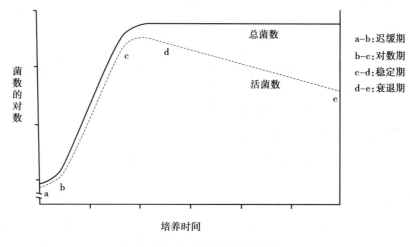

图 2.9 细菌的生长曲线

素、色素等代谢产物。

4.衰退期 由于营养物质缺乏,毒性产物累积导致环境恶化,细菌繁殖越来越慢,死菌数超过活菌数。此期细菌形态显著改变,出现衰退型或者菌体自溶,不易辨认,生理代谢活动也趋于停滞,因此陈旧培养的细菌难以鉴定。

细菌生长曲线只有在体外人工培养的条件下才能观察到。在自然界或人类和动物体内繁殖时,受环境和机体免疫等多方面影响,不可能出现在培养基中的典型的生长曲线。

## 二、细菌的新陈代谢

细菌与环境之间的物质和能量交换以及体内物质和能量的自我更新过程称为新陈代谢,包括物质代谢和能量代谢,物质代谢分为合成代谢和分解代谢,显著特点是代谢旺盛和类型多样化。分解代谢(异化作用)是将营养物质或胞内物质降解为简单的化合物,同时释放能量;合成代谢(同化作用)是将简单的化合物合成为复杂的菌体成分和酶,同时消耗能量。细菌的分解代谢产物及合成代谢产物在医学上均具有重要价值。

### (一)细菌新陈代谢的类型

1.按同化作用分类

根据细菌在同化作用过程中能不能利用无机物制造有机物,新陈代谢可以分为自养型和异养型两种。

(1)自养菌:以简单的无机物如 $CO_2$、$N_2$ 等为原料,合成细菌菌体成分。其中以无机物氧化获能的称为化能自养菌,如硝化细菌;通过光合作用获能的称为光能自养菌,如紫硫细菌。

(2)异养菌:必须以多种有机物如蛋白质、糖类为原料,才能合成细菌菌体成分并获得能量。其中以动物尸体、腐败食物为营养物的称为腐生菌,寄生活体内并从宿主体内现成的有机物中获得营养和能量的称为寄生菌。

2.按异化作用分类

根据细菌在异化作用过程中对氧的需求情况,新陈代谢可以分为专性需氧菌、微需氧菌、兼性厌氧菌和专性厌氧菌 4 种。

（1）专性需氧菌：如结核分枝杆菌、铜绿假单胞菌等，必须在有氧的条件下才能生长。

（2）微需氧菌：如幽门螺杆菌、空肠弯曲菌等，在低氧（5%左右）下才能生长，当氧大于10%时生长受抑制。

（3）兼性厌氧菌：大多数致病菌如葡萄球菌、伤寒沙门菌、痢疾志贺菌等，在有氧和无氧环境中均能生长，但有氧时生长较好。

（4）专性厌氧菌：如破伤风梭菌、脆弱类杆菌等，必须在无氧的条件下才能生长。

### （二）细菌的分解代谢产物及生化检测

不同种类的细菌具有不同的酶系统，对营养物质的分解能力不一致，因而形成不同的代谢产物，借此可以鉴别细菌。

1.分解代谢产物　细菌的分解代谢产物主要有酸类、碱类、醇类、醛类和气体等。

（1）糖类的分解：糖类是细菌代谢所需能量的主要来源，也是构成细菌菌体有机物的碳源。糖类需经细菌分泌的胞外酶分解成单糖（葡萄糖）后再吸收。各种细菌将多糖分解为单糖，进而转化为丙酮酸的过程基本相同。丙酮酸进一步分解产生不同的产物，需氧菌经三羧酸循环彻底分解丙酮酸成 $CO_2$ 和 $H_2O$，产生多种中间代谢产物（如苹果酸、柠檬酸）；厌氧菌发酵丙酮酸，产生各种酸类（如甲酸、乙酸、丙酸、丁酸、乳酸、琥珀酸）、醛类（如乙醛）、醇类（如乙醇、乙酸甲基甲醇、异丙醇、丁醇）、酮类（如丙酮）。

（2）蛋白质的分解：蛋白质是大分子物质，通常先被细菌分泌的胞外酶分解为短肽或氨基酸，吸收入菌细胞内；进入菌细胞的氨基酸在胞内酶作用下，脱羧或脱氨进一步分解成各种产物。如有的细菌使色氨酸脱氨基生成吲哚，有的细菌使苯丙氨酸脱氨生成苯丙酮酸，有的细菌使氨基酸脱羧生成胺类。

（3）其他物质的分解：细菌除能分解糖和蛋白质外，还可对一些有机物和无机物进行分解利用。如变形杆菌具有尿素酶，可以水解尿素产生氨。乙型副伤寒沙门菌和变形杆菌都具有脱硫氢基作用，使含硫氨基酸（胱氨酸）分解成氨和 $H_2S$。产气肠杆菌分解柠檬酸盐生成碳酸盐，并分解培养基中的铵盐生成氨。细菌还原硝酸盐为亚硝酸盐、氨和氮气的作用称为硝酸盐还原作用。

2.生化检测　通过生物化学的方法来测定细菌的代谢产物、代谢方式和条件等来鉴别细菌的类别和属种。检测的原理主要有：在培养基中加入指示剂，接种培养后观察 pH 变化；在培养基中加入试剂，观察试剂和细菌代谢产物所生成的颜色反应；根据酶作用的反应特性，测定酶的存在；根据细菌对理化条件和药品的敏感性，观察细菌的生长情况。检测糖分解代谢产物的生化试验有糖发酵试验、甲基红试验和 VP 试验；检测蛋白质分解代谢产物的生化试验有靛基质试验、硫化氢试验和苯丙氨酸脱氨酶试验；检测酶的有触酶试验、凝固酶试验等。

### （三）细菌的合成代谢产物及其意义

细菌在合成代谢过程中，除不断合成细胞壁、蛋白质和核酸等菌体自身成分外，还可合成一些其他代谢产物，这些代谢产物有的与细菌致病作用有关，有的可用于鉴别细菌或防治疾病。

1.毒素　致病菌能合成对人和动物有毒性的物质称为毒素，包括内毒素和外毒素。内毒素是革兰氏阴性菌细胞壁中的脂多糖,只有菌体死亡裂解后才能释放出来,不同细菌内毒素的毒性大致相同。外毒素是革兰氏阳性菌及少数革兰氏阴性菌在代谢过程中合成能分泌到菌体外的毒性蛋白质,毒性强且有高度选择性,引起肠毒、细胞毒和神经毒作用。

2.侵袭性酶　致病菌在代谢中合成的具有侵袭性的胞外酶,协助致病菌在机体内定植或扩散。某些细菌能产生具有损伤机体组织,促使细菌扩散的侵袭性酶,如金黄色葡萄球菌产生血浆凝固酶,能够使病灶局限,浓汁黏稠。链球菌产生的透明质酸酶、链激酶和链道酶,能够使病灶扩散,浓汁稀薄。

3.热原质　某些细菌在代谢中合成的一种注入机体可以引起发热反应的物质称为热原质,也称致热原。大多数革兰氏阴性菌和少数革兰氏阳性菌产生,革兰氏阴性菌是细胞壁中的脂多糖,革兰氏阳性菌是多糖,因此耐热,不被高压蒸气灭菌所破坏。注射用药液、器皿等如被细菌污染可能有热原质产生,因此制备注射用药剂时应该严格无菌操作,防止细菌污染,必须用无热原质的蒸馏水配制,玻璃器皿和用具要经过 250 ℃ 高温干烤才能破坏热原质,液体中的热原质可用吸附剂或过滤等方法除去。

4.色素　某些细菌在营养丰富、氧气充足、温度适宜等条件下产生的有色物质。细菌的色素有助于细菌的鉴别。细菌的色素有两类:

(1)水溶性色素:能够弥散至整个培养基或周围组织,如铜绿假单胞菌产生的绿色色素,可使整个培养基、伤口或感染性的浓汁和敷料成绿色。

(2)脂溶性色素:不溶于水,色素仅局限在菌落内,培养基颜色不变,如金黄色葡萄球菌产生的金黄色色素。

5.细菌素　某些细菌产生的一种仅对近缘的细菌有抗菌作用的蛋白质。细菌素的产生受菌体内质粒的控制,如大肠菌素为大肠埃希菌的 Col 质粒编码。细菌素的种类很多,常按照产生的细菌命名,如大肠菌素、绿脓菌素、弧菌素、葡萄球菌素等。细菌素主要是抑制菌体蛋白的合成,而且具有种和型的特异性,因此细菌素在细菌分型和流行病学调查上具有一定的应用价值。

6.抗生素　某些微生物在代谢过程中产生一种能抑制和杀灭其他微生物或癌细胞的物质称为抗生素。细菌产生的抗生素很少,仅有多粘菌素、杆菌肽等,大多数抗生素是由放线菌和真菌产生的,如链霉素、青霉素等。与抗生素不同,细菌素抗菌范围狭窄。

7.维生素　某些细菌能合成自身所需的维生素,并能够分泌到菌体外供人体吸收利用。如人体肠道内的大肠埃希菌能合成 B 族维生素和维生素 K 等。

### 三、细菌的人工培养

依据细菌的生理需要,人为提供生长繁殖所需要的各种条件,使其生长繁殖,即细菌培养。细菌培养时需要培养基、接种环(针)、培养箱等。

#### (一)培养基

1.培养基的概念　培养基是人工配制的适合细菌生长繁殖的营养基质。将营养物质按照一定的比例配制溶化,矫正 pH 为 7.2~7.6,高压灭菌,分装制备而成。

2.培养基的分类　按照培养基的物理性状分为液体、半固体和固体培养基 3 种类型。在液体培养基中加入一定量的凝固剂(多为琼脂)即成为半固体或固体培养基。固体培养基常分装在培养皿中,液体培养基常分装在试管中。

按照培养基的用途分为5种类型:

(1)基础培养基:由细菌所需要的最基本的营养物质配制而成,如肉汤、蛋白胨水。

(2)营养培养基:在基础培养基中加入血液、葡萄糖、生长因子等,供营养要求较高的细菌和需要特殊生长因子的细菌生长,如血液琼脂培养基(简称血平板)。

(3)选择培养基:在培养基中加入抑制剂,抑制标本中杂菌生长,有助选择的细菌生长。如分离肠道致病菌的SS平板,其中的胆盐能抑制革兰氏阳性菌,枸橼酸钠和煌绿能抑制大肠埃希菌,因而致病的沙门菌、志贺菌被分离出。

(4)鉴别培养基:利用细菌分解糖类和蛋白质的能力及其代谢产物的不同,在培养基中加入特定的作用底物和指示剂,观察细菌生长过程中分解底物所释放的不同产物,通过指示剂的反应不同来鉴别细菌。如单糖发酵管、克氏双糖铁琼脂平板(KIA)等。

(5)特殊培养基:厌氧培养基是培养专性厌氧菌的,如疱肉培养基。细菌L型培养基是培养细胞壁缺损的细菌,为高渗低琼脂培养基。

**(二)细菌在培养基中生长状况**

从临床标本中培养病原菌一般分3步进行。

(1)增菌培养:某些标本如血液等,因病原菌少,先将标本接种到肉汤中增菌。

(2)分离培养:含菌量多的标本(粪便、脓液)直接在平板上划线,将目的菌分离出来。

(3)纯培养:将分离出来的可疑目的菌再接种于培养基上获取大量纯种细菌。

1.在液体培养基中的生长现象　细菌在液体培养基中生长出现菌膜、混浊、沉淀现象[图2.10(b)]。在液体培养基中,大多数细菌生长后可呈均匀混浊状态;少数链状排列的细菌、炭疽芽胞杆菌等厌氧菌沉淀生长,沉积于底部;结核分枝杆菌、铜绿假单胞菌等专性需氧菌浮在液体表面,形成菌膜。

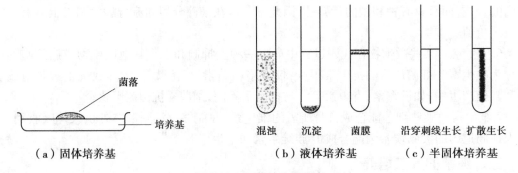

（a）固体培养基　　　　　（b）液体培养基　　　（c）半固体培养基

菌落　　培养基　　混浊　沉淀　菌膜　　沿穿刺线生长　扩散生长

图2.10　细菌的生长现象

2.在固体培养基中的生长现象　将细菌标本在固体培养基表面划线接种,经过18~24 h培养后出现菌落、菌苔现象[图2.10(a)]。单个细菌分裂繁殖形成肉眼可见的细菌集团称为菌落,许多菌落聚集成片形成菌苔。各种细菌的菌落在形状、大小、颜色、边缘整齐度、表面光滑度、湿润度、透明度、凹凸情况以及在血平板上的溶血情况等方面,均有很大差异,这些有助于识别和鉴定细菌。菌落一般分为:

(1)光滑型菌落(smooth colony,S型菌落):表面光滑、湿润,边缘整齐,如葡萄球菌、脑膜炎奈瑟菌、大肠埃希菌的菌落。

（2）粗糙型菌落（rough colony，R 型菌落）：表面粗糙、干燥、颗粒状或有皱纹，边缘不整齐，如炭疽杆菌、结核分枝杆菌的菌落。

（3）黏液型菌落（mucoid colony，M 型菌落）：黏稠、有光泽、似水珠，多见于有厚荚膜或丰富黏液层的细菌，如肺炎克雷伯菌的菌落。

细菌菌落的形态如图 2.11 所示。

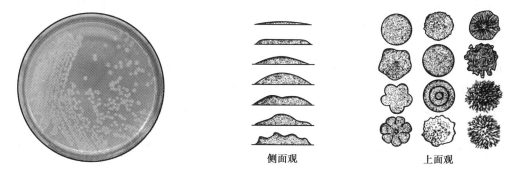

侧面观　　　　上面观

**图 2.11　细菌菌落的形态**

3.在半固体培养基中的生长现象　用接种针将细菌穿刺接种于半固体培养基中，无鞭毛的细菌仅沿穿刺线生长，呈明显的线状；有鞭毛的细菌沿穿刺线扩散生长，呈云雾状或试管刷状［图 2.10（c）］。

**（三）人工培养细菌的意义**

1.在医学中的应用　人工培养细菌在医学中有广泛应用：

（1）细菌的鉴定和研究：对细菌进行鉴定，研究其形态结构、生理、抗原结构、致病性、遗传与变异等生物学性状，均需人工培养细菌才能实现。

（2）细菌性疾病的诊断和治疗：细菌感染引起的疾病，常需从患者体内分离出病原菌才能确诊。同时对分离出的病原菌进行药物敏感试验，根据结果帮助临床选择有效的药物进行治疗。

（3）生物制品的制备：人工分离培养所得的纯种细菌及其代谢产物，可以制成疫苗、类毒素、诊断用标准菌液，或者经过类毒素、纯种细菌免疫动物后制备抗毒素及诊断血清，用于传染性疾病的诊断、预防与治疗。

（4）细菌毒力分析及卫生学指标的检测：人工培养细菌后，再用免疫学和其他方法检测细菌的毒力因子，并配合动物实验来鉴定细菌的侵袭力和进行毒力分析。也可通过定量培养计数等，对饮水、食品等的微生物学卫生指标进行检测。

2.其他方面的应用　人工培养细菌在其他方面也有应用：

（1）在工农业生产中的应用：利用细菌的培养和发酵可提纯精制出抗生素、维生素、氨基酸、醇类、味精等产品，还可用于石油脱蜡、污水处理、制造菌肥等。

（2）在基因工程中的应用：由于细菌繁殖快，容易培养，故常用细菌作为基因受体细胞，如将人或动物细胞中编码胰岛素的基因重组到质粒上，再导入大肠埃希菌，就能从大肠埃希菌的培养液中获得大量基因工程胰岛素。基因工程还成功制备了干扰素、乙型肝炎疫苗等。

## 四、细菌的遗传变异

细菌与其他生物一样具有遗传和变异的特性,遗传保证细菌的性状相对稳定,种属得以延续;变异有利细菌适应环境,促进生存与进化。

**(一)细菌的遗传物质与变异现象**

1.细菌的遗传物质　细菌的遗传物质是 DNA,主要存在于染色体和质粒中。噬菌体也可将自己的核酸整合到细菌体内。

(1)染色体:细菌核质中存在 DNA,因功能与真核细胞的染色体相同,所以称为细菌染色体。DNA 是一条环状闭合的双螺旋长链,附着在中介体或细胞膜上,以松散网状形式存在,携带着细菌的绝大部分遗传信息,决定细菌的基因型,控制细菌的生长繁殖、遗传变异等共同性状。细菌染色体与真核细胞染色体不同,不含组蛋白,基因是连续的,无内含子。

(2)质粒:存在于细胞质中,也为双链环状 DNA,分子量远比染色体小,仅为细菌染色体DNA 的 0.5%~3%。主要特征有:①携带着遗传信息,控制细菌的致育性、耐药性等特殊性状。②不是细菌生命活动必需的,细菌若失去染色体则不能生存,然而若失去质粒仍然能生存,但是赋予的特殊性状会随之消失。质粒可自行丢失,也可经人工处理而消失。③可以转移,细菌可以通过性菌毛、噬菌体等转移质粒,从而使受体菌获得相应的特殊性状。④具有自我复制的能力,质粒的复制可不依赖于染色体,这一特性在基因工程中很有用处,因可使细菌停止繁殖而质粒仍可继续复制,从而可获得大量的质粒。不同质粒控制不同的性状,细菌质粒的种类有:①致育质粒(F 质粒):编码细菌的性菌毛。②耐药质粒(R 质粒):编码细菌对抗菌药物的耐药性。③毒力质粒(Vi 质粒):编码与细菌致病性有关的毒力因子。④细菌素质粒:Col 质粒编码产生大肠菌素。⑤代谢质粒:编码产生与代谢相关的多种酶类。

(3)噬菌体:个体微小,需要用电子显微镜观察,是感染细菌、真菌、放线菌、支原体和螺旋体等微生物的病毒。噬菌体多为蝌蚪形(图 2.12),由头和尾部组成;头部外壳为蛋白质,内只含一种核酸(DNA 或者 RNA);尾部为蛋白质,由尾领、尾鞘、尾髓、尾板、尾刺和尾丝组成。噬菌体感染细菌时尾板、尾刺和尾丝与细菌接触,靠尾鞘和尾髓的收缩,将头部的核酸注入细菌体内。噬菌体感染细菌后有两种结果(图 2.13):①裂解细菌:噬菌体的核酸进入细菌体内后,在细菌体内大量复制子代噬菌体,引起细菌裂解并释放出子代噬菌体,此过程为

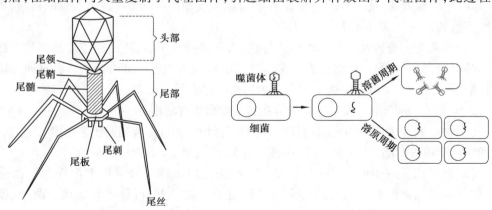

图 2.12　噬菌体结构模式图　　　　　　　　图 2.13　噬菌体的增殖

溶菌周期,此类噬菌体称毒性噬菌体。②形成溶原状态:噬菌体的核酸进入细菌体内后,整合到细菌染色体上,随细菌的增殖被分配到子代细菌的染色体中,此过程为溶原周期,此类噬菌体称温和性噬菌体。整合在细菌染色体上的噬菌体称前噬菌体,带有前噬菌体的细菌称溶原性细菌。

2.细菌的变异现象

(1)形态结构变异:细菌在不适宜的温度、酸碱度、盐类浓度、有害代谢产物、化学药品或免疫血清等不利的环境中生长,常可以出现多形态与衰残(退化)型。如鼠疫耶尔森菌的典型形态是两端钝圆的椭圆形杆菌,但是在含有 30~60 g/L NaCl 的培养基中可呈现球形、棒状、丝形、哑铃形等多形态。临床上由于使用青霉素等药物、溶菌酶、抗体、补体等,病人体内细菌出现 L 型。从病人标本中分离的肺炎链球菌有较厚的荚膜,在无血清的培养基中传代数次后可失去荚膜。普通变形杆菌在含有 1 g/L 苯酚的培养基中培养可失去鞭毛。炭疽芽胞杆菌在 42 ℃培养 10~20 d 后失去产生芽胞的能力。

(2)毒力变异:包括减弱和增强两种情况。疫苗制备一般属于毒力减弱变异,如预防结核病的卡介苗(BCG)制备,将有毒的牛型结核分枝杆菌培养在含有胆汁、甘油和马铃薯的培养基中,连续转种 230 代,经过 13 年培养获得弱毒变异株,然后制备而成。有些细菌遇到合适环境或易感动物,弱毒株也能变异为有毒株,如无毒的白喉棒状杆菌被 β-棒状杆菌噬菌体感染后,发生溶原化后可以变异为能产生白喉毒素的致病株。

(3)菌落变异:细菌的菌落主要有光滑型(S 型)与粗糙型(R 型)两种类型。一般细菌的菌落由 S 型变异成 R 型比较容易,但由 R 型变异成 S 型比较困难。S-R 变异常见于肠道杆菌,刚从患者中分离出的志贺菌菌落光滑、湿润、边缘整齐(S 型),在培养基上多次传代后菌落表面粗糙、干燥有皱纹、边缘不齐(R 型)。细菌发生 S-R 变异后,毒力、生化反应性与抗原性等也常常发生改变。

(4)抗原变异:在志贺菌属和沙门菌属中发生比较普遍,如沙门菌属发生鞭毛抗原的相变化,即在Ⅰ相和Ⅱ相之间的互相转变;福氏志贺菌菌体抗原有 13 种,菌体抗原也可发生变化,Ⅰa型菌株的型抗原消失变为 Y 变种,Ⅱ型菌株的型抗原消失变为 X 变种。

(5)耐药性变异:细菌对药物敏感性的变异,往往由原来对某种药物敏感的菌株变成对该药耐药的菌株。如金黄色葡萄球菌对青霉素的耐药菌株目前已高达 95%以上,常见的耐药菌还有结核分枝杆菌、痢疾杆菌、铜绿假单胞菌等。有的细菌从耐药菌株变异成赖药菌株,如对链霉素敏感的痢疾杆菌在含链霉素的培养基中长期培养,可变为赖药菌株,离开链霉素不能生长还有一些细菌表现为耐受多种抗菌药物,即多重耐药性菌株。这些都给临床治疗带来极大困难。细菌耐药性获得的主要机制有:①产生药物灭活酶:耐药细菌可产生一种或多种水解酶、钝化酶或修饰酶,主要有 β-内酰胺酶、氨基糖苷类钝化酶、氯霉素乙酰转移酶和红霉素酯化酶,改变药物结构或破坏药物使之失去活性。②抗生素作用靶位的改变:如 β-内酰胺类抗生素必须与菌体膜蛋白-青霉素结合蛋白(PBP)结合,抑制细胞壁合成发挥杀菌作用,若 PBP 改变就会影响亲和力,使细菌对该抗生素耐药。③改变渗透屏障:细菌细胞壁的障碍或细胞膜通透性的改变,抗菌药物无法进入菌体内达到作用靶位发挥抗菌效能。④过度表达主动外排系统:使药物浓度不足以发挥作用或改变药物代谢途径。

(6)酶活性变异:细菌的新陈代谢需要酶的催化作用,酶活性变异对生长繁殖、生化反应等会产生影响。如由于紫外线照射或化学诱导剂等的作用,细菌基因发生改变,丧失了代谢过程中某种酶,导致合成生长所必需的某些氨基酸或维生素缺乏,必须加入某种营养物质细菌才能生长,这种变异的细菌称为营养缺陷型,变异可以传给后代。大肠埃希菌只有当培养基中有乳糖时才产生 β-半乳糖苷酶,分解乳糖;当培养基中无乳糖时,这种诱导酶就不能够产生,这种变异与遗传物质无关,不能传给后代。

### (二)细菌变异的机制

细菌的变异分为遗传性变异和非遗传性变异。非遗传性变异由环境影响引起,出现的新性状不会遗传给后代,环境影响消除后新性状可回复,又称表型变异。遗传性变异是基因结构的改变,出现的新性状能够稳定遗传给子代,是不可逆的,又称基因型变异。细菌基因结构的改变包括基因突变、基因转移与重组。

1.基因突变　细菌 DNA 序列改变产生突变,根据改变片段的大小不同,突变分为基因突变(或点突变、小突变)和染色体畸变(大突变)。基因突变是由于个别碱基的置换、插入或缺失引起,影响一个或几个基因的改变,涉及的变化范围小。染色体畸变是大段核苷酸序列的缺失、重复、易位或倒位,引起较大范围的改变。

在自然界中发生的称为自发突变,突变率极低,一般为 $10^{-9} \sim 10^{-6}$,且是随机的和不定向的。通过高温、紫外线、烷化剂、亚硝酸盐等理化因素诱导,发生诱发突变,可使突变率提高 $10 \sim 1\,000$ 倍。

2.基因转移与重组　外源性遗传物质包括供体菌中染色体 DNA 片段、质粒 DNA 片段和噬菌体基因。外源性遗传物质由供体菌转入受体菌的过程称为基因转移,转移的外源基因被受体菌接纳并与受体菌 DNA 整合在一起的过程称为基因重组。基因转移与重组可以使受体菌获得供体菌的某些性状。

(1)转化:受体菌直接摄取供体菌的游离 DNA 片段,并将其整合到自身基因组中,从而获得供体菌的某些性状。如活的无毒的肺炎球菌可直接摄取死的有毒的肺炎球菌 DNA 片段,从而转化为有毒株(图 2.14)。

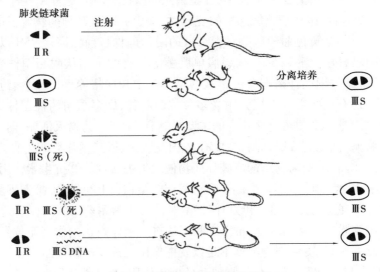

图 2.14　肺炎链球菌的转化试验

（2）接合:供体菌通过性菌毛连接受体菌,将遗传物质(质粒或染色体)转移给受体菌。如无 F 质粒的细菌获得 F 质粒后,编码出性菌毛(图 2.15)。

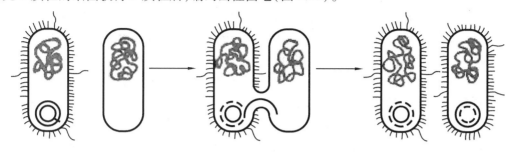

图 2.15　F 质粒接合转移模式图

（3）转导:以噬菌体为载体,将供体菌的遗传物质转移给受体菌,经重组而使受体菌获得供体菌的某些性状。

（4）溶原性转换:温和噬菌体感染细菌后溶原性细菌,噬菌体的遗传物质与受体菌 DNA 发生重组,从而使受体菌基因型改变并获得新性状。如 β 棒状杆菌噬菌体感染白喉棒状杆菌时,通过溶原性转化使白喉棒状杆菌变成产生白喉毒素的有毒株;一旦失去 β 棒状杆菌噬菌体,白喉棒状杆菌产毒素能力将随之消失。

（5）原生质体融合:将不同的细菌经过溶菌酶或青霉素处理,除去细菌的细胞壁形成原生质体,然后在高渗条件下借助融合剂(聚乙二醇等)可彼此融合,融合后的细菌通过基因的交换与重组获得新的性状。

### （三）细菌遗传变异在医学上的应用

用细菌进行一系列遗传学实验,不仅揭示了细菌本身许多遗传变异的规律,而且推动了整个分子遗传学的迅速发展。在微生物学领域内,细菌遗传变异的研究也有助于对其他有关问题的了解和微生物学的发展,例如帮助了解微生物的起源和进化,微生物结构与功能的关系,原核生物性状的调节控制,以及推动微生物分类学的深入发展。细菌遗传变异的理论知识与技术在医学微生物学、临床医学及预防医学等方面已被广泛应用。

1.在诊断中的应用　由于细菌在形态、菌落、生化反应、毒力、抗原性等方面都可以发生变异,使细菌的生物学性状不够典型,给临床细菌学检验诊断带来困难。细菌检验人员要作出正确的诊断,不但要熟悉细菌的典型特性,还要了解细菌的变异规律,以免造成误诊和漏诊。如金黄色葡萄球菌随着耐药性菌株的增加,绝大多数菌株产生的色素由金黄色变成灰白色,以金黄色色素作为判断致病性的指标就不适用了。

2.在预防中的应用　利用细菌毒力变异的原理,可以人工诱变细菌而获得保留免疫原性的弱毒株或无毒菌株,制备疫苗,接种到人体内达到预防传染病的目的,如卡介苗生产。

3.在治疗中的应用　由于抗菌药物的广泛地使用,从患者体内分离出的耐药菌株逐年增多,而且许多细菌常对多种药物具有耐药性。通过了解产生耐药性的原理,可以采取有针对性的措施。为了防止耐药株的产生和扩散,提高临床抗菌药物疗效,在治疗前应分离病原菌做药敏试验,根据结果选择敏感药物治疗,同时注意足够剂量、全疗程用药;联合用药,高效杀菌;首选经济、易得药物等。

4.检查致癌物质的作用 肿瘤发生被认为是细胞内遗传物质发生了改变,因此导致突变的条件因素均被认为是可疑的致癌因素。污染物致突变性检测即 Ames 试验就是根据导致细菌基因突变的物质均为可疑致癌物的原理设计的,用鼠伤寒沙门菌的组氨酸营养缺陷型($his^-$)作试验菌,用被检测化学物质作诱变剂。因 $his^-$ 菌在组氨酸缺乏的培养基上不生长,突变成 $his^+$ 菌后可以生长,以此现象为观察指标,比较有被检物的试验平板和无被检物的对照平板,若被检物能诱导试验平板上的菌落增多,证明此物质由致癌可能性,即 $his^-$ 菌的回复突变率越高,被检物的致癌危害性越大。

5.在基因工程方面的应用 基因工程是根据遗传变异中细菌基因可转移和重组而获得新性状的原理来设计的,先从供体细胞的 DNA 中筛选出需要表达的基因即目的基因,然后选择合适的载体如质粒或噬菌体,将目的基因结合到载体上,最后通过载体将目的基因转移到受体菌内,表达出大量的所需要的基因产物。基因工程是改变生物性状、创造生物新品系的一项生物技术,在控制疾病、制造生物制剂和改造生物品系等方面有重要意义,如胰岛素、生长激素、干扰素、乙肝疫苗等生产。

# 第三节　细菌与环境

## 一、细菌的分布

细菌广泛分布于自然环境中,但是火山爆发区、一些人为环境如手术室等一般不存在细菌。人体的体表和腔道中分布有细菌,但是胃、肾等内脏器官和胎儿体内在正常情况下不存在细菌。熟悉细菌的分布情况,对于保护环境,增强无菌观念,防止医院感染有重要意义。

### (一)细菌在自然界的分布

1.细菌在土壤中的分布 土壤中含有细菌生长繁殖所需要的水分、无机盐和有机物等营养物质,并具有适宜的生长环境,因此土壤中细菌种类多、数量大。土壤中的细菌主要分布于距地表 10~20 cm 的耕作层,大多为非致病菌,在自然界的物质循环中起重要作用;但也有来自人和动物的粪、尿、痰等排泄物,以及死于传染病的人和动物尸体的致病菌。多数致病菌在土壤中容易死亡,但是有芽胞的细菌,如炭疽芽胞杆菌、破伤风梭菌、气性坏疽等病原菌可以长期存活,并能通过创伤或战伤引起人的感染。所以当人体伤口处污染泥土时,要严防这些厌氧菌等细菌的感染。

2.细菌在水中的分布 水也是细菌生存的天然环境,有自然生存的细菌,也有来自土壤、人畜的排泄物、垃圾和尘埃中的细菌。水中细菌的种类及数量因水源不同而异,一般地面水比地下水含菌量多,静止水比流动水含菌量多。若水源被伤寒沙门菌、痢疾杆菌、霍乱弧菌等污染,可引起消化道传染病的暴发,故注意饮水卫生,加强水源、粪便的卫生管理和监督对于预防和控制消化道传染病具有重要意义。直接检查水中的病原菌比较困难,常测定细菌总数和大肠菌群数来判断水的污染程度,目前我国规定饮用水的标准是:每毫升饮用水中细菌总数不超过 100 个,总大肠菌群数每升水中不超过 3 个。

3.细菌在空气中的分布　空气中缺少细菌生长所需的营养物质和水,且受日光和干燥等的影响,不利于细菌的生存繁殖,故空气中细菌的种类和数量都较少。空气中的细菌主要来源于人畜呼吸道的飞沫、地面飘扬起来的尘埃等,因而细菌主要存在于靠近地面的空气中,室内空气中的细菌比室外多,尤其是人口密集的公共场所、医院病房、门诊间等处,易受到带菌者和病人的污染。空气中常见的病原菌有金黄色葡萄球菌、溶血性链球菌、结核分枝杆菌、脑膜炎奈瑟菌、白喉棒状杆菌、百日咳鲍特菌等,引起呼吸道传染病或伤口感染。空气中的细菌多以气溶胶的形式存在,可造成药物制剂、生物制品、培养基和手术室等污染,因此对手术室、制剂室、微生物实验室应经常进行空气消毒,细菌培养时严格无菌操作避免污染。

**（二）细菌在正常人体的分布**

人出生后,外界环境中的微生物群（包括细菌、真菌、螺旋体、支原体等）就逐渐进入人体,存在于人体的皮肤、黏膜及腔道等部位,微生物群与宿主之间以及各微生物之间相互制约、相互依存构成一种动态平衡。

1.正常菌群

（1）正常菌群　在正常条件下,人体的体表以及与外界相通的腔道中都有不同种类和数量的微生物群存在,对宿主一般无害甚至有益,故称为正常菌群。正常菌群中大部分长期居留于人体的称为常居菌,少数是暂时寄居的称为过路菌。人体各部位常见的正常菌群见表2.2。

表2.2　人体各部位常见的正常菌群

| 部　位 | 主要的菌群 |
| --- | --- |
| 皮　肤 | 葡萄球菌、类白喉棒状杆菌、铜绿假单胞菌、痤疮丙酸杆菌、分枝杆菌、需氧芽胞杆菌、链球菌等 |
| 口　腔 | 葡萄球菌、链球菌、肺炎链球菌、奈瑟菌、乳酸杆菌、卡他布兰汉菌、棒状杆菌等 |
| 鼻咽腔 | 葡萄球菌、甲型和乙型链球菌、肺炎链球菌、奈瑟菌、棒状杆菌、嗜血杆菌、不动杆菌、绿脓杆菌、变形杆菌等 |
| 胃、肾脏 | 一般无菌 |
| 肠　道 | 大肠埃希菌、产气肠杆菌、变形杆菌、肺炎克雷伯菌、铜绿假单胞菌、葡萄球菌、肠球菌、韦荣球菌、脆弱类杆菌等 |
| 泌尿生殖道 | 葡萄球菌、链球菌、棒状杆菌、分枝杆菌、大肠杆菌、类杆菌、不动杆菌、乳酸杆菌、拟杆菌、双歧杆菌等 |

（2）正常菌群的生理作用:正常菌群对保持人体生态平衡和内环境的稳定等方面起着非常重要的作用:①拮抗作用:正常菌群通过竞争作用抵抗病原菌的侵袭及定植,从而起到保护宿主的作用。除与病原菌争夺营养物质和空间位置外,还可以通过其代谢产物以及产生抗生素、细菌素等起作用阻止病原菌的生长。②营养作用:肠道正常菌群能够合成 B 族维生素和维生素 K,供人体吸收利用。此外还参与人体的物质代谢、营养转化和合成等。③免疫作用:正常菌群可刺激机体免疫系统的发育和成熟,增强免疫细胞的活性,作为广谱抗原刺

激机体免疫应答。④抑癌作用:正常菌群能产生酶类作用于致癌物质,降解或抑制亚硝胺合成,充当免疫原或佐剂刺激免疫系统达到抑癌作用。⑤抗衰老作用:正常菌群可产生超氧化物歧化酶,保护细胞免受活性氧损伤。

2.条件致病菌　在某些条件下,微生物群与宿主之间以及各微生物之间的平衡被打破,原来不致病的正常菌群引起疾病成为条件致病菌(conditional bacterium)或机会致病菌。致病的条件有:①寄居部位改变:外伤、手术、介入性诊断与治疗等可发生定位转移,如大肠杆菌进入腹腔或泌尿道,可引起腹膜炎、泌尿道感染。②机体免疫力降低:大面积烧伤或烫伤患者、慢性消耗性疾病、使用大剂量的皮质激素、抗肿瘤药物等可造成机体免疫功能低下。③菌群失调:宿主某部位的正常菌群中各微生物间的比例发生大幅度改变,超出正常范围导致菌群失调,引起的疾病称为菌群失调症。菌群失调的常见诱因是长期使用抗生素、激素等,在抗菌药物治疗原来感染疾病的过程中诱发的第二次感染又称二重感染。

## 二、消毒灭菌

### (一)与细菌控制有关的概念

1.消毒　消毒(disinfection)是杀死物体上的病原微生物,但不一定能够杀死细菌芽胞的方法。用于消毒的物质称为消毒剂,一般消毒剂在常用的浓度下只对细菌的繁殖体有效,对其芽胞需要提高消毒剂的浓度和延长作用的时间。

2.灭菌　灭菌(sterilization)是杀灭物体上所有微生物的方法。灭菌比消毒要求高,包括杀灭病原微生物、非病原微生物和细菌芽胞。

3.抑菌　抑菌(bacteriostasis)是抑制微生物的生长繁殖。常用的抑菌剂为各种抗生素,可在体内抑制细菌的繁殖,或在体外用于抑菌试验检测对抗生素的敏感性。

4.防腐　防腐(antisepsis)是防止或抑制微生物生长繁殖的方法。使用同一种化学药物在高浓度时为消毒剂,低浓度时常为防腐剂。

5.无菌与无菌技术　没有活的微生物存在称为无菌(asepsis),无菌技术(aseptic technique)是防止微生物进入人体或其他物品的操作技术,又称为无菌操作。例如进行外科手术时需防止微生物进入创口,微生物学实验中要注意防止污染和感染。

### (二)消毒灭菌的方法

1.物理消毒灭菌法　利用物理因素如高温、辐射、滤过、干燥等杀灭或控制微生物生长的方法(图2.16)。

(1)热力灭菌法:高温可以使细菌的蛋白质和酶变性凝固、核酸结构破坏,细胞膜损伤,导致细菌死亡。该法包括干热法和湿热法,在同一温度下湿热比干热灭菌效果好。原因有:①湿热比干热的穿透力强,能较快提高灭菌物品内部的温度;②有水时蛋白质更易变性凝固,菌体蛋白在湿热时易变性凝固;③湿热的蒸汽有潜热存在,可迅速提高被灭菌物品的温度。

湿热灭菌法是以高温的水或蒸汽为导热介质,包括:①巴氏消毒法:用较低温度杀灭液体中的病原菌或特定微生物,但又不破坏营养成分。由巴斯德创立,主要用于牛乳、酒类等消毒。方法有两种:一种是61.1~62.8 ℃加热30 min,另一种是71.7 ℃加热15~30 s。②煮沸法:将物品浸入水中加热至沸腾(100 ℃),经过5~6 min可以杀死一般细菌的繁殖体,但对芽胞无影响。适用于饮水、食具、注射器和手术器械等的消毒。水中加入2%碳酸钠可提

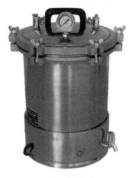

（a）高压蒸汽灭菌器

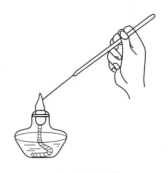

（b）酒精灯烧灼

图 2.16 消毒灭菌方法

高沸点至 105 ℃,既可促进芽胞的杀灭,又可防止金属器材生锈。③流通蒸汽消毒法:利用流通蒸汽灭菌器或蒸笼,在一个大气压下 100 ℃的水蒸气进行消毒。细菌繁殖体经 15~30 min 可被杀灭,但对芽胞作用不大。目前常用于食品、食具及不耐高温物品的消毒。④间歇灭菌法:利用反复多次的流通蒸汽间歇加热可杀灭细菌的繁殖体和芽胞。将灭菌物置于流通蒸汽灭菌器内;100 ℃加热 15~30 min 杀死细菌的繁殖体,但芽胞尚有残存;取出后放入 37 ℃孵箱中过夜,使芽胞发育成繁殖体;次日再蒸一次;如此连续 3 次以上。适用于含糖或牛奶等培养基的灭菌。⑤高压蒸汽灭菌法:是一种最常用、最有效的灭菌方法,在高压蒸汽灭菌器中进行。在 103.4 kPa( 1.05 kg/cm² )蒸气压下,温度达到 121.3 ℃,维持 15~30 min 可杀灭包括细菌芽胞在内的所有微生物。用于一般培养基、生理盐水、手术敷料等耐高温、耐湿物品的灭菌,见图 2.16。

干热灭菌法是以热空气为导热介质,包括①焚烧法:直接点燃或在焚烧炉内焚烧,适用于废弃物品或动物尸体等。②烧灼法:直接用火焰烧灼,适用于接种环(针)、试管口等。③干烤法:利用干烤箱灭菌,一般加热至 160~170 ℃维持 2 h,适用于耐高温的物品,如玻璃器皿、某些粉剂药品等。④红外线:利用红外线烤箱灭菌,多用于医疗器械及碗筷食具等的灭菌。

(2)紫外线和电离辐射:紫外线的杀菌作用与波长有关,波长在 200~300 nm 时具杀菌作用,在 265~266 nm 时最强。紫外线主要作用于细菌的 DNA,使一条 DNA 链上相邻的两个胸腺嘧啶共价结合而形成二聚体,干扰 DNA 的复制与转录,导致细菌变异甚至死亡。紫外线只能用于手术室、传染病房、烧伤病房、微生物实验室等的空气消毒,或者物品的表面消毒。紫外线对人体的皮肤、眼睛有损伤作用,使用时应注意防护。日光中含有紫外线,将衣服、被褥等放在日光下暴晒 2 h 以上可杀死大部分细菌。X 射线、γ 射线和高速电子流等具有电离辐射作用,使细菌体内的水电离成 $H^+$ 和 $OH^-$,这些游离基可以破坏蛋白质、酶和核酸,导致细菌死亡。用于塑料导管、手套等不耐热物品的消毒灭菌。

(3)滤过除菌法:用物理阻留的方法将液体或空气的细菌除去,达到无菌目的。所用的器具是滤菌器,含有微细小孔,只允许液体或气体通过,而大于孔径的细菌等颗粒不能够通过。主要用于一些不耐高温灭菌的血清、毒素、抗生素、药液以及空气等的除菌,一般不能除去病毒、支原体和 L 型细菌。实验室中的超净工作台或生物安全柜也是利用过滤除菌的原理去除进入工作台空气中的细菌。

（4）干燥法：干燥可使细菌脱水、菌体蛋白变性和盐类浓缩，从而妨碍细菌代谢、生长繁殖，产生抑菌杀菌作用。干燥对细菌的影响因菌种、干燥程度、时间和温度等因素而异，如脑膜炎奈瑟菌、淋病奈瑟菌干燥数小时即可死亡，而结核分枝杆菌在干燥的痰中可保持传染性数月，芽胞在干燥环境可存活数月至数年。常用干燥方法保存食品、药材和菌种等，如将食品、药材晒干或烘干以防霉变，用冷冻真空干燥法保存菌种、生物制品等。

2.化学消毒灭菌法　运用适宜种类和浓度的化学药物（消毒剂）处理物品，从而杀死或抑制病原微生物的方法。消毒剂不仅能杀死病原微生物，对人体组织细胞也有损害，因此消毒剂只能外用或用于环境的消毒。

（1）化学消毒剂的种类：消毒剂种类较多，用途各异，在实际中应酌情选用，常用消毒剂的种类、作用机制、浓度与用途见表2.3。

表 2.3　常用消毒剂的种类、作用机制、浓度及用途

| 名　称 | 作用机制 | 常用浓度 | 用　途 |
|---|---|---|---|
| 重金属盐类 | 氧化作用，蛋白质变性与沉淀，灭活酶类 | 0.05%～0.1%升汞<br>2%红汞<br>0.1%硫柳汞<br>1%硝酸银 | 非金属器皿浸泡消毒<br>皮肤黏膜小创伤消毒<br>皮肤手术部位消毒<br>新生儿滴眼，预防淋球菌感染 |
| 氧化剂 | 氧化作用、蛋白质沉淀 | 0.1%高锰酸钾<br>3%过氧化氢（双氧水）<br>2%～0.5%过氧乙酸<br>0.2～0.5 ppm 氯<br>10%～20%漂白粉 | 皮肤尿道阴道消毒，蔬菜水果消毒<br>口腔黏膜消毒冲洗伤口<br><br>塑料玻璃器材消毒及洗手<br>饮水及游泳池消毒<br>地面、厕所及排泄物消毒 |
| 表面活性剂 | 损伤细胞膜，灭活氧化酶等酶活性，蛋白质沉淀 | 0.05%～0.1%新洁尔灭<br>0.05%～0.1%杜灭芬 | 外科手术洗手，皮肤黏膜消毒，浸泡手术器械<br>皮肤创伤冲洗，金属器械塑料橡皮类物品消毒 |
| 醇类 | 蛋白质变性与凝固，干扰代谢 | 70%～75%酒精（乙醇） | 皮肤、体温计消毒 |
| 酚类 | 蛋白质变性，损伤细胞膜，灭活酶类 | 3%～5%石碳酸<br>2%来苏尔 | 地面、家具、器皿的表面消毒 |
| 烷化剂 | 菌体蛋白质及核酸烷基化 | 10%甲醛<br>50 mg/L 环氧乙烷<br>2%戊二醛 | 物品表面消毒，空气消毒，手术器械、敷料等消毒<br>精密仪器，内窥镜等消毒 |
| 酸碱类 | 破坏细胞的膜和壁，蛋白质凝固 | 5～10 mL/m³ 醋酸加等量水蒸发 | 空气消毒 |
| 染料 | 抑制细菌繁殖，干扰氧化过程 | 2%～4%龙胆紫 | 浅表创伤消毒 |

（2）化学消毒剂的杀菌机制：①破坏细菌的蛋白质，使蛋白质变性或凝固，导致细菌死亡。②干扰细菌的酶系统，破坏或改变酶的功能团如-SH基，使酶活性丧失。③损伤细菌的细胞膜，增加通透性，导致内容物渗漏，引起细菌破裂。④破坏细菌的核酸，影响核酸活性和抑制核酸合成。

（3）影响化学消毒剂灭菌效果的因素：消毒剂的杀菌效果受多种因素影响，处理得当可提高消毒效果，否则会削弱消毒效果。主要包括：①消毒剂的性质：各种消毒剂的理化性质不同，对微生物的作用也有差异。如表面活性剂对革兰氏阳性菌的杀灭效果比对革兰氏阴性菌好；龙胆紫对葡萄球菌作用较强。②消毒剂的浓度与作用时间：同一种消毒剂的浓度不同，消毒效果也不同。一般消毒剂浓度越高，作用时间越长，杀菌效果就越好。但是醇类例外，70%~75%乙醇或50%~80%异丙醇的消毒效果最好，原因在于更高浓度使菌体表面蛋白质迅速凝固，影响渗透作用。③微生物的种类与数量：不同的细菌对消毒剂的抵抗力不同，细菌芽胞的抵抗力更强，老龄菌比幼龄菌抵抗力强，处于对数生长期的细菌对消毒剂敏感。微生物的数量越大，所需消毒剂的浓度越高、作用时间越长。④温度：消毒剂的杀菌过程是一种化学过程，反应速度随温度的升高而加快，故在一定范围内温度越高消毒效果越好。⑤酸碱度：戊二醛只有在加入碳酸氢钠后呈碱性才发挥杀菌作用，酚类在酸性条件下消毒效果最好。⑥环境中有机物：病原菌与血液、脓液和痰液等混在一起，影响消毒剂对细菌的杀伤作用。受有机物影响较大的消毒剂有升汞、表面活性剂、次氯酸盐、乙醇等。此外湿度、穿透力、表面张力以及拮抗物质的存在亦对化学消毒灭菌的效果也有影响。

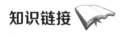

**知识链接**

### 化学消毒剂的使用方法

正确选用消毒剂，按说明书使用。主要方法有：①浸泡法：将玻璃试管、衣服、床单、水果、蔬菜等放入消毒剂中浸泡后冲洗。②擦拭法：用消毒剂擦拭仪器的表面、患者的皮肤、管道的内表面、病房地面等。③喷雾法：在疫区利用喷雾器喷撒地面和厕所等。④熏蒸法：让消毒剂变成气体对空气消毒。在使用中要注意误服中毒、溅入眼口、长期停留等。

## 三、医院感染

医院感染（hospital infection）又称医院内感染、医院获得性感染，是指人群由于医院的病原生物或其毒物导致的感染。医院感染的界定需要注意：①感染对象是一切在医院活动的人群，包括住院患者、门急诊就诊者、探视者和患者家属、医院工作人员等，但主要是医院患者。②感染地点必须在医院内。③感染时间包括患者在住院期间发生的感染和患者在住院时获得出院后发生的感染，但不包括患者入院前已开始或入院时已处于潜伏期的感染。国家卫生健康委员会颁发的《医院感染诊断标准》对一些特殊的易混淆的情况，作出了明确的规定和解释，有助于医院感染的诊断。

### （一）医院感染的特点

1.医院感染的类型　医院感染既有内源性的，也有外源性的，以内源性感染为主。内源性感染又称自身感染,是指各种原因引起的患者在医院内遭受自身固有病原体侵袭而发生的医院感染,病原体通常为寄居在患者体内的正常菌群,通常不致病,但当细菌寄居部位改变、个体免疫力下降、长期药物治疗等情况则会成为条件致病菌发生感染。外源性感染又称交叉感染,是指各种原因引起的患者在医院内遭受非自身固有的病原体侵袭而发生的感染,病原体来自患者身体以外的个体、用品和环境等,可通过污染的医疗用品或诊断设备获得感染,也可通过患者之间以及患者与医院工作人员之间密切接触或经过生活用品间接接触感染,还可通过环境气溶胶获得感染。

2.医院感染的微生物特点　条件致病菌为主,常具有耐药性甚至多重耐药,新的病原菌不断出现,病原体适应性强。医院感染主要病原是细菌,其次是病毒、真菌,见表2.4。

表2.4　常见的医院感染微生物

| 感染部位 | 微生物 |
|---|---|
| 尿　道 | 大肠埃希菌、克雷伯菌、变形杆菌、沙雷菌、铜绿假单胞菌、肠球菌、白假丝酵母菌 |
| 呼吸道 | 流感嗜血杆菌、肺炎链球菌、金黄色葡萄球、肠杆菌科、呼吸道病毒 |
| 伤口和皮肤 | 金黄色葡萄球、大肠埃希菌、变形杆菌、厌氧性细菌、肠球菌、凝固酶阴性葡萄球菌、肝炎病毒 |
| 胃肠道 | 沙门菌、宋内志贺菌、肠道病毒 |

3.医院感染的传播特点　医院感染的传播与流行过程包括3个环节,即感染源、传播途径和易感人群,缺一不可,共同组成感染链。感染源是指病原生物自然生存、繁殖并排出的宿主或场所,包括已感染的病人、带菌者或自身感染者、环境贮菌源、动物感染源。传播途径是指病原生物从感染源排出并侵入易感人群的途径,包括接触传播、空气传播、水和食物传播、医源性传播、生物媒介传播。易感人群是指容易被病原生物感染的人群,包括婴幼儿及老年人、机体免疫功能受损者、营养不良者、接受免疫抑制剂治疗者、长期使用广谱抗菌药物者、住院时间长者、手术时间长者、接受各种介入性操作的病人。

(二)医院感染的危险因素

医院感染的发生往往由特定的因素决定,这些特定因素称为危险因素。

1.主观因素　医务人员对医院感染及其危害认识不足;不能严格执行无菌技术和消毒隔离制度;医院规章制度不全,无健全的门急诊预检、分诊制度,住院部没有入院卫生处置制度,致使感染源传播。此外,缺乏对消毒灭菌效果的监测,不能有效地控制医院感染的发生。

2.客观因素　①侵入性检查与治疗增多,如内窥镜、气管插管、人工心脏瓣膜、脏器移植、血液透析等,不仅可把外界的微生物导入体内,而且损伤了机体的防御屏障,使病原体容易侵入机体。②损害免疫功能,因为治疗需要,使用激素或免疫抑制剂,接受化疗、放疗,致使病人自身免疫机能下降而成为易感者。随着医疗技术的进步,过去某些不治之症可治愈或延长生存时间,故住院病人中慢性疾病、恶性疾病、老年病人所占比例增加,而这些病人对感染的抵抗力是相当低的,导致医院感染增加。大量抗生素的开发和普及治疗,使病人体内正常菌群失调,耐药菌株增加,致使病程延长,感染机会增多。③控制措施薄弱,传染源多导致医院环境污染严重,医院建筑布局不合理。

### (三)医院感染的预防控制措施

医院感染的预防、控制体系是一个复杂的管理系统,涉及医院的管理、医疗活动的组织、护理工作模式、药事管理以及临床检验、消毒供应等方方面面。

1.完善医院感染的管理体系　成立医院感染管理组织,明确职责。根据国家相关的法规及规范,结合医院的具体情况,在医院感染管理方面建立制度,并落实考核。经常开展医德及医院感染等专业知识教育,提高医务人员对医院感染的认识,自觉遵守各项规章制度,最大限度地控制医院感染的发生。改善医院建筑与布局,防止细菌的扩散和疾病的蔓延。

2.严格消毒灭菌质量　消毒与灭菌是控制医院感染的一项有效措施。医务人员应该遵照国家卫生健康委员会颁发的《医院感染管理规范》规定的消毒灭菌原则,对医疗用品彻底消毒灭菌,各种治疗、医疗处置必须严格无菌操作,并加强对消毒灭菌效果的监测和质控。医疗垃圾的集中回收与统一处理是避免医疗废物流向社会的重要保障。

3.做好隔离预防　隔离包括传染源隔离和对易感人群的保护性隔离。医院应充分考虑病原体与宿主因素的特点,针对不同的传播途径制定隔离措施,如接触隔离、呼吸道隔离、肠道隔离、结核病隔离、引流物-分泌物隔离、血液-体液隔离等,切断传播途径。

4.合理使用抗菌药物　滥用抗菌药物加剧了病原生物的耐药,抗菌药物的合理使用是预防和控制医院感染的重要措施。发热原因不明不轻易使用抗生素,病毒感染一般不使用抗生素,严格掌握抗生素的局部用药和预防用药,根据药敏试验结果选用抗生素,维持高水平药物浓度在短时间内清除细菌,注意联合用药的临床指征,加强处方药物的管理等。

5.进行医院感染监测　医院感染的监测是预防医院感染的前提,只有进行深入细致的监测,发现存在的问题才能有针对性和有效地防治医院感染。监测的内容包括医院感染发生率监测、环境卫生监测、病原体及耐药性监测、灭菌效果监测、特殊病房(烧伤、手术室、监护室)监测等。

# 第四节　细菌的致病性与感染

细菌的感染(infection)是指细菌侵入宿主机体后与宿主防御功能相互作用引起的不同程度病理改变的过程。引起感染的细菌可来自宿主体外,也可来自宿主体内。来自宿主体外的细菌,通过一定的方式从一个宿主传播到另一个宿主引起的感染称为传染。细菌能否侵入机体引起感染取决于细菌的致病性和机体的防御能力,即抗感染免疫力。

## 一、细菌的致病性

细菌的致病性是指细菌在机体寄居、生长繁殖并能引起疾病的性能。细菌的致病性是对特定的宿主而言,有的细菌只对人有致病性,有的只对某些动物有致病性,还有的细菌对人和动物都有致病性。具有致病性的细菌称致病菌或病原菌。不同病原菌对宿主可引起不同的病理过程和不同的疾病,例如,伤寒沙门菌引起伤寒,而结核分枝杆菌则引起结核病,这是由细菌的种属特异性决定的。

细菌侵入机体后是否致病,与细菌的致病因素以及机体的免疫力、环境因素等因素密切相关。决定细菌致病的主要因素是细菌的毒力、细菌的侵入数量和侵入门户。

**(一)细菌的毒力**

细菌的毒力是指细菌致病性的强弱程度。不同种类的病原菌毒力不同,即使同种细菌也因菌型、菌株的不同存在毒力差异,有强毒、弱毒和无毒之分。细菌的毒力常用半数致死量或半数感染量表示,即在一定的条件下能够引起某种实验动物一半死亡或感染所需要的最少细菌或毒素的量。决定细菌毒力的主要因素是侵袭力和毒素,统称为毒力因子。

1.侵袭力　侵袭力是指病原菌突破机体防御功能,在机体内定居、繁殖和扩散的能力。侵袭力与菌体表面结构和侵袭性物质密切相关。

(1)菌体表面结构:①黏附结构:细菌借助表面的黏附结构与宿主细胞结合,从而使细菌黏附于特定细胞的表面。细菌只有牢固黏附于宿主体内或体表,才能在局部生长繁殖,产生毒素或继续侵入细胞或组织引起疾病。具有黏附作用的细菌结构称为黏附素或黏附因子,如革兰氏阴性菌的菌毛、某些革兰氏阳性菌的磷壁酸等。②荚膜和微荚膜:细菌的荚膜本身没有毒性,但具有抗吞噬和抵抗体液中杀菌物质的作用,使病原菌在宿主体内不易被清除,进而大量繁殖引起疾病。有的细菌有微荚膜或类似荚膜物质,如金黄色葡萄球菌的 A 蛋白、A 群链球菌的 M 蛋白等,其功能和荚膜相似。

(2)侵袭性物质:能协助致病菌抵抗吞噬细胞的吞噬作用,如致病性葡萄球菌产生的血浆凝固酶,能使血浆中液态的纤维蛋白原转变成固态的纤维蛋白包绕在菌体表面从而抵抗吞噬细胞的吞噬作用;或有利于病原菌在组织中扩散蔓延,如 A 群链球菌产生的透明质酸酶降解细胞间的透明质酸有利于细菌的扩散;或抑制机体的免疫保护作用,如结核分枝杆菌细胞壁上的硫酸脑苷脂能抑制巨噬细胞中的溶酶体与吞噬体结合。

2.毒素　细菌在代谢过程中产生和释放对机体有毒性的物质称为毒素。可直接或间接损伤宿主细胞、组织和器官,干扰其生理功能。根据其来源、性质和作用等不同,可以分为外毒素和内毒素。

(1)外毒素的特征:①来源及释放方式:主要由革兰氏阳性菌和部分革兰氏阴性菌合成并释放到菌体外的毒性蛋白质。如厌氧芽胞梭菌、A 群链球菌、金黄色葡萄球菌等革兰氏阳性菌可产生外毒素,某些革兰氏阴性菌如铜绿假单胞菌、痢疾志贺菌、霍乱弧菌等也能产生外毒素。大多数外毒素是在细菌胞内合成后分泌至胞外,但也有少数外毒素存在于细菌体内在细菌裂解后才能释放出来。②化学成分及理化性质:外毒素的成分为蛋白质,多数由 A、B 两个亚单位组成,A 亚单位是毒性部分并决定毒素的致病作用,B 亚单位是介导外毒素与靶细胞结合的部分,具有对靶细胞的亲和性,只有完整的外毒素才具有致病作用。多数外毒素性质不稳定、不耐热,易被热、酸和蛋白酶分解破坏,但是少数外毒素性质稳定,如金黄色葡萄球菌产生的肠毒素能耐 100 ℃30 min,并且能够抵抗胰蛋白酶的分解作用。③免疫原性:外毒素的免疫原性强,用 0.3%～0.4%甲醛处理后,可失去毒性但保留免疫原性。外毒素脱毒制成的生物制品称类毒素,类毒素免疫原性强,可刺激机体产生具有中和外毒素毒性的抗毒素,因此类毒素可以用于预防接种。④毒性作用:外毒素的毒性强或极强,如肉毒梭菌产生的外毒素纯品 1 mg 可毒死 2 亿只小白鼠,其毒性比氰化钾毒性强 1 万倍,是目前已知毒性最强的物质。不同细菌产生的外毒素对组织器官有选择性毒害作用,通过与靶细胞表面受体结合,引起特征性的症状和体征。⑤外毒素的种类:外毒素种类多,一种细菌可产生几种或多种外毒素。根据外毒素对细胞的亲和性和作用机制的不同,外毒素可分为神经毒素、细胞毒素和肠毒素三大类,见表2.5。

表2.5　外毒素的种类及作用特点

| | 外毒素 | 产生细菌 | 疾病 | 作用机制 | 症状和体征 |
|---|---|---|---|---|---|
| 神经毒素 | 痉挛毒素 | 破伤风梭菌 | 破伤风 | 阻断神经元间正常抑制性神经冲动的传递 | 骨骼肌强直性痉挛 |
| | 肉毒毒素 | 肉毒梭菌 | 肉毒中毒 | 抑制胆碱能运动神经释放乙酰胆碱 | 肌肉松弛性麻痹 |
| 细胞毒素 | 白喉毒素 | 白喉杆菌 | 白喉 | 抑制细胞合成蛋白质 | 肾上腺出血、心肌损伤、外周神经麻痹 |
| | 致热外毒素 | A群链球菌 | 猩红热 | 损伤毛细血管内皮细胞 | 猩红热、皮疹 |
| 肠毒素 | 肠毒素 | 霍乱弧菌 | 霍乱 | 激活肠黏膜腺苷环化酶,使细胞内cAMP水平增高 | 小肠上皮细胞内水分和钠丢失、腹泻、呕吐 |
| | 肠毒素 | 产毒性大肠埃希菌 | 腹泻 | 不耐热肠毒素同霍乱肠毒素,耐热肠毒素使细胞内cGMP增高 | 腹泻、呕吐 |
| | 肠毒素 | 产气荚膜梭菌 | 食物中毒 | 同霍乱毒素 | 呕吐、腹泻 |
| | 肠毒素 | 金黄色葡萄球菌 | 食物中毒 | 刺激呕吐中枢和肠壁 | 呕吐为主、腹泻 |

(2)内毒素的特征:①来源及释放方式:是革兰氏阴性菌细胞壁的外层结构,内毒素不能由活菌释放到菌体外,只有当细菌死亡裂解后才能够释放出来。螺旋体、立克次体、衣原体等细胞壁中也有内毒素样物质,有内毒素活性。②化学成分及理化性质:内毒素的化学成分为脂多糖(LPS),由O特异多糖、非特异性核心多糖和脂质A组成,其中脂质A是毒性部分。内毒素的理化性质稳定,可耐热100 ℃ 1 h不失活,加热160 ℃ 2~4 h或用强酸、强碱、强氧化剂煮沸30 min才能够被破坏。③免疫原性:内毒素的免疫原性较弱,不能脱毒成为类毒素,虽然可以刺激机体产生抗体,但是对机体无保护作用。④毒性作用:较外毒素弱,且对机体组织器官无选择性毒害作用,致病作用基本相似,主要有下列表现:a.发热反应:极微量(1 ng/kg)的内毒素就可引起机体的发热反应。其机制是内毒素进入机体后激活单核-巨噬细胞,使其释放IL-1、TNF-α等细胞因子,作为内源性致热源作用于下丘脑体温调节中枢,引

起发热反应。b.白细胞反应:感染早期内毒素损伤白细胞,受损白细胞黏附于毛细血管壁,引起循环中白细胞的数目暂时减少。之后脂多糖诱发中性粒细胞释放因子刺激骨髓,释放大量的中性粒细胞入血,又使末梢血中白细胞总数显著增多。但伤寒沙门菌内毒素可始终使末梢血白细胞总数减少,机制尚不清楚。c.内毒素血症与内毒素休克:当血液中细菌或病灶内细菌释放大量内毒素入血时,可导致内毒素血症。内毒素作用于巨噬细胞、血小板、中性粒细胞、内皮细胞等,引起 IL-1、IL-6、5-羟色胺、组胺、前列腺素等活性物质释放,使毛细血管扩张,通透性增加,血浆外渗,回心血量减少,有效循环血量剧减,血压下降,重要组织器官血灌注不足、缺氧、酸中毒,进一步发展为内毒素休克(又称感染性休克)。d.弥漫性血管内凝血(DIC):内毒素可激活凝血系统,液态的纤维蛋白原变成固态的纤维蛋白,血液凝固,形成 DIC。内毒素又可激活溶纤维蛋白酶原成为溶纤维蛋白酶,使凝固的纤维蛋白溶解,另外由于血小板和凝血因子的大量消耗,产生出血倾向,引起皮肤、黏膜的出血和渗血或内脏的广泛出血,严重者可致死亡。

外毒素与内毒素的主要区别见表 2.6。

表 2.6　外毒素与内毒素的主要区别

| 区别要点 | 外毒素 | 内毒素 |
|---|---|---|
| 来　源 | $G^+$菌和部分 $G^-$菌 | 革兰氏阴性菌 |
| 释放方式 | 活菌分泌菌体外或裂解后释放 | 细胞壁内,细菌死亡裂解后释放 |
| 化学成分 | 蛋白质 | 脂多糖 |
| 稳定性 | 不稳定,60~80 ℃ 30 min 被破坏 | 稳定,160 ℃ 2~4 h 才被破坏 |
| 免疫原性 | 强,刺激机体产抗毒素。经甲醛处理后脱毒成为类毒素 | 弱,刺激机体产生低滴度的抗体。经甲醛处理不能成为类毒素 |
| 毒性作用 | 强,对组织器官有选择性毒害作用,引起特殊的临床表现 | 弱,毒性作用大致相同,引起发热、白细胞反应、休克、DIC 等 |

### (二)细菌的侵入数量

病原菌侵入机体后能否引起疾病,除了病原菌必须具有一定的毒力外,还与侵入机体细菌的数量有关。一般来说,病原菌的致病数量与毒力成反比,毒力越强,致病所需菌量越少;反之则需菌量越多。如毒力强的鼠疫耶尔森菌有数个就能引起疾病,毒力弱的肠炎沙门菌需食入数亿个才能致病。

### (三)细菌的侵入门户

有了一定毒力和足够数量的病原菌,还必须通过合适的侵入门户进入机体,并在特定部位定居繁殖,才能造成感染致病。如痢疾志贺菌必须经口侵入,定居在结肠内,才能引起疾病;破伤风梭菌只能在深部创伤缺氧的条件下才引起感染致病。有的细菌可通过多途径感染,如结核分枝杆菌可通过呼吸道、消化道和皮肤创伤等侵入机体。

## 二、细菌感染的发生发展

### (一)感染的来源与种类

感染的来源也称传染源,是指体内有病原体生长繁殖并能将病原体排出体外的人或动物。主要包括患者、带菌者、患病或带菌的动物。

1.根据病原体感染来源分类

(1)外源性感染:外源性感染是指来自宿主体外的病原体引起的感染。如患者、带菌者或带菌的动物以及外环境中的细菌通过各种途径引起机体的感染。

(2)内源性感染:内源性感染是指来自自身体内或体表的病原体引起的感染。这类病原体在发生感染前已经存在于宿主体内,其中多数是人体正常菌群,少数是以潜伏状态存在的病原体。

2.根据感染发生场所分类

(1)医院感染:又称医院内感染或医院内获得性感染,指医院内各类人员(包括住院和门诊患者、探视者、陪护及医院工作人员等)获得的感染,感染地点必须在医院内。

(2)社会感染:是指在医院外发生的一切感染,相对于医院内引起的感染而言。社会感染受自然因素和社会因素的影响。

### (二)传播方式与途径

1.呼吸道感染　病人或带菌者通过咳嗽、喷嚏等将含有病原体的呼吸道分泌物随飞沫排至空气,健康人通过吸入病原体污染的空气而引起感染,如肺结核、白喉、军团病等。此外还包括,土壤表层的病原体尘埃随风飘扬至空气中被人体吸入感染。

2.消化道感染　含有病原体的排泄物直接或间接污染食物、水源等后,经过口进入消化道而感染,即粪-口途径。苍蝇、蚊子等节肢动物是消化道传染病的重要传播媒介。经消化道感染的疾病有伤寒、痢疾和霍乱等。

3.接触感染　病原体通过人与人或人与动物的接触而感染,途径可以是直接接触(包括性接触),也可以通过用具等间接接触感染。通过接触感染的病原体有淋病奈瑟菌、梅毒螺旋体、麻风杆菌、人类免疫缺陷病毒等。

4.创伤感染　病原体通过皮肤、黏膜的创伤进入机体引起感染,如金黄色葡萄球菌、铜绿假单胞菌等引起的化脓性感染,破伤风梭菌的芽胞进入伤口深部组织发芽引起感染。还有一些病原体可通过动物咬伤、抓伤等进行传播,如狂犬病毒。

5.节肢动物媒介传播　病原体以节肢动物为媒介引起的感染,又称虫媒传播,传播方式包括机械携带和生物性(吸血)传播。如人类鼠疫可由鼠蚤传播。

6.多途径感染　有些病原体可以通过多种途径感染,如结核分枝杆菌可通过呼吸道、消化道和皮肤创伤等途径感染。此外还有医源性感染,在医院实施手术、治疗、诊断、预防等技术措施(如静脉内插管、导尿管、注射针剂、输血、吸入疗法、烧伤治疗等过程中)滥用抗生素以及应用免疫制剂等而引起的感染,常见的微生物有葡萄球菌、变形杆菌、绿脓杆菌等。

### (三)感染的类型

感染的发生、发展和结局,是机体免疫力与病原菌致病作用在一定条件下相互作用的复杂过程。根据双方力量对比与作用的结果,可以出现以下几种不同的类型,而且感染类型可随双方力量的消长而出现移行、转化和交替的动态变化。

1.不感染　当侵入的病原菌不足、毒力很弱、侵入部位不适当,或者宿主具有高度免疫力时,病原菌迅速被机体免疫系统消灭,不发生感染。

2.隐性感染　当机体的免疫力较强,或者侵入的病原菌数量少、毒力弱,感染后对机体造成的损伤较轻,不出现或出现不明显的临床症状,称为隐性感染或亚临床感染。隐性感染后机体一般可获得一定的特异性免疫力,对防御同种病原体的再次感染有一定作用。

3.潜伏感染　当机体与病原菌在相互作用过程中暂时处于平衡状态时,病原菌潜伏在病灶内或某些特殊组织中,一般不出现在血液、分泌物或排泄物中。当机体免疫力下降时,潜伏的病原菌大量繁殖而引发疾病,如结核分枝杆菌的潜伏感染。

4.显性感染　当机体抗感染免疫力较弱,或者侵入的病原菌数量较多、毒力较强,导致机体组织细胞受到严重损伤,生理功能发生改变,并出现一系列临床症状,称为显性感染或临床感染。

(1)根据病情发展的快慢缓急分为急性感染和慢性感染:①急性感染是发病突然,病程较短,一般数日或数周,痊愈后病原菌从体内全部消失,如霍乱、急性胃肠炎等。②慢性感染是起病缓慢,病程长,可达数月至数年,如结核、麻风等。

(2)根据感染的部位与性质分为局部感染和全身感染:①局部感染是病原菌侵入机体后,局限在一定部位生长繁殖,引起局部病变。如化脓性球菌引起的疖、痈等。②全身感染是感染发生后,病原菌或毒性代谢产物向全身扩散引起全身症状。

全身感染在临床上常见的有以下几种表现:①毒血症(toxemia):产生外毒素的病原菌在局部组织中繁殖,病原菌不侵入血流,但产生的外毒素进入血流,引起特殊的中毒症状,如白喉、破伤风等。②菌血症(bacteremia):病原菌在局部生长繁殖,一时或间断性地侵入血流,但不在血液中繁殖或极少量繁殖,且无明显的中毒症状,如伤寒早期的菌血症。③败血症(septicemia):病原菌侵入血流,并在其中大量生长繁殖,产生毒性代谢产物,造成机体严重损伤,出现全身中毒症状,如高热、皮肤黏膜瘀斑、肝脾肿大等。④脓毒血症(pyemia):化脓性细菌侵入血流后,在其中大量繁殖,通过血流扩散到其他组织器官,产生新的化脓性病灶,如肝脓肿、肾脓肿等。⑤内毒素血症(endotoxemia):革兰氏阴性菌侵入血流并在其中大量繁殖、崩解后释放大量内毒素,或者病灶内大量革兰氏阴性菌死亡释放内毒素入血所致。

全身性感染不同类型比较见表2.7。

表 2.7　全身性感染不同类型的比较

| 类　　型 | 血中细菌 | 血中毒素 | 细菌在血中繁殖 | 化脓性病灶 |
| --- | --- | --- | --- | --- |
| 毒血症 | 无 | 有 | 无 | 无 |
| 菌血症 | 有 | 无 | 无 | 无 |
| 败血症 | 有 | 有 | 有 | 无 |
| 脓毒血症 | 有 | 有 | 有 | 有 |

5.带菌状态　机体在显性或隐性感染后,病原菌并未及时消失,而在体内继续存在一定时间,并可经常或间歇性向体外排出,称为带菌状态。处于带菌状态的人称为带菌者。

# 目标检测题

## 一、名词解释

1. 质粒
2. 生长曲线
3. 消毒
4. 灭菌
5. 转化

## 二、单项选择题

1. 与细菌的运动有关的结构是（　　　）。

A. 质粒 　　　　　　　　 B. 菌毛 　　　　　　　　 C. 鞭毛

D. 荚膜 　　　　　　　　 E. 芽胞

2. 革兰氏阳性菌和革兰氏阴性菌细胞壁的共同成分是（　　　）。

A. 肽聚糖 　　　　　　　 B. 磷壁酸 　　　　　　　 C. 外膜

D. 核酸 　　　　　　　　 E. 胆固醇

3. 芽胞与细菌有关的特性是（　　　）。

A. 抗吞噬作用 　　　　　 B. 产生毒素 　　　　　　 C. 耐热性

D. 黏附于感染部位 　　　 E. 侵袭力

4. 下列有鉴别意义的细菌代谢产物是（　　　）。

A. 热原质 　　　　　　　 B. 毒素 　　　　　　　　 C. 抗生素

D. 色素 　　　　　　　　 E. 侵袭酶

5. 关于高压蒸汽灭菌法不正确的是（　　　）。

A. 灭菌效果最可靠,应用最广 　　 B. 适用于耐高温和潮湿的物品

C. 通常温度为 121.3 ℃ 　　　　 D. 通常压力为 2.05 kg/cm²

E. 可杀灭包括细菌芽胞在内的所有微生物

6. 转化过程中受体菌摄取供体菌遗传物质的方式是（　　　）。

A. 胞饮 　　　　　　　　 B. 性菌毛 　　　　　　　 C. 噬菌体

D. 直接摄取 　　　　　　 E. 细胞融合

7. 属于毒力变异的是（　　　）。

A. 卡介苗生产 　　　　　 B. S-R 变异 　　　　　　 C. 细菌 L 型的形成

D. 耐药株的产生 　　　　 E. 营养缺陷型细菌的出现

8. 杀灭物体上所有的微生物,包括芽胞的方法称为（　　　）。

A. 消毒 　　　　　　　　 B. 灭菌 　　　　　　　　 C. 防腐

D. 清洁 　　　　　　　　 E. 无菌操作

9.哪种试验不属于细菌的生化反应?(    )

　　A.糖发酵试验　　　　　　　　B.甲基红试验　　　　　　　　C.外斐试验

　　D.靛基质试验　　　　　　　　E.VP 试验

10.观察细菌大小、形态、染色性、药物敏感性选择哪期培养物(    )。

　　A.迟缓期　　　　　　　　　　B.对数期　　　　　　　　　　C.稳定期

　　D.衰亡期　　　　　　　　　　E.任意时期

11.需用电子显微镜才能观察到的结构是(    )。

　　A.荚膜　　　　　　　　　　　B.异染颗粒　　　　　　　　　C.鞭毛

　　D.菌毛　　　　　　　　　　　E.芽胞

12.消毒灭菌是否彻底的指标是是否杀死细菌的(    )。

　　A.荚膜　　　　　　　　　　　B.异染颗粒　　　　　　　　　C.鞭毛

　　D.菌毛　　　　　　　　　　　E.芽胞

13.正常人体不存在细菌的部位是(    )。

　　A.体表　　　　　　　　　　　B.口腔　　　　　　　　　　　C.胃

　　D.大肠　　　　　　　　　　　E.尿道口

14.细菌 L 型不具有的特征是(    )。

　　A.缺乏细胞壁　　　　　　　　B.嗜高渗性　　　　　　　　　C.多形性

　　D.返祖可形成真菌　　　　　　E.仍有致病能力

15.不是细菌生长繁殖所需要的条件是(    )。

　　A.营养物质　　　　　　　　　B.酸碱度　　　　　　　　　　C.光照

　　D.温度　　　　　　　　　　　E.气体

16.细菌繁殖方式是(    )。

　　A.二分裂　　　　　　　　　　B.复制　　　　　　　　　　　C.出芽

　　D.孢子　　　　　　　　　　　E.有丝分裂

17.关于噬菌体的描述,下列错误的是(    )。

　　A.属于病毒　　　　　　　　　B.具有严格寄生性　　　　　　C.含有 DNA 和 RNA

　　D.赋予宿主菌某些性状　　　　E.有温和噬菌体和毒性噬菌体

18.长期使用广谱抗生素治疗的患者又被诊断为白假丝酵母菌性肠炎是(    )。

　　A.耐药菌株引起　　　　　　　B.毒力变异引起　　　　　　　C.菌群失调引起

　　D.药物副作用引起　　　　　　E.患者抵抗力下降引起

19.去除热原质的最好方法是(    )。

　　A.蒸馏法　　　　　　　　　　B.高压蒸气灭菌法　　　　　　C.滤过法

　　D.巴氏消毒法　　　　　　　　E.干烤法

20.溶原性细菌是(    )。

　　A.带有毒性噬菌体的细菌　　　B.产生细菌素的细菌　　　　　C.有 F 因子的细菌

　　D.带有 R 因子的细菌　　　　　E.带有噬菌体基因组的细菌

21.下列消毒灭菌方法使用错误的是(    )。

　　A.金属器械—过氧乙酸　　　　B.排泄物—漂白粉　　　　　　C.饮用水—氯气

D.皮肤—碘伏　　　　　　　　　E.人和动物血清—滤过除菌

22.可以在细菌之间传递质粒的结构是(　　)。

A.荚膜　　　　　　　　　B.菌毛　　　　　　　　　C.鞭毛

D.芽胞　　　　　　　　　E.核糖体

23.细菌的测量单位是(　　)。

A.厘米　　　　　　　　　B.毫米　　　　　　　　　C.微米

D.纳米　　　　　　　　　E.埃

24.S-R 变异是(　　)。

A.形态变异　　　　　　　B.菌落变异　　　　　　　C.毒力变异

D.耐药性变异　　　　　　E.酶变异

25.滤过除菌法能除去的微生物是(　　)。

A.细菌　　　　　　　　　B.L 型细菌　　　　　　　C.病毒

D.支原体　　　　　　　　E.立克次体

26.以噬菌体为载体,将供体菌的遗传物质转移给受体菌,经重组而使受体菌获得供体菌的某些性状是(　　)。

A.转化　　　　　　　　　B.接合　　　　　　　　　C.转导

D.溶原性转换　　　　　　E.原生质体融合

27.编码细菌对抗菌药物的耐药性质粒是(　　)。

A.F 质粒　　　　　　　　B.R 质粒　　　　　　　　C.Vi 质粒

D.Col 质粒　　　　　　　E.代谢质粒

28.化学消毒剂的杀菌机制不包括(　　)。

A.使蛋白质变性　　　　　B.影响酶活性　　　　　　C.损伤细胞膜

D.损伤核糖体　　　　　　E.破坏核酸

29.正常菌群的生理作用不包括(　　)。

A.拮抗作用　　　　　　　B.营养作用　　　　　　　C.调节作用

D.免疫作用　　　　　　　E.抑癌作用

30.细菌芽胞的作用不包括(　　)。

A.增强免疫性　　　　　　B.休眠体　　　　　　　　C.增强抵抗力

D.鉴别细菌　　　　　　　E.判断灭菌效果的指标

### 三、问答题

1.比较革兰氏阳性菌与革兰氏阴性菌细胞壁结构的主要区别。

2.细菌的特殊结构有哪些? 各有哪些功能?

3.简述细菌合成代谢产物及其在医学中的意义。

4.列举消毒灭菌的方法有哪些?

5.简述细菌基因转移与重组的方式。

(张新明)

# 第三章　免疫学基础

📖 **学习目标**

● 掌握抗原的概念、特性、医学上重要的抗原物质、抗体的概念、免疫球蛋白的概念、补体的组成与性质和免疫应答的基本过程。

● 熟悉决定抗原免疫原性的条件、抗原的分类、免疫球蛋白的结构与功能、补体的生物学功能、MHC 的概念、免疫器官的组成与功能、免疫细胞的组成与功能、体液免疫应答、细胞免疫应答、特异性抗感染免疫和非特异性抗感染免疫。

● 了解五类免疫球蛋白的特性、补体系统的激活途径、MHC 的结构与功能、免疫分子的组成与功能和免疫调节与免疫耐受。

## 第一节　抗　原

### 一、抗原的概念与特性

**(一)抗原的概念**

抗原(Ag)是指能刺激机体免疫系统产生免疫应答,并能与应答产生的抗体或效应淋巴细胞发生特异性结合的物质。

**(二)抗原的特性**

1.抗原的基本特性　抗原有两个基本特性:免疫原性、免疫反应性或抗原性,如图 3.1 所示。免疫原性指抗原能刺激机体的免疫细胞,增殖分化产生免疫效应物质(特异性抗体或效应淋巴细胞)的性能。免疫反应性指抗原能与抗体或效应淋巴细胞发生特异性结合,发挥免疫效应的性能。

既有免疫原性,又有免疫反应性的物质称为完全抗原,如病原微生物、动物免疫血清和蛋白质等。只具有免疫反应性,没有免疫原性的物质称为半抗原或不完全抗原,如某些多糖、脂类和药物等。半抗原与载体结合后可构成完全抗原,载体多为蛋白质分子,半抗原-载体复合物不但可以刺激机体产生针对半抗原的抗体,也能刺激机体产生针对蛋白质载体的抗体,如图 3.2 所示。

2.抗原的其他特性　抗原还具有异物性和特异性。异物性是指抗原物质通常是非己大

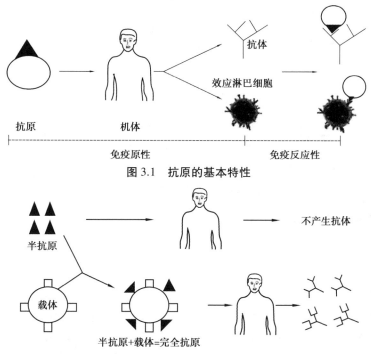

图 3.1　抗原的基本特性

图 3.2　半抗原与载体示意图

分子有机物,但也包括少数自身物质。特异性是指物质之间的相互吻合性或针对性、专一性;抗原的特异性在免疫原性和免疫反应性两方面都表现得非常突出;抗原刺激机体只能产生与它相对应的抗体或效应淋巴细胞,抗原也只能与相对应的抗体或效应淋巴细胞发生反应。例如伤寒杆菌诱导的免疫应答只能针对伤寒杆菌,不能针对志贺菌;志贺菌也不能诱导出针对伤寒杆菌的免疫力,与抗伤寒杆菌抗体不发生反应。

(1)抗原决定基:位于抗原分子的表面,决定抗原特异性的特殊化学基团称为抗原决定基,又称为抗原决定簇、表位。抗原的特异性并非由整个分子决定,而是由表面的决定基决定,一个抗原决定基通常由 5~17 个氨基酸残基或 5~7 个多糖残基组成。抗原决定基的性质、数目和空间构型决定抗原的特异性,抗原决定基的排列方式不同,有的呈线性或连续性排列,有的呈折叠状排列,即分为顺序决定基和构象决定基。

(2)抗原结合价:抗原分子表面能与抗体结合的抗原决定基的总数称为抗原结合价。有些半抗原只能和抗体分子中一个结合点结合,是单价抗原。大多数天然抗原分子结构十分复杂,分子表面带有多个相同和不同的抗原决定基,是多价抗原。

**(三)共同抗原和交叉反应**

一个抗原分子上只有一种抗原决定基,称为单价抗原,但天然抗原如细菌、病毒和细胞等存在多种抗原决定基,表现出天然抗原的复杂性。一般来说,不同抗原物质具有不同抗原决定基,因此各具有特异性,但有时某一抗原决定基也会出现在不同抗原上,称为共同抗原决定基。具有相同或相似抗原决定基的不同抗原互称为共同抗原。共同抗原能刺激机体产生相同的抗体,抗体能与共同抗原的抗原决定基结合发生的反应,称为交叉反应,如图 3.3 所示。交叉反应给免疫学诊断带来困难,为了克服这种困难常制备单价的特异性抗血清。

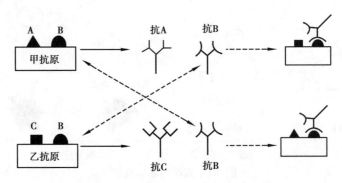

图 3.3　共同抗原与交叉反应示意图

## 二、决定抗原免疫原性的条件

### (一)异物性

异物性是抗原免疫原性的首要条件,免疫原性的强弱与宿主亲缘关系的远近有关,亲缘关系越远(异物性越强),抗原免疫原性就越强,如鸡卵蛋白对哺乳动物是强抗原,对鸭则是弱抗原。异物性是指在胚胎发育过程中与免疫活性细胞从未接触过的物质,不以物质的空间位置来判断,而是以淋巴细胞是否识别为标准,因此不仅包括来自体外的非己物质如各种病原体、动物免疫血清和同种异体移植物,还包括某些结构改变的自身物质如肿瘤细胞、病毒感染细胞和疤痕组织,机体发育过程中从未与免疫活性细胞接触的正常自身物质如眼晶状体蛋白、甲状腺蛋白和精子蛋白。

### (二)理化性状

1.分子大小　具有免疫原性的物质通常是大分子有机物,无机物没有免疫原性,因此蛋白质免疫原性强,多糖和多肽有一定的免疫原性,脂类和核酸正常情况下难以诱导免疫应答。抗原一般分子量较大,在 10 kDa 以上,在一定范围内分子量越大免疫原性越强。抗原需大分子物质的原因,一是分子量越大,表面的抗原决定基越多,而免疫细胞的激活需要一定数量的抗原决定基;二是大分子物质的化学结构稳定,不易被破坏和清除,在体内存在时间长,能持久地刺激免疫细胞。

2.化学组成　值得注意的是大分子物质并不一定都有免疫原性,低分子物质并非都无免疫原性。如明胶的分子量高达 100 kDa 以上,免疫原性很弱,胰岛素的分子量虽只有 6 kDa左右,却有一定的免疫原性。主要原因是明胶所含成分均为直链结构,缺乏环状结构,所以免疫原性微弱,若加入 2%的酪氨酸就会明显增强明胶的免疫原性。因此,抗原物质除应为大分子外,表面必须还有一定的化学组成与结构。凡含有大量芳香族氨基酸,尤其是含有酪氨酸的蛋白质,免疫原性强;而以非芳香族氨基酸为主的蛋白质,免疫原性较弱。

3.分子构象(易接近性)　人工合成氨基酸的聚合物,如多聚赖氨酸和多聚丙氨酸,分子量超过 10 kDa 无免疫原性。若将酪氨酸和谷氨酸残基连接在多聚丙氨酸外侧,即可表现出较强的免疫原性,如果连接在内侧,免疫原性并不增强。这是因为抗原分子内部的氨基酸残基(特殊的化学基团)不易与免疫细胞表面的抗原识别受体靠近,不能启动免疫应答。说明抗原物质的免疫原性与抗原分子中的一些特殊化学基团的三维结构,即分子构象有关,它决定抗原分子是否能与相应免疫细胞表面的抗原识别受体互相吻合,从而启动免疫应答。

4.物理性状　化学性质相同的抗原物质因物理性状不同呈现不同的免疫原性。一般来说,环状结构抗原的免疫原性较直链分子强,聚合状态抗原的免疫原性较单体强,颗粒性抗原的免疫原性较可溶性强。因此,常将免疫原性弱的抗原吸附于某些大颗粒物质(抗原佐剂)的表面或设法使其聚合,增强其免疫原性。

### (三)其他因素

1.宿主反应性　不同种类的动物甚至同种动物的不同个体对同一抗原的应答性差别很大,这与宿主不同的遗传性、生理状态及个体发育等因素有关。一般来说,青壮年动物比幼年、老年动物的免疫应答强,雌性动物比雄性动物的免疫应答强。

2.免疫方式　抗原进入机体的途径、剂量、次数和间隔时间以及免疫佐剂的使用等因素可影响免疫应答。通常抗原剂量要适中,太高或太低容易诱导免疫耐受。免疫途径以皮内最佳、皮下次之、腹腔和静脉效果较差,口服可产生全身免疫耐受。减毒活疫苗所需免疫次数少,死疫苗免疫次数多。免疫间隔时间要适当,过频和间隔时间长均不利获得良好免疫效果。

## 三、抗原分类

### (一)根据与宿主的亲缘关系分类

1.异种抗原　来自其他物种的抗原性物质称为异种抗原,免疫原性比较强,容易引起较强的免疫应答,主要有以下几类:

(1)病原生物:包括细菌、病毒、螺旋体等病原微生物和人体寄生虫,它们都是良好的抗原。这些病原体的结构虽然简单,但抗原结构却很复杂,是多种抗原的复合体,在引起机体感染的同时也会诱导机体产生特异性免疫应答和抗感染能力。人工改造病原生物使其致病性消失,保留免疫原性,制备成疫苗,预防疾病。

(2)细菌代谢物:某些细菌在生长过程中分泌到菌体外的毒性蛋白称为外毒素。细菌外毒素经0.3%~0.4%甲醛处理后失去毒性,但保留免疫原性,成为类毒素,临床常用的有破伤风类毒素和白喉类毒素等。接种类毒素,可预防相应外毒素引起的疾病。类毒素刺激机体产生相应的抗体称为抗毒素,其可中和外毒素的毒性作用,具有防治疾病的作用。

(3)动物免疫血清:用类毒素免疫动物(常用马)后制备的免疫血清或精制抗体,临床常用的有破伤风抗毒素、白喉抗毒素等。抗毒素既具有抗体活性,又具有免疫原性,既可中和相应的外毒素,又可作为抗原诱导机体引起超敏反应,因此临床应用前必须做皮肤过敏试验。

(4)其他物质:植物花粉、青霉素等药物、虾、鸡蛋等食物、蜜蜂等毒液及化妆品等完全抗原或半抗原,有时可引起超敏反应。

2.同种异型抗原　来自同种而不同基因型个体的抗原性物质称为同种异型抗原,抗原性差异虽不像异种抗原的免疫原性那么强,但也可在同种间引起一定程度的免疫应答。①人类的 ABO 血型抗原:根据红细胞膜上的抗原物质和血清中的抗体物质不同,将人类的血型分为 A、B、AB 和 O 这 4 种血型,见表3.1。②Rh 血型抗原:人的红细胞膜上抗原成分和恒河猴(Rhesus Macacus)红细胞膜上的抗原成分相同,故称为 Rh 抗原。人的红细胞上存在 Rh 抗原时,称为 Rh 阳性,用 $Rh^+$ 表示;当缺乏 Rh 抗原时即为 Rh 阴性,用 $Rh^-$ 表示。Rh 阳性者血清中不存在 Rh 抗原的天然抗体,只有在 Rh 抗原刺激下才产生 Rh 抗体。

表 3.1  ABO 血型系统中的抗原和抗体

| 血型 | 红细胞表面抗原 | 血清中抗体 |
| --- | --- | --- |
| A | A | 抗 B |
| B | B | 抗 A |
| AB | AB | 无 |
| O | H（AB 抗原前体物质） | 抗 A、抗 B |

3.自身抗原  来自自身组织的抗原物质称为自身抗原,因来源不同可分为两类:

（1）隐蔽的自身抗原:在正常情况下与免疫系统相隔绝的自身物质,如眼晶状体蛋白、甲状腺蛋白、脑组织和精子等。在外伤、手术不慎等情况下,隐蔽抗原释放,被体内免疫细胞视为异物,产生自身免疫应答,重者可引发自身免疫性疾病。

（2）修饰的自身抗原:自身物质在病原微生物感染、辐射、药物等因素的影响下,分子结构发生变化,形成新的抗原决定基而成为抗原,如肿瘤细胞、病毒感染细胞和疤痕组织。

另外,若体内淋巴细胞异常,不能正常识别自己和非己物质,自身正常成分也可被当成抗原性异物。

4.异嗜性抗原  一类与种属无关,存在于人、动物、植物和微生物之间的共同抗原称异嗜性抗原。医学上异嗜性抗原主要有两类:一类是与人体某些组织有交叉反应的异嗜性抗原,可引起机体发生自身免疫性疾病,如溶血性链球菌刺激机体产生的抗体,可与肾小球基底膜或心肌组织中的共同抗原发生交叉反应,引起肾小球肾炎或心肌炎;大肠杆菌某些 O 抗原与结肠黏膜等存在交叉抗原,可引发溃疡性结肠炎。另一类是在临床上借助其对某些疾病作辅助诊断的异嗜性抗原,如变形杆菌和立克次体存在异嗜性抗原,通过外斐反应诊断某些立克次体病。

5.肿瘤抗原  细胞在癌变过程中新出现的有免疫原性的一些大分子物质的总称为肿瘤抗原,包括:

（1）肿瘤特异抗原（TSA）:是指只存在于某种肿瘤细胞表面而不存在于正常细胞和其他肿瘤细胞表面的新抗原,如黑色素瘤和结肠癌细胞表面的抗原。细胞恶变过程中基因突变或正常静止基因的激活可产生新的蛋白分子,这些蛋白质在细胞内降解后,某些降解的短肽可与 MHC-Ⅰ类分子在内质网中结合,并共表达于细胞表面,成为被 Tc 或 CTL 细胞识别和杀伤的肿瘤特异性抗原。

（2）肿瘤相关抗原（TAA）:TAA 是指一些肿瘤细胞表面的糖蛋白或糖脂成分,它们在正常细胞上有微量表达,但在肿瘤细胞上表达明显增高。主要有:①病毒诱发的肿瘤抗原,如 EB 病毒与 B 淋巴细胞瘤和鼻咽癌的发生有关;人乳头瘤病毒与人宫颈癌的发生有关;人嗜 T 细胞病毒可导致成人 T 细胞白血病,这些肿瘤病人血清中常能查到较高滴度的相关病毒抗体。同一种病毒诱发的不同类型肿瘤,均可表达相同的抗原且具有较强的抗原性。②胚胎抗原,是在胚胎发育阶段由胚胎组织产生的正常成分,在胚胎后期减少,出生后逐渐消失或仅存留极微量,当细胞恶性变时,此类抗原可重新合成。如甲胎蛋白（AFP）是胎儿血清中正常的成分,出生后直至成年含量极微,但患原发性肝癌或畸胎瘤时病人血清中甲胎蛋白含量显著增高,因此临床上检测甲胎蛋白用于原发性肝癌或畸胎瘤的辅助诊断。

**（二）根据诱导抗体产生是否需要 T 细胞参与分类**

1.胸腺依赖性抗原　胸腺依赖性抗原(TD-Ag)指既含有 T 细胞抗原决定基,又有 B 细胞抗原决定基,需要在巨噬细胞及 Th 细胞参与下才能激活 B 细胞产生抗体。绝大多数天然抗原如各种病原体、异体细胞和血清蛋白等都是 TD 抗原,共同特点是:①均为蛋白质抗原,分子量大,表面抗原决定基多,且分布不均匀;②既具有 Th 细胞识别的载体决定基,又具有半抗原决定基;③能刺激机体产生 IgG 类抗体,引起体液免疫,同时也可以引起细胞免疫和免疫记忆反应。

2.胸腺非依赖性抗原　胸腺非依赖性抗原(TI-Ag)只含有 B 细胞抗原决定基,刺激 B 细胞产生抗体时不需 T 细胞的辅助。仅少数抗原如细菌的细胞壁脂多糖、荚膜多糖和鞭毛素等属于 TI 抗原,共同特点是:①多为多糖类抗原,带有重复出现的同一抗原决定基,降解缓慢;②无载体决定基,不能激活 Th 细胞,只能激活 B 细胞产生 IgM 类抗体;③只能引起体液免疫,不能引起细胞免疫和免疫记忆反应。

**（三）根据抗原是否在抗原提呈细胞内合成分类**

1.内源性抗原　内源性抗原指在抗原提呈细胞内新合成的存在于细胞质内的抗原性物质,如病毒感染细胞合成的病毒蛋白和肿瘤细胞合成的肿瘤抗原等。此类抗原在细胞内酶解后,能以抗原肽-MHC-Ⅰ复合物的形式表达于抗原提呈细胞表面,供 CD8$^+$T 细胞识别。

2.外源性抗原　外源性抗原指抗原提呈细胞通过吞噬、吞饮等作用从外界摄入胞内的抗原性物质,如细菌和某些可溶性蛋白等。此类抗原在细胞内酶解后,能以抗原肽-MHC-Ⅱ复合物的形式表达于抗原提呈细胞表面,供 CD4$^+$T 细胞识别。

**（四）根据抗原的免疫效果分类**

1.免疫原　具有免疫原性和反应原性的物质称免疫原,即通常意义的抗原,能够刺激机体发生免疫应答。

2.变应原　能引起超敏反应的抗原称为变应原,可以是完全抗原(如微生物、螨虫、寄生虫、花粉、异种动物血清)等,也可以是半抗原(如药物和一些化学制剂)等。

3.耐受原　引起免疫耐受即特异性无应答状态的抗原称为耐受原,如牛或人的丙种球蛋白呈大分子聚合状态时具免疫原性,而分子较小的非聚合单体则是良好的耐受原。

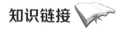

**知识链接**

**超抗原与佐剂**

超抗原是指一类只需极低浓度就可激活大量的 T 细胞活化,产生极强的免疫应答的蛋白质。激活不需要提呈细胞的加工处理,以完整的蛋白质形式提呈给 T 细胞。一端不是结合在 MHC 的抗原肽结合槽中而是直接与 MHC 的外侧结合,因此不受 MHC 限制。另一端直接与 TCR 的 vβ 片段外侧结合,也无严格的抗原特异性。如金黄色葡萄球菌的 A 蛋白、链球菌的 M 蛋白、热休克蛋白等。

佐剂是非特异性免疫增强剂,当与抗原一起注射或预先注入机体时,可增强机体对抗原的免疫应答或改变免疫应答类型。目前在人体疫苗中添加的佐剂主要包括氢氧化铝、磷酸钙等。

# 第二节 免疫球蛋白

## 一、抗体与免疫球蛋白的概念

### (一)抗体的概念

抗体(Ab)是 B 细胞接受抗原刺激,增殖分化为浆细胞后合成和分泌的一类能与相应抗原特异性结合的球蛋白。抗体主要存在于血清(约占血浆蛋白总量的 20%)和其他体液中,故将抗体介导的免疫应答称为体液免疫。

### (二)免疫球蛋白的概念

1968 年和 1972 年两次世界卫生组织和国际免疫学会联合会专门委员会的会议讨论决定,将具有抗体活性或化学结构与抗体相似的球蛋白统一命名为免疫球蛋白(Ig)。免疫球蛋白可分为分泌型(sIg)和膜型(mIg)两类,前者主要存在于血液及组织液中,具有抗体的各种功能;后者构成 B 细胞膜上的抗原受体。

抗体是生物学功能上的概念,而免疫球蛋白是化学结构上的概念,因此所有的抗体都是免疫球蛋白,但免疫球蛋白不一定都具有抗体活性。

## 二、免疫球蛋白的结构与功能

### (一)免疫球蛋白的结构

如图 3.4 所示,由四条多肽链通过二硫键连在一起的"Y"字形结构是免疫球蛋白的基本结构,称为免疫球蛋白的单体。有的免疫球蛋白通过连接链(J 链)连接成二聚体或五聚体,分泌型免疫球蛋白还有分泌片(SP)。

1.重链和轻链　免疫球蛋白分子中两条长链称为重链(H),两条短链称为轻链(L),同种链的氨基酸组成完全相同。每条链都有氨基端(N 端)和羧基端(C 端)两个末端。

(1)重链:分子量为 50~75 kDa,由 450~550 个氨基酸残基组成。各类免疫球蛋白重链恒定区的氨基酸组成和排列顺序不尽相同,因而抗原性也不同。据此,可将免疫球蛋白分为 5 类,即 IgM、IgD、IgG、IgA 和 IgE,其相应的重链分别为 μ 链、δ 链、γ 链、α 链和 ε 链。不同类的免疫球蛋白具有不同的特征,如肽链内和肽链间二硫键的数目和位置、连接寡糖的数量、结构域的数目以及铰链区的长度等均不完全相同。即使是同一类免疫球蛋白的铰链区氨基酸组成和重链二硫键的数目、位置也不同,据此又可将同类免疫球蛋白分为不同的亚类。如人 IgG 可分为 IgG1~IgG4;IgA 可分为 IgA1 和 IgA2。IgM、IgD 和 IgE 尚未发现有亚类。

(2)轻链:分子量约为 25 kDa,由 214 个氨基酸残基构成。轻链有两种,分别为 κ 链和 λ 链,据此可将免疫球蛋白分为两型,即 κ 型和 λ 型。一个天然免疫球蛋白分子上两条轻链的型别总是相同的。不同种属生物体内两型轻链的比例不同,正常人血清免疫球蛋白 κ:λ 约为 2:1,而在小鼠则为 20:1。κ:λ 比例的异常可能反映免疫系统的异常,例如人类免疫球蛋白 λ 链过多,提示可能有产生 λ 链的 B 细胞肿瘤。

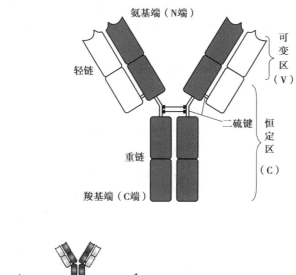

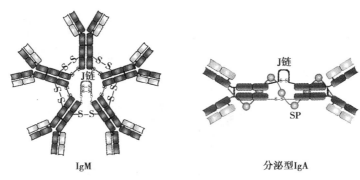

**图 3.4 免疫球蛋白的结构**

2.可变区和恒定区 通过分析不同免疫球蛋白的重链和轻链的氨基酸序列,发现重链和轻链靠近 N 端约 110 个氨基酸的序列变化很大,其他部分氨基酸序列相对恒定。免疫球蛋白的轻链和重链中靠近 N 端氨基酸序列变化较大的区域,称为可变区(V 区),分别占重链和轻链的 1/4 和 1/2;靠近 C 端氨基酸序列相对稳定的区域,称为恒定区(C 区),分别占重链和轻链的 3/4 和 1/2。

(1)可变区:重链和轻链的 V 区分别称为 VH 和 VL。VH 和 VL 各有 3 个区域的氨基酸组成和排列顺序高度可变,称为高变区(HVR),分别用 HVR1、HVR2 和 HVR3 表示,VH 和 VL 的 3 个 HVR 共同组成免疫球蛋白的抗原结合部位,该部位形成一个与抗原决定簇互补的表面,决定着抗体的特异性,负责识别及结合抗原,从而发挥免疫效应,故又称互补决定区(CDR)。在 V 区中,CDR 之外区域的氨基酸组成和排列顺序相对不易变化,称为骨架区(FR)。VH 或 VL 各有 4 个骨架区,它对维持 CDR 的空间构型起着重要作用。

(2)恒定区:重链和轻链的 C 区分别称为 CH 和 CL。不同型(λ 或 κ)免疫球蛋白 CL 的长度基本一致,但不同类免疫球蛋白的 CH 长度不一,有的包括 CH1、CH2 和 CH3;有的更长,包括 CH1、CH2、CH3 和 CH4。

3.铰链区 铰链区位于 CH1 与 CH2 之间,由大约 30 个氨基酸残基组成,含有大量的脯氨酸,不形成 α-螺旋,易发生伸展及一定程度的转动,当免疫球蛋白与抗原结合时,此区发生扭曲,使抗体上两个抗原结合点更好地与两个抗原决定簇发生互补,起着弹性和调节作用;另一方面有利于免疫球蛋白构型变化,暴露补体结合点;同时,铰链区易被木瓜蛋白酶、胃蛋白酶等水解,产生不同的水解片段。不同类型的免疫球蛋白的铰链区不尽相同,如人 IgG1、IgG2、IgG4 和 IgA 的铰链区较短,而 IgG3 和 IgD 的铰链区较长。IgM 和 IgE 无铰链区。

4.连接链与分泌片 某些类别的免疫球蛋白还具有连接链(J 链)和分泌片(SP)。连接链是一富含半胱氨酸的多肽链,由浆细胞合成,主要功能是将单体 Ig 分子连接为多聚体。2个 IgA 单体由 J 链连接形成二聚体,5 个 IgM 单体由二硫键相互连接,并通过二硫键与 J 链连接形成五聚体。IgG、IgD 和 IgE 常为单体,无 J 链。分泌片是分泌型 IgA 分子上的一个辅助成分,由黏膜上皮细胞合成和分泌,为一种含糖的肽链,以非共价形式结合于 IgA 二聚体上,使其成为分泌型 IgA(sIgA),并一起被分泌到黏膜表面。分泌片具有保护分泌型 IgA 的铰链区免受蛋白水解酶降解的作用,并介导 sIgA 从黏膜下到黏膜表面的转运。

## (二)免疫球蛋白的水解片段

在一定条件下,免疫球蛋白分子肽链的某些部分易被蛋白酶水解为不同片段。木瓜蛋白酶和胃蛋白酶是最常用的两种 Ig 蛋白水解酶,并可借此研究 Ig 的结构和功能,分离和纯化特定的 Ig 多肽片段(图 3.5)。

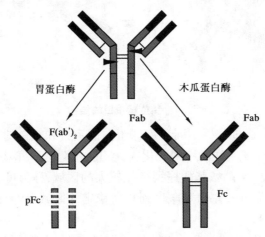

**图 3.5 IgG 分子的蛋白水解片段模式图**

木瓜蛋白酶将 IgG 分子从 H 链二硫键 N 端切断,生成 3 个片段:两个相同的 Fab 片段,即抗原结合片段(Fab);一个 Fc 片段,即可结晶片段(Fc)。每个 Fab 段含有一条完整的 L 链和部分 H 链,其具有结合抗原的活性,但结合能力较弱,为单价。Fc 段由两条 H 链 C 端的一半组成,在一定条件下可形成结晶,虽不能与抗原结合,但具有活化补体、结合细胞和通过胎盘等许多生物学活性。

胃蛋白酶可将 IgG 分子从 H 链间二硫键 C 端切断,形成 1 个大片段 F(ab')$_2$ 和若干小碎片 pFc'。F(ab')$_2$ 含 2 个 Fab 及铰链区,为双价,可同时结合两个抗原表位,保留了结合相应抗原的生物学活性,又避免了 Fc 段免疫原性可能引起的副作用,因而被广泛用作生物制品。如白喉抗毒素、破伤风抗毒素经胃蛋白酶消化后精制提纯的制品,因去掉 Fc 段可降低发生超敏反应。pFc'最终被降解,无生物学作用。

**(三)免疫球蛋白的功能**

免疫球蛋白的生物学功能主要有以下4种,如图3.6所示。

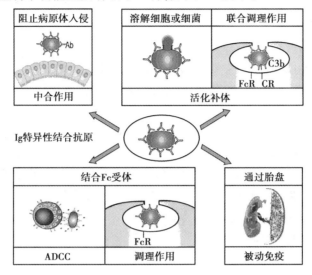

图3.6　免疫球蛋白的生物学功能

1.与抗原特异性结合　识别并特异性结合抗原是免疫球蛋白分子的主要功能,执行该功能的结构是免疫球蛋白 V 区,其中 CDR 部位在识别和结合特异性抗原中起决定性作用。免疫球蛋白分子有单体、二聚体和五聚体,因此结合抗原表位的数目也不相同。免疫球蛋白的 V 区与抗原结合后借助于 C 区的作用,在体外可发生各种抗原抗体结合反应,有利于抗原或抗体的检测和功能的判断;在体内可中和毒素、阻断病原体入侵、清除病原微生物或导致免疫病理损伤。

2.激活补体　当 IgG1、IgG2、IgG3 和 IgM 与相应抗原结合后,可因构象改变而使 IgG 的 CH2 和 IgM 的 CH3 暴露出补体 C1q 的结合点,从而通过经典途径激活补体系统,产生多种效应功能。IgM、IgG1 和 IgG3 激活补体系统的能力较强,IgG2 较弱;IgA、IgE 和 IgG4 本身难于激活补体,但形成聚合物后可通过旁路途径激活补体系统;通常 IgD 不能激活补体。

3.与细胞表面 Fc 受体结合　不同细胞表面具有不同 Ig 的 Fc 受体,分别用 FcγR、FcεR、FcαR 等表示。当 Ig 与相应抗原结合后,由于构型的改变,其 Fc 段可与具有相应受体的细胞结合。IgE 由于其 Fc 段结构特点,可在游离情况下与有相应受体的细胞(如嗜碱性粒细胞、肥大细胞)结合,称为亲细胞抗体。抗体与 Fc 受体结合可发挥不同的生物学作用。

(1)调理吞噬作用:抗体如 IgG(特别是 IgG1 和 IgG3)的 Fc 段与中性粒细胞、巨噬细胞上的 IgG Fc 受体结合,从而增强吞噬细胞的吞噬作用。如细菌特异性的 IgG 可以其 Fab 段与相应的细菌抗原结合后,以其 Fc 段与巨噬细胞或中性粒细胞表面相应 IgG Fc 受体结合,通过 IgG 的 Fab 段和 Fc 段的"桥联"作用,促进吞噬细胞对细菌的吞噬。

(2)抗体依赖性细胞介导的细胞毒作用(ADCC):当 IgG 与带有相应抗原的靶细胞结合后,可与有 FcγR 的中性粒细胞、单核细胞、巨噬细胞、NK 细胞等效应细胞结合,发挥 ADCC 作用。目前已知,NK 细胞发挥 ADCC 效应主要是通过其膜表面低亲和力 FcγRⅢ(CD16)所介导的,IgG 不仅起到连接靶细胞和效应细胞的作用,同时还能够刺激 NK 细胞合成和分泌肿瘤坏死因子和 γ 干扰素等细胞因子,并释放颗粒酶、穿孔素等溶解靶细胞。嗜酸性粒细胞发挥 ADCC 作用是通过其 FcεRII 和 FcαR 介导的,嗜酸性粒细胞可脱颗粒释放碱性蛋白等,在杀伤寄生虫如蠕虫中发挥重要作用。

（3）介导 I 型超敏反应:变应原刺激机体产生的 IgE,可通过其 Fc 段与肥大细胞和嗜碱性粒细胞表面的高亲和力 IgE Fc 受体(FcεRI)结合,并使其致敏,若相同变应原再次进入机体与致敏靶细胞表面特异性 IgE 结合,即可促使这些细胞合成和释放组胺、白三烯等生物活性物质,引起 I 型超敏反应。

4.穿过胎盘和腔道黏膜　在人类,IgG 是唯一能通过胎盘的免疫球蛋白。胎盘母体一侧的滋养层细胞表达一种特异性 IgG 输送蛋白,称为 FcRn。IgG 可以选择性与 FcRn 结合,从而转移到滋养层细胞内,并主动进入胎儿血循环中。IgG 穿过胎盘的作用是一种重要的自然被动免疫机制,对于新生儿抗感染具有重要意义。另外,分泌型 IgA 可通过呼吸道和消化道的黏膜,是黏膜局部免疫的最主要因素。

### 三、五类免疫球蛋白的特性

#### （一）IgG

IgG 主要由脾、淋巴结中的浆细胞合成和分泌,主要存在于血液和组织液中,在 Ig 中含量最多,占血清总 Ig 的 75%~80%,以单体形式存在。在个体发育过程中机体合成 IgG 的年龄要晚于 IgM,在出生后第 3 个月开始合成,3~5 岁时含量接近成年人水平。根据 IgG 分子中 γ 链抗原性差异,人 IgG 有 4 个亚类:IgG1、IgG2、IgG3 和 IgG4。IgG 的半衰期相对较长,约为 20~30 d,平均为 23 d。IgG 的亲和力高,在体内分布广泛,具有全身抗感染作用,是机体抗感染的“主力军”。IgG1、IgG2、IgG3 可通过经典途径活化补体,其激活补体的能力依次为 IgG3> IgG1> IgG2,IgG4 可通过替代途径活化补体。IgG 是唯一能够通过胎盘的 Ig,故对新生儿抗感染起重要作用。此外,IgG 的 Fc 段可与中性粒细胞、单核细胞、巨噬细胞、NK 细胞表面的 Fc 受体结合,从而发挥调理吞噬、ADCC 作用。某些亚类的 IgG 的 Fc 段可结合葡萄球菌 A 蛋白(SPA),借此可纯化抗体,并用于免疫诊断。此外,一些自身抗体,如全身性系统性红斑狼疮的抗核抗体、抗甲状腺球蛋白抗体及引起 II 型和 III 型超敏反应的抗体及封闭性抗体也属于 IgG。

#### （二）IgM

IgM 的产生部位主要在脾脏和淋巴结中,分为膜结合型和血清型两类。膜结合型为单体,表达于 B 细胞表面,构成 B 细胞抗原受体;血清型由 5 个单体通过 J 链和二硫键连接成五聚体,分子量最大,称为巨球蛋白,占血清总 Ig 的 5%~10%。在个体发育过程中 IgM 最早出现,在胚胎发育晚期的胎儿即有能力产生 IgM,半岁至 1 岁达到成人水平。IgM 在体液免疫应答中最早产生,是初次免疫应答的主要 Ig,是机体抗感染的“先头部队”,因此 IgM 在机体的早期免疫防护中占有重要地位,有助于感染性疾病的早期诊断,脐带血中若 IgM 含量升高提示胎儿宫内感染。IgM 可以通过经典途径激活补体且激活补体的能力很强。IgM 有较多抗原结合价(理论上的抗原结合价是 10 价,但与大分子抗原结合时,由于受空间结构的限制,实际上只表现出 5 价有效),所以它是高效的抗菌抗体,其杀菌、溶菌、溶血、促吞噬和凝集作用比 IgG 高 500~1 000 倍,人体若缺乏 IgM 易导致败血症。天然的血型抗体(凝集素)为 IgM。IgM 也可引起 Ⅱ 和 Ⅲ 型超敏反应。

### (三)IgA

IgA 分为血清型和分泌型(sIgA)两种类型。血清型的 IgA 主要是由肠系膜淋巴组织中的浆细胞产生,大部分为单体,占血清 Ig 总量的 10%~20%。过去曾误以为血清型 IgA 的意义不大,但近年的研究发现,循环免疫复合物的抗体中有相当比例的 IgA,因而认为血清型 IgA 以无炎症形式清除大量的抗原,这是对维持机体内环境稳定非常有益的免疫效应。分泌型 IgA 为二聚体,含有 J 链和分泌片,结合分泌片后 sIgA 的结构更为紧密而不被酶解,有助于 sIgA 在黏膜表面及外分泌液中保持抗体活性,sIgA 主要由呼吸道、消化道、泌尿生殖道等处黏膜固有层中的浆细胞产生。人出生后 4~6 个月开始合成 IgA,4~12 岁血清中含量达成人水平。sIgA 主要存在于呼吸道、消化道和泌尿生殖道黏膜表面,以及初乳、唾液、泪液等外分泌液中,IgG/IgA 比值一般都小于 1(内部分泌液中为 6∶1),说明在外分泌液中 IgA 在各类 Ig 中占绝对优势。分泌型 IgA 性能稳定,在局部浓度大,能抑制病原体和有害抗原黏附在黏膜上,在局部抗感染中发挥重要作用,如保护呼吸道、消化道黏膜等有重要作用,还能阻挡病原体进入体内,是机体抗感染的"边防军"。sIgA 合成功能低下的幼儿易患呼吸道和消化道感染;老年性支气管炎也可能与呼吸道 sIgA 合成功能降低有关。由于 sIgA 在外分泌液中含量多,又不被一般蛋白酶破坏,故成为抗感染、抗过敏的一道重要的免疫屏障;母乳中的分泌型 IgA 提供了婴儿出生后 4~6 月内的局部免疫屏障,所以提倡母乳喂养。

### (四)IgD

IgD 主要由扁桃体、脾等处浆细胞产生,有血清型和膜结合型两种,均以单体形式存在。人血清中 IgD 浓度为 3~40 μg/mL,不到血清总 Ig 的 1%,个体发育中合成较晚。IgD 半衰期很短,仅 2.8 d。IgD 的一个重要特征是很不稳定,若胰酶消化 2 min,即可完全降解成 Fab 段和 Fc 碎片。在储存和分离过程中,IgD 可因血浆中酶的作用而降解成碎片,称为自发降解。血清中 IgD 的免疫功能尚不清楚,有报道 IgD 可能与某些超敏反应有关,如青霉素和牛奶过敏性抗体以及全身性红斑狼疮、类风湿性关节炎、甲状腺炎等自身免疫性疾病中的自身抗体,均属 IgD 者。膜结合型 IgD 是表达于 B 细胞表面的抗原受体,也是 B 细胞发育分化成熟的标志,在 B 细胞分化到成熟 B 细胞阶段,表达 SmIgD,成熟 B 细胞活化后或者变成记忆 B 细胞时,SmIgD 逐渐消失。当 B 细胞上只表达 SmIgM 时,抗原刺激后易致耐受性;若 SmIgM 和 SmIgD 同时存在时,则 B 细胞受抗原刺激可被激活,故认为 SmIgM 是耐受性受体,而 SmIgD 是激活受体。

### (五)IgE

IgE 主要由鼻咽部、扁桃体、支气管、胃肠等黏膜固有层的浆细胞产生,这些部位常是变应原入侵和 Ⅰ 型超敏反应发生的场所。IgE 是单体,在血清中含量极低,仅占血清 Ig 总量的 0.002%,个体发育中合成较晚。对热敏感,56 ℃ 30 min 可丧失其生物学活性。IgE 为亲细胞抗体,可与皮肤组织、血液中的嗜碱性粒细胞、肥大细胞和血管内皮细胞结合。IgE 的 FcR 除表达于上述细胞外,还可见于 B 细胞和一部分 T 细胞、巨噬细胞的表面,这在调节 IgE 抗体产生和防御感染上起重要作用。一般将肥大细胞和嗜碱性粒细胞上 FcεR 称为 FcεR Ⅰ

型,在 B 细胞和 T 细胞上者称为 FcεR Ⅱ 型。IgE 是引起 Ⅰ 型超敏反应的主要抗体。寄生虫感染或过敏反应发作时,局部的外分泌液和血清中 IgE 水平都明显升高。

# 第三节　补体系统

## 一、补体的组成与性质

### (一)补体的组成

补体(C)是存在于正常人和脊椎动物新鲜血清、组织液及细胞膜表面的经活化后具有酶活性的一组蛋白质。由于能协助和补充特异性抗体介导的溶菌、溶细胞作用,故称为补体。补体并非单一成分,是由 30 余种可溶性蛋白、膜结合蛋白和补体受体组成的多分子系统,故称为补体系统。补体系统广泛参与机体的抗感染免疫,调节免疫应答;在某些情况下也可介导炎症反应,导致组织损伤。

**知识链接**

**补体的发现与酶原激活**

1894 年,Bordet 发现绵羊抗霍乱血清能够溶解霍乱弧菌,加热阻止其活性;加入新鲜非免疫血清可恢复其活性。Ehrlich 在同时独立发现了类似现象,将其命名为补体(complement),即补充抗体活性的血清成分,常以酶原形式存在。

某些酶在细胞内合成或初分泌时是无活性的前体称为酶原,酶原转变为有活性酶称为酶原激活。为什么吃肥肠火锅时人能消化猪肠不能消化自己肠呢？就是因为消化酶合成时没消化功能,分泌到消化道中才被激活,同时消化道内表面的黏膜有保护作用。

补体系统根据功能不同分为 3 类:①补体的固有成分:存在于体液中。通常把参与经典激活途径的固有成分用符号"C"表示,按其发现的顺序分别为 C1、C2、C3~C9,其中 C1 由 C1q、C1r、C1s 这 3 个亚单位组成。参与旁路激活途径的某些成分以因子命名,用英文大写字母表示,如 B 因子、P 因子、D 因子等。②补体激活的调节蛋白:调节蛋白主要以可溶性或膜结合形式存在,多以其功能命名,如 C1 抑制物、C4 结合蛋白、促衰变因子等。③补体受体:一般按其结合对象来命名,如 C1qR、C4bR 等。补体活化后的裂解片段在该成分的符号后附加英文小写字母,如 C3a、C3b 等。具有酶活性的成分或复合物在其符号上加一横线表示,如 $\overline{C1}$、$\overline{C3bBb}$ 等。

### (二)补体的理化性质

体内多种组织细胞均能合成补体,其中肝细胞和巨噬细胞是产生补体的主要细胞。补体含量相对稳定,正常人血清中,补体蛋白约占血清总蛋白的 5%~6%,各成分中以 C3 含量最高,D 因子含量最低。补体多数成分属于 β 球蛋白,少数为 γ 或 α 球蛋白。正常生理情况下,多数补体成分以类似酶原的非活化形式存在,只有被激活后才能发挥其生物学作用。补体蛋白比其他血浆蛋白代谢率快,血浆中的补体每天约有一半被更新,在病理状态下其代谢速度变化更大。

补体成分性质极不稳定,许多能使蛋白质变性的理化因素(如紫外线、机械振荡、酒精、乙醚、酸、碱等)均可以破坏补体活性,加热 56 ℃ 30 min 即被灭活。在室温下很快失活,0~10 ℃ 时仅能保持 3~4 d,故补体应保存在 -20 ℃ 以下,冷冻干燥后保存时间较长。

## 二、补体系统的激活

补体系统的激活是在某些激活物的作用下,补体成分按一定顺序,以连锁反应方式进行的。当前一成分被活化,即具备了裂解下一成分的活性,使补体分子依次活化(称级联反应)而产生各种生物学效应。补体系统的激活有 3 条途径:①从 C1q 开始的经典途径或传统途径;②从 C3 开始活化的旁路途径或替代途径;③由 MBL 结合至细菌启动激活的 MBL 途径。

### (一)经典激活途径

抗原与抗体(IgG1、IgG2、IgG3 和 IgM)的复合物是活化 C1 的主要激活物,游离的抗体不能单独激活补体,只有抗原抗体复合物才能激活 C1q 从而启动激活过程。参与经典激活途径的补体成分包括 C1~C9,整个活化过程可分为识别、活化和膜攻击 3 个阶段,如图 3.7 所示。

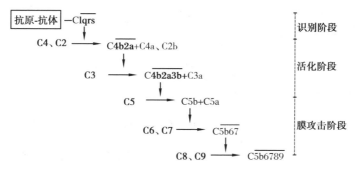

图 3.7　补体经典激活途径示意图

1.识别阶段　识别阶段是 C1 识别免疫复合物被活化后形成 C1 酯酶的阶段。C1 是由一个 C1q 分子、两个 C1r 和两个 C1s 分子组成的复合体。当抗体(IgG 或 IgM)与抗原特异结合后,抗体分子发生变构,其 Fc 段上的补体结合点暴露,C1q 能识别并与之结合,导致 C1q 构象改变,进而激活 C1r,活化的 C1r 促使 C1s 活化,最后形成具有丝氨酸蛋白酶活性的 $\overline{C1}$ 复合物,即 C1 酯酶。每个 C1q 分子必须同时与两个以上 IgG 分子 Fc 段结合形成桥联,才能使 C1 活化。由于 IgM 分子是五聚体,故 1 个 IgM 分子与抗原结合,即可使 C1 活化。C1 酯酶的天然作用底物是 C4 和 C2。

2.活化阶段　活化阶段是 C3 转化酶和 C5 转化酶的形成阶段。$\overline{C1}$ 能使 C4 裂解成 C4a 与 C4b 两个片段,C4a 游离,C4b 与靶细胞膜结合,在 $Mg^{2+}$ 存在下,$\overline{C1}$ 与 C4b 又将 C2 裂解成 C2a(大片段)和 C2b(小片段),C4b 与 C2a 在靶细胞膜表面结合形成 C $\overline{4b2a}$ 复合物,即 C3

转化酶。

C3 在 C3 转化酶作用下被裂解成 C3a 与 C3b 两个片段。C3a 游离,具有趋化作用和过敏毒素作用。C3b 则与靶细胞膜上的 $\overline{C\,4b2a}$ 结合,形成 $\overline{C\,4b2a3b}$ 复合物,即 C5 转化酶。

3.膜攻击阶段  膜攻击阶段是形成攻膜复合体(MAC)导致靶细胞溶解的阶段。C5 在 C5 转化酶的作用下裂解成 C5a 与 C5b 两个片段。C5a 游离,具有趋化作用和过敏毒素作用。C5b 与靶细胞膜结合,并与 C6、C7 形成 $\overline{C\,5b67}$ 复合物。$\overline{C\,5b67}$ 复合物能与 C8、C9 结合形成 $\overline{C\,5b6789}$ 大分子攻膜复合物(MAC),MAC 贯穿整个靶细胞膜形成跨膜孔道,导致细胞膜通透性改变,电解质从细胞内溢出,水分子大量进入,最终使靶细胞膨胀破裂而溶解。

### (二)旁路激活途径

旁路途径也称替代途径,激活物主要是某些细菌细胞壁成分,如脂多糖、肽聚糖及酵母多糖等。在 B 因子、D 因子、P 因子参与下,越过了 C1、C4、C2,直接激活 C3,然后完成 C5～C9 的活化过程,如图 3.8 所示。

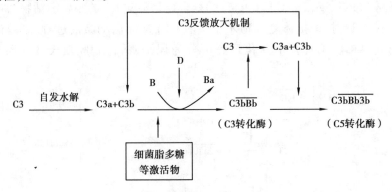

图 3.8  补体旁路激活途径示意图

1.C3 转化酶($\overline{C\,3bBb}$)的形成  在生理条件下,血清中的 C3 能缓慢地自发水解产生少量 C3b,游离在液相中。血清中 D 因子将 B 因子裂解成 Ba 和 Bb 两个片段。Bb 能与 C3b 结合形成 $\overline{C\,3bBb}$ 复合物,即旁路途径的 C3 转化酶。$\overline{C\,3bBb}$ 能裂解 C3 产生低水平 C3b,C3b 与 $\overline{C\,3bBb}$ 易被血清中 I 因子和 H 因子灭活。因此在生理条件下,I 因子和 H 因子控制着血清中的 C3b、$\overline{C\,3bBb}$ 使之保持在低水平,避免 C3 大量裂解和后续补体的激活,这种状况对于正常生理具有很重要意义。$\overline{C\,3bBb}$ 能与血清中 P 因子结合形成 $\overline{C\,3bBbp}$,成为稳定状态,不易被灭活因子灭活。

2.C5 转化酶($\overline{C\,3bBb3b}$)和膜攻击复合体形成  当细菌脂多糖等激活物存在时,C3b 和 $\overline{C\,3bBb}$ 结合在其表面受到保护而不被 I 因子和 H 因子迅速灭活,$\overline{C\,3bBb}$ 则裂解更多的 C3 产生大量的 C3b,新产生的 C3b 可以与 $\overline{C\,3bBb}$ 形成 $\overline{C\,3bBb3b}$,此即旁路途径的 C5 转化酶。C5 转化酶一旦形成,则能使 C5 裂解成 C5a 和 C5b,其后续激活过程及效应与经典途径相同,即进入 C5～C9 激活阶段,形成 MAC,使靶物溶解。

3.旁路途径放大机制　旁路途径激活过程是补体系统效应重要的放大机制。在激活物的存在下,C 3bBb不断地裂解 C3 产生更多的 C3b,产生的 C3b 又在 B 因子参加下形成更多的 C 3bBb,继而进一步使 C3 裂解产生 C3b。C3b 既是 C3 转化酶的组成成分,又是 C3 转化酶的作用产物,由此形成了旁路途径的反馈性放大机制。由于经典途径产生的 C3b 也可以触发旁路途径,故旁路途径 C3 转化酶对经典途径的补体激活也是一种放大机制。

(三) MBL 途径

MBL 途径是在病原微生物感染早期,体内的巨噬细胞、中性粒细胞产生细胞因子 TNF-α、IL-1、IL-6 等,诱导肝细胞合成和分泌急性期蛋白如甘露聚糖结合凝集素(MBL),该蛋白首先与病原体甘露糖残基结合,然后再与丝氨酸蛋白酶结合,形成 MBL 相关的丝氨酸蛋白酶(MASP)。MASP 的生物学活性与活化的 C1q 相似,可以水解 C4 和 C2 分子,继而形成 C3 转化酶,然后依次激活补体的其他成分,补体的这种激活途径称为 MBL 途径。MBL 途径与经典途径的激活过程相类似,其差别在于 MBL 途径激活开始于急性期蛋白与病原体结合,而不是抗原-抗体复合物的形成,如图 3.9 所示。

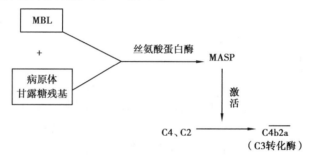

图 3.9　补体 MBL 激活途径示意图

(四) 补体 3 条激活途径比较

补体 3 条激活途径有共同之处,都以 C3 活化为中心,同时它们又有各自的特点。经典激活途径的激活物是抗原抗体复合物,主要在感染后期或疾病的持续过程中发挥作用;C3 旁路途径与 MBL 途径的活化无须特异性抗体参与,故在抗感染早期有重要意义,见图 3.10 与表 3.2。

表 3.2　补体 3 条激活途径比较

| 比较项目 | 经典途径 | 旁路途径 | MBL 途径 |
|---|---|---|---|
| 激活物质 | 抗原抗体复合物 | 脂多糖等 | MBL |
| 参与物质 | C1~C9 | C3、B 因子、D 因子、P 因子、C5~C9 | MBL、C2~C9 |
| C3 转化酶 | C 4b2a | C 3bBb或 C 3bBbP | C 4b2a |
| C5 转化酶 | C 4b2a3b | C 3bnBb或 C C 3bnBbP | C 4b2a3b |
| 作　用 | 在特异性免疫的效应阶段发挥作用 | 参与非特异性免疫,在感染早期发挥重要作用 | 参与非特异性免疫,在感染早期发挥重要作用 |

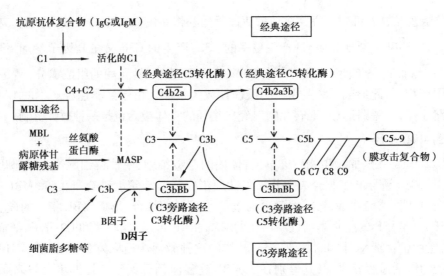

图 3.10　补体 3 条激活途径全过程示意图

## 三、补体系统的生物学功能

### （一）溶菌、溶细胞作用

补体系统被激活后形成膜攻击复合物,结合到靶细胞膜上,破坏局部磷脂双层,导致细胞膜表面出现许多小孔,最终导致靶细胞溶解。除溶菌作用外,补体还能够溶解多种靶细胞,如红细胞、粒细胞、血小板、病毒感染的细胞和肿瘤细胞等。溶细胞作用的强弱与靶细胞的种类有关。补体对红细胞等自身组织细胞具有很强的溶解作用,所以常能引起严重后果,导致自身免疫性疾病的发生。

### （二）调理作用

补体激活产生的 C3b、C4b 称为调理素,它们的氨基端可与细菌或颗粒性抗原（靶细胞）结合,羧基端可与带有相应受体（CR1 即 C3bR/C4bR）的吞噬细胞结合,在靶细胞或免疫复合物和吞噬细胞间作为桥梁使两者连接起来,从而促进吞噬作用,称补体的调理作用,在机体抗感染免疫中起着重要的作用。IgG 类抗体借助吞噬细胞表面的 IgGFc 受体也能起到调理作用,为区别于补体的调理作用而称其为免疫（抗体）的调理作用,如图 3.11 所示。

### （三）清除免疫复合物

抗原抗体在体内结合形成的免疫复合物如未被及时清除而沉积于组织中,则可活化补体,造成组织损伤。而补体成分存在可抑制免疫复合物产生,清除已生成的复合物,其作用机制是:①减少免疫复合物形成:C3、C4 结合到免疫复合物上,可以干扰抗原抗体间的结合,抑制新的免疫复合物形成。②促进免疫复合物解离:

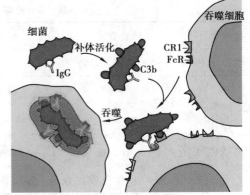

图 3.11　补体与抗体的调理作用

C3b 嵌入免疫复合物网络中,减弱抗原抗体分子的结合力,使已经形成的免疫复合物发生降解,易于排出。③促进免疫复合物清除:抗原抗体复合物通过 C3b 黏附到具有 C3b 受体的红细胞和血小板等表面,形成较大聚合物,易被吞噬细胞吞噬和清除,此称免疫黏附作用,如图 3.12 所示。循环中的红细胞数量大,受体丰富,因此是清除免疫复合物的主要参与者。

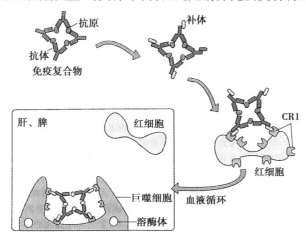

图 3.12　免疫黏附作用

### (四)中和及溶解病毒

病毒与相应抗体结合后,在补体的参与下,可显著增强抗体对病毒的中和作用。作用机制可能是直接溶解有包膜的病毒,阻止病毒对易感细胞的吸附和穿入;或干扰病毒在细胞中增殖。

### (五)炎症介质作用

炎症也是免疫防御反应的一种表现。感染局部发生炎症时,补体裂解产物可使毛细血管通透性增强,吸引白细胞到炎症局部。

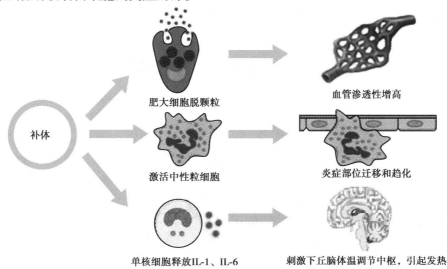

图 3.13　补体的炎症介质作用

1.激肽样作用　C2a 有激肽样作用,能增强血管通透性,引起炎症性充血和水肿,称为补体激肽。

2.过敏毒素作用　C3a、C5a 称为过敏毒素,可以与肥大细胞、嗜碱性粒细胞及平滑肌上带有相应受体(CR3 即 C3aR/C5aR)的细胞结合,促使靶细胞脱颗粒,释放组胺等生物活性物质,增强血管通透性,引起毛细血管扩张,平滑肌痉挛等。

3.趋化作用　C3a、C5a、$\overline{C\,5b67}$ 具有趋化作用,能够吸引中性粒细胞和单核巨噬细胞向炎症部位聚集,发挥吞噬作用,同时引起炎症反应,故 C3a、C5a、$\overline{C\,5b67}$ 又称趋化因子。

表 3.3　补体成分或片段的生物学作用

| 补体成分或片段 | 生物学作用 |
| --- | --- |
| C1~C9 | 溶菌,溶细胞 |
| C3b、C4b | 免疫调理,免疫黏附 |
| C1q、C4 | 中和,溶解病毒 |
| C2a | 激肽样作用 |
| C3a、C5a | 过敏毒素作用 |
| C3a、C5a、$\overline{C\,5b67}$ | 趋化作用 |

补体系统各成分是机体重要的先天性免疫因素,对机体的免疫防御和自身稳定起着重要作用。在正常状态下血清补体含量相对稳定,患某些疾病时补体总量或某些成分的含量会发生变化。如炎症感染或恶性肿瘤时补体含量升高,但在急性感染病情危重时补体总量往往下降。免疫复合物病、烧伤及各种肝病患者,由于补体消耗太多、大量丢失或合成不足,补体含量可降低。因此临床测定血清总补体活性及补体某一成分的含量,能进一步了解机体的免疫水平,阐明某些疾病的发病机制,有助于相应疾病的辅助诊断。

# 第四节　主要组织相容性抗原

## 一、概述

广泛存在于人体有核细胞表面并且代表个体特异性的抗原称组织相容性抗原,在器官移植时诱发排斥反应,决定受者接受供者移植器官的能力。组织相容性抗原是一个复杂的抗原系统,其中能引起强而迅速排斥反应的抗原称为主要组织相容性抗原,在移植排斥反应中起决定作用。主要组织相容性抗原有 MHC-Ⅰ 和 MHC-Ⅱ 两类,广泛分布于人和动物有核细胞表面,化学成分是脂蛋白或糖蛋白,不同动物有不同的命名,小鼠称为 H-2 抗原,人类因首先在白细胞表面发现故称人类白细胞抗原(HLA)。

编码主要组织相容性抗原的基因是一组紧密连锁的基因群,称为主要组织相容性复合体(MHC),化学成分是脱氧核糖核酸(DNA),位于染色体上。主要组织相容性复合体具有多态性,小鼠的 H-2 复合体位于第 17 号染色体的短臂上,人类的 HLA 复合体位于第 6 号染色体上。

## 二、MHC 的结构与功能

### (一)MHC 的结构

人类 MHC 复合体位于第 6 号染色体的短臂上,如图 3.14 所示,根据各位点基因及编码产物结构和功能的不同,分为 3 个区域,即 Ⅰ 类基因区、Ⅱ 类基因区、Ⅲ 类基因区。

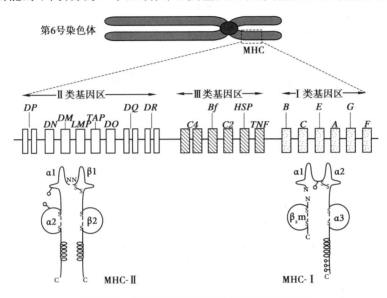

图 3.14　人类 MHC 及 MHC 分子结构示意图

1.MHC-Ⅰ类基因及编码产物　MHC-Ⅰ类基因区位于远离着丝粒的一端,按顺序为 B、C、A 3 个座位,编码 MHC-Ⅰ的重链(α链)。轻链为 $β_2$ 微球蛋白($β_2$m),编码基因位于第 15 号染色体上。轻链和重链借非共价键相连组成 MHC-Ⅰ分子,抗原肽结合区位于α链的氨基端,由α1 和α2 结构域组成,免疫球蛋白样区由α3 和 $β_2$m 组成,α3 是 CD8[+]T 细胞识别结合部位。MHC-Ⅰ主要功能是结合、提呈内源性抗原肽。

2.MHC-Ⅱ类基因及编码产物　MHC-Ⅱ类基因区位于靠近着丝粒的一端,包括 DP、DQ、DR 3 个亚区,每一亚区又包括两个功能基因位点,分别编码结构相似但抗原特异性不同的β链和α链,二者非共价键结合组成 MHC-Ⅱ类分子。抗原肽结合区位于α链和 β 链的氨基端,由α1 和 β1 结构域组成,免疫球蛋白样区由α2 和 β2 组成,β2 是 CD4[+]T 细胞识别结合部位。MHC-Ⅱ主要功能是结合、提呈外源性抗原肽。

3.MHC-Ⅲ类基因及编码产物　MHC-Ⅲ类基因区位于Ⅱ类与Ⅰ类基因之间,大部分基因功能不明,少数是编码血清补体成分、抗原加工提呈相关分子及炎症相关分子的基因,基因产物主要有 C4、C2、B 因子、肿瘤坏死因子、热休克蛋白等。

### (二)MHC 分子的功能

MHC-Ⅰ 和 MHC-Ⅱ 的区别比较见表 3.4。

表3.4 MHC-Ⅰ和MHC-Ⅱ的区别比较

| 类 别 | 组 成 | 肽结合槽 | 组织分布 | 功 能 |
|-------|-------|---------|---------|-------|
| MHC-Ⅰ | α链、β₂m链 | α1和α2 | 所有有核细胞 | 识别和提呈内源性抗原肽,与CD8结合 |
| MHC-Ⅱ | α链、β链 | α1和β1 | APC和活化T细胞表面 | 识别和提呈内源性抗原肽,与CD4结合 |

MHC的功能如图3.15所示。

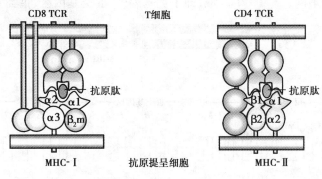

图3.15 MHC的功能

1.抗原提呈作用 在免疫应答中,要对抗原进行加工处理,蛋白质空间结构受到破坏变成多肽,因此抗原变成抗原肽,结合到MHC分子的肽结合槽中。MHC-Ⅰ和MHC-Ⅱ均有结合、提呈抗原肽的作用,启动特异性免疫应答。在抗原提呈细胞内,MHC-Ⅰ识别和提呈内源性抗原肽,形成抗原肽-MHC-I复合物,与辅助受体CD8分子结合,启动并控制CTL细胞介导的特异性免疫应答。MHC-Ⅱ识别和提呈外源性抗原肽,形成抗原肽-MHC-Ⅱ复合物,与辅助受体CD4分子结合,启动并控制Th细胞介导的特异性免疫应答。

2.约束免疫细胞间相互作用 某一病毒感染后产生的效应性CTL,能杀死相应病毒感染的自身靶细胞,却不能杀死该病毒感染的异体靶细胞。说明CTL在杀伤靶细胞过程中,T细胞抗原受体在识别靶细胞表面抗原的同时,还须识别靶细胞表面的自身MHC分子。即在CTL-靶细胞间,在巨噬细胞(Mφ)-Th、Th-B间相互作用均受到MHC分子限制。MHC分子与抗原肽的相互作用的限制性是T细胞特异性识别抗原的基础。

3.参与T细胞的分化 MHC分子参与早期T细胞在胸腺的选择和分化,T细胞必须与表达自身MHCI类、MHCⅡ类抗原的胸腺上皮细胞和胸腺树突状细胞接触,才能分化发育成为具有MHC限制性、对自身抗原形成中枢免疫耐受的成熟T细胞。

4.引起移植排斥反应 HLA抗原是重要的代表个体特异性的主要组织相容性抗原,供者、受者间HLA型别差异是发生急性排斥反应的主要原因。

(三)HLA在医学上的意义

1.HLA与器官移植 器官移植的成败主要取决于供、受者间的组织相容性,其中HLA等位基因的匹配程度起关键作用。组织相容性程度的确定涉及对供受者作HLA分型和进行交叉配合试验,在同种器官移植中Ⅱ类分子的相容性往往更加重要。同卵双生个体间进行器官和骨髓移植因HLA完全相同,移植物可长期存活。

2.HLA与输血反应 临床上发现多次接受输血的患者,可发生非溶血性输血反应,主要表现为发热、白细胞减小和荨麻疹等。这类输血反应的原因大多是由于患者血液中存在着抗白细胞和抗血小板HLA抗原的抗体所致。供血者血液中如含高效价的此等抗体,亦可引起输血反应。因此对于多次接受输血者应注意选择HLA抗原相同和不含有抗HLA抗体的血液,以免发生此类输血反应。

3.HLA与疾病的相关性 某些疾病的发生与一些特殊型别的HLA检出率相关,如90%以上的强直性脊柱炎患者具有HLA-B27抗原。HLA是第一个被发现与疾病有明确联系的遗传系统,与HLA有关的疾病,大多是发病机理不明并伴有免疫功能异常和有遗传倾向的疾病。因此研究HLA与疾病相关性可有助于某些疾病的诊断、预测、分类及预后的判断。

4.HLA异常表达与疾病的关系

(1)HLA-Ⅰ表达异常:许多肿瘤细胞表面HLA-Ⅰ缺失或密度降低,使Tc不能对其识别,从而逃避了Tc对肿瘤细胞的杀伤,促进肿瘤的生长与转移。

(2)HLA-Ⅱ表达异常:某些器官特异性自身免疫病靶细胞,如Graves病患者的甲状腺上皮细胞、原发性胆管肝硬化患者的胆管上皮细胞、Ⅰ型糖尿病患者的胰岛β细胞等均有HLA-Ⅱ异常表达。靶细胞异常表达HLA-Ⅱ,能以组织特异性方式将自身抗原提呈给自身反应性T细胞,启动自身免疫应答。激活的自身反应性T细胞又能产生大量的γ干扰素,诱导更多的靶细胞表达HLA-Ⅱ,加重和延续自身免疫应答,导致迁延不愈的自身组织损伤。

5.HLA与法医学的关系 由于HLA复合体的高度多态性,因此个体的HLA复合体可视为个体特异性的终生遗传标记。在无血缘关系的人群中HLA的基因型和表现型完全相同的概率极低,且家庭内HLA以单倍型方式遗传,因而HLA基因型和/或表现型的检测,已成为法医学上的个体识别(如犯罪血渍鉴定、死亡者的"验明正身")和亲子鉴定的重要手段。

# 第五节 免疫系统

免疫系统由免疫器官、免疫细胞和免疫分子组成,是机体实现免疫功能、发生免疫应答及发挥免疫效应的物质基础。

## 一、免疫器官

免疫器官(图3.16)是产生免疫细胞、实现免疫功能的器官或组织。按其发生和功能不同,可分为中枢免疫器官和外周免疫器官,二者通过血液循环及淋巴循环相互联系。

### (一)中枢免疫器官

中枢免疫器官是免疫细胞发生、分化、发育和成熟的场所。人或其他哺乳类动物的中枢免疫器官包括骨髓和胸腺。鸟类的腔上囊(法氏囊)相当于哺乳类动物的骨髓。

1.骨髓 骨髓是机体的造血器官和免疫细胞的发源地。在骨髓中含有强大分化潜力的多能干细胞,在骨髓微环境中首先分化为髓样祖细胞和淋巴样祖细胞。前者在骨髓中进一步分化成熟为粒细胞、单核细胞、髓样树突状细胞、红细胞和血小板。后者一部分进入胸腺发育为成熟 T 细胞,另一部分在骨髓内继续分化为成熟 B 细胞或自然杀伤细胞(NK 细胞),随血液循环迁移并定居于外周免疫器官。

2.胸腺 胸腺位于胸腔纵隔上部、胸骨后方,由内胚层分化而来,出现于胚胎第 9 周,第 20 周发育成熟,至青春期体积最大,以后逐渐退化萎缩,老年期多被脂肪组织取代,功能衰退,造成细胞免疫力下降,容易发生感染和肿瘤,因此胸腺的大小和结构随年龄的不同而有明显差异。主要功能有:①T 细胞分化、成熟的场所:在骨髓中淋巴样干细胞发育为始祖 T 细胞,经血液迁入胸腺,在与独特的胸腺微环境基质细胞的相互作用下,经复杂的选择性发育(阳性选择和阴性选择),最终发育成为 CD4$^+$T 细胞和 CD8$^+$T 细胞,离开胸腺到外周免疫器官定居。实验证明,新生期切除胸腺的动物,可导致 T 细胞缺乏而使其细胞免疫功能缺陷。②免疫调节:胸腺基质细胞所产生的多种细胞因子和胸腺肽类分子,不仅能促进胸腺细胞的分化发育,对外周免疫器官和免疫细胞也具有调节作用。③自身耐受的建立与维持:T 细胞在胸腺微环境的发育过程中,通过阴性选择清除自身反应性 T 细胞,而形成自身耐受。

**(二)外周免疫器官**

外周免疫器官是成熟 T 细胞、B 细胞定居和接受抗原刺激产生免疫应答的场所,包括淋巴结、脾脏和皮肤及黏膜相关淋巴组织等。

1.淋巴结 淋巴结沿淋巴管道分布在机体某些特定部位,如颈部、腋窝、腹股沟和小肠系膜等血管交汇处,其内 T 细胞约占 75%,B 细胞约占 25%,如图 3.16 所示。

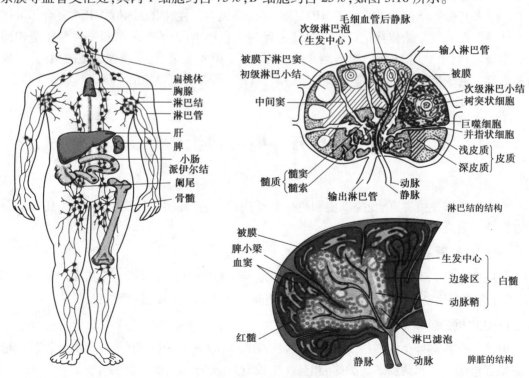

图 3.16 人体的免疫器官

(1)淋巴结的结构与细胞组成:淋巴结由被膜与实质两部分组成,被膜是包绕在实质表面的一层薄而柔软的膜,实质分为皮质和髓质两部分,皮质又分为靠近被膜的浅皮质区和靠近髓质的深皮质区。浅皮质区是B细胞定居的场所,故又称B细胞区、非胸腺依赖区,还含有淋巴滤泡、树突状细胞和少量巨噬细胞等。未受抗原刺激的淋巴滤泡无生发中心称为初级淋巴滤泡,主要含静止的初始B细胞;受抗原刺激后淋巴滤泡内出现生发中心称为次级淋巴滤泡,内含大量增殖分化的B淋巴母细胞,后者可向内转移至淋巴结中心的髓质,分化为浆细胞并产生抗体。深皮质区是T细胞定居的场所,故又称T细胞区、胸腺依赖区,还富含并指状细胞及少量巨噬细胞等。髓质区由髓索和髓窦组成;髓索由致密聚集的淋巴细胞组成,主要为B细胞和浆细胞,也含部分T细胞及巨噬细胞;髓窦内含有大量巨噬细胞,可清除进入淋巴液中的细菌等异物,有较强的滤过作用。

(2)淋巴结的主要功能:成熟T细胞和B细胞定居的场所,发生初始免疫应答的场所,参与淋巴细胞再循环,过滤淋巴液。

2.脾脏　脾脏是人体内最大的淋巴器官,具有造血、贮血和过滤血液的作用。脾脏没有输入淋巴管和淋巴窦,淋巴细胞可通过血循环直接进入,B细胞约占55%,T细胞约占35%,巨噬细胞约为10%,如图3.16所示。

(1)脾脏的结构与细胞组成:外有结缔组织被膜包裹,被膜向实质内延伸形成脾小梁,将脾脏分为若干小叶。实质由白髓和红髓组成,两者交界处为边缘区。白髓由小动脉周围淋巴鞘和鞘内淋巴滤泡两部分组成。前者为脾的胸腺依赖区,主要含有T细胞;后者为脾的非胸腺依赖区,主要含B细胞。红髓由髓索和髓窦组成,主要含有B细胞、巨噬细胞和树突状细胞及其他血细胞;边缘区含有T、B细胞和巨噬细胞。

(2)脾脏的功能:过滤血液,提供血源性抗原免疫应答场所,提供成熟T细胞和B细胞居住场所,合成某些生物活性物质(如补体成分)。

3.皮肤及黏膜相关淋巴组织　皮肤相关淋巴组织由角质细胞、黑色素细胞、表皮郎格汉斯细胞、表皮内T细胞和巨噬细胞组成,参与局部免疫和炎症反应。皮肤相关淋巴组织不仅是机体针对经皮肤入侵抗原的免疫应答激发部位,也是发生免疫效应的部位,是最常见的Ⅳ型超敏反应发生部位。

黏膜相关淋巴组织(MALT)主要指呼吸道、肠道及泌尿生殖道黏膜固有层和上皮细胞下散在的无被膜淋巴组织,以及某些带有生发中心的器官化的淋巴组织,如扁桃体、小肠的派氏集合淋巴结及阑尾等。人体黏膜的表面积约400 m²,是病原微生物等抗原性异物入侵机体的主要门户,故MALT是人体重要的防御屏障。另外,机体近50%的淋巴组织存在于黏膜系统,因此MALT又是发生局部特异性免疫应答的主要部位。

## 二、免疫细胞

参与免疫应答或与免疫应答有关的细胞统称为免疫细胞,各种免疫细胞均由骨髓造血干细胞分化而来,故认为来源于骨髓的细胞均可视为免疫细胞。根据免疫细胞参与免疫应答的类型分为固有免疫细胞和适应性免疫细胞。固有免疫细胞参与固有免疫应答,可对侵入的病原体迅速应答,产生非特异抗感染免疫作用;亦可参与对体内损伤衰老或畸变细胞的清除,同时固有免疫在特异性免疫应答过程中也起重要作用。执行固有免疫作用的细胞主要包括:单核-吞噬细胞、树突状细胞、NK细胞、γδT细胞、B1细胞、粒细胞和肥大细胞等。适应性免疫细胞是指执行适应性免疫应答的细胞,主要包括T淋巴细胞和B淋巴细胞,它们能够特异性识别抗原,在抗原刺激下活化、增殖和分化,介导适应性免疫应答,又称免疫活性细胞。适应性免疫细胞是构成机体免疫系统的主要细胞群,在机体免疫应答中起核心作用。

(一)淋巴细胞

淋巴细胞是免疫系统的主要细胞,占外周血白细胞总数的 20%~45%,主要包括 T 淋巴细胞、B 淋巴细胞和自然杀伤淋巴细胞(NK cell)。其中,T、B 细胞接受抗原刺激后,能继续分化、增殖并产生免疫效应。

1.T 淋巴细胞 T 淋巴细胞因在胸腺内分化成熟,故称为胸腺依赖性淋巴细胞,简称 T 细胞。成熟 T 细胞经血液分布到外周免疫器官的胸腺依赖区定居,并通过淋巴细胞再循环游走于全身,具有介导细胞免疫和调节体液免疫的作用,T 细胞在外周血中占淋巴细胞总数的 65%~80%。

(1)T 细胞的分化发育:骨髓淋巴样干细胞分化发育为始祖 T 细胞后,被胸腺上皮细胞分泌的趋化因子吸引入骨髓,刚进入骨髓的始祖 T 细胞不表达 CD4 和 CD8 分子,为 T 细胞的双阴性阶段,在胸腺微环境影响下表达 CD3、CD4 和 CD8 分子,发育为 CD4$^+$、CD8$^+$双阳性的前 T 细胞,再经过阳性选择和阴性选择发育为成熟 T 细胞。①阳性选择是指双阳性前 T 细胞,如与胸腺上皮细胞表面 MHC-Ⅰ 或 MHC-Ⅱ 发生有效结合是被选择,继续发育分化为 CD4$^+$或 CD8$^+$单阳性 T 细胞,未能有效结合的大多数双阳性前 T 细胞则发生细胞凋亡。②阴性选择是指 CD4$^+$或 CD8$^+$的单阳性 T 细胞如能通过表面 TCR、CD4 或 TCR、CD8 与胸腺巨噬细胞、树突细胞表面的自身抗原肽-MHC-Ⅱ 或 Ⅰ 复合物结合,则发生死亡或停止发育,而未结合的 T 细胞继续分化发育为成熟的 CD4$^+$或 CD8$^+$单阳性 T 细胞。通过阴性选择清除了自身反应性 T 细胞克隆,保证进入外周免疫器官的 T 细胞不含有针对自身抗原成分的 T 细胞,实现自身免疫耐受。

(2)T 细胞表面标志及功能:细胞表面有可供识别的特殊结构称为表面标记。

①T 细胞抗原受体(TCR):是 T 细胞特异性识别抗原的受体,是所有 T 细胞的特征性标志。以非共价键与 CD3 分子结合,形成 TCR-CD3 复合物。TCR 由两条不同肽链构成的异二聚体,构成 TCR 的肽链有 α、β、γ、δ 这 4 种,因所含肽链不同,TCR 分为 TCR αβ 和 TCR γδ 两种类型。体内大多数 T 细胞表达 TCR αβ,仅少数 T 细胞表达 TCR γδ。TCR 识别抗原所产生的活化信号由 CD3 分子传导至 T 细胞内。CD3 分子是存在于所有成熟 T 细胞表面的跨膜蛋白,跨膜区与 TCR 的跨膜区形成盐桥而紧密结合在一起,具有稳定 TCR 结构和传导TCR 识别抗原所产生的活化信号作用。

②CD4 或 CD8:成熟的 T 细胞只能表达 CD4 或 CD8。CD4 是一种跨膜糖蛋白,以单体形式存在,能与 MHC-Ⅱ 免疫球蛋白样区的 β2 结构域结合,还是人类免疫缺陷病毒包膜糖蛋白gp120 的受体,选择性感染 CD4$^+$T 细胞,引起获得性免疫缺陷综合(即艾滋病)。CD8 由 α 和β 链借助二硫键连接组成的跨膜糖蛋白,能与 MHC-Ⅰ 免疫球蛋白样区的 α3 结构域结合。CD4 或 CD8 能增强 T 细胞表面的 TCR 与抗原提呈细胞(APC)或靶细胞表面的 MHC 分子结合,使 T 细胞稳定而持久地接受抗原刺激,故称为 T 细胞受体的辅助受体,简称 TCR 辅助受体。还参与 T 细胞活化及活化信号传导过程。

③共刺激分子:初始 T 细胞的完全活化需要两种活化信号的协同作用。第一信号由TCR 识别抗原产生,经 CD3 将信号传导至细胞内。第二信号(或称为共刺激信号)则由抗原提呈细胞或靶细胞表面的共刺激分子与 T 细胞表面相应的共刺激分子受体相互作用而产

生。T细胞表面具有多种共刺激分子,比较重要的有CD28和CD154。CD28表达于90% CD4⁺T细胞和50% CD8⁺T细胞表面,是共刺激分子B7的受体;共刺激分子B7表达于B细胞和其他抗原提呈细胞表面;CD28与B7结合诱导产生协同刺激信号即T细胞活化的第二信号,促进T细胞增殖和分化。CD154又称CD40配体(CD40L),表达于活化的CD4⁺T细胞和部分活化的CD8⁺T细胞的表面,与B细胞表面的CD40结合,可诱导产生协同刺激信号即B细胞活化的第二信号。

④丝裂原受体:T细胞表面具有与刀豆蛋白A(ConA)、植物血凝素(PHA)和美洲商陆(PWM)结合的受体,接受相应丝裂原刺激后,T细胞发生有丝分裂、转化成淋巴母细胞。在体外用PHA刺激人外周血T细胞,观察增殖分化程度可检测机体细胞免疫功能状态,即淋巴细胞转化试验。美洲商陆除诱导T细胞活化外,还可诱导B细胞活化。

⑤其他表面分子:T细胞活化后还能表达许多与效应功能有关的分子,如细胞因子受体(IL-1R、IL-2R、IL-4R、IL-6R、IL-7R等)及可诱导细胞凋亡的Fas L(CD95)。

(3)T细胞亚群:根据T细胞不同的生物学特征,可分为不同的T细胞亚群(图3.17)。

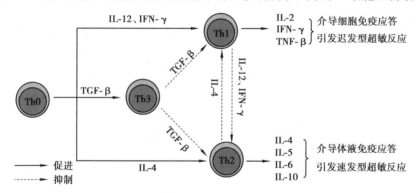

图3.17 T细胞亚群的形成及功能

①分化情况分类:T细胞根据抗原刺激后活化阶段不同分为初始T细胞、效应T细胞和记忆性T细胞。初始T细胞是指从未接受过抗原刺激的成熟T细胞,处于细胞周期的G₀期,又称为Th0细胞,存活期短,参与淋巴细胞再循环。主要功能是识别抗原,无免疫效应功能。初始T细胞在外周淋巴器官内接受抗原刺激而活化,并最终分化为效应T细胞和记忆性T细胞。效应T细胞是指接受抗原刺激后由初始T细胞活化、分化发育的能够发挥免疫学效应作用的终末T细胞。记忆T细胞是指初始T细胞接受抗原刺激后,在分化过程中停止分化,保持静息状态的T细胞。当接受相同抗原再次刺激后可迅速活化、增殖、分化为记忆性T细胞和效应T细胞。

②表面标志分类:T细胞根据是否表达CD4或CD8分子分为CD4⁺T细胞和CD8⁺T细胞。CD4⁺T细胞是CD2⁺、CD3⁺、CD4⁺、CD8⁻的T细胞,识别外源性抗原肽,并受自身MHC-Ⅱ类分子限制,活化分化的效应细胞主要为辅助性T细胞,但也有少数具有细胞毒作用和免疫抑制作用。CD8⁺T细胞是CD2⁺、CD3⁺、CD4⁻、CD8⁺的T细胞,识别内源性抗原肽,并受自身MHC-Ⅰ类分子限制,活化分化的效应细胞主要为细胞毒T细胞,具有细胞毒作用,可特异性杀伤靶细胞。

③免疫功能分类:T细胞根据功能特点分为细胞毒性T细胞(Tc或CTL)、辅助性T细胞

（Th）、调节性 T 细胞（Tr）。细胞毒性 T 细胞经抗原激活后具有特异性杀伤抗原细胞的功能，参与抗肿瘤、抗病毒及移植排斥反应。辅助性 T 细胞包括 Th1、Th2 和 Th3，局部环境中的细胞因子可调控初始 T 细胞的分化。在 IL-12、IFN-β 等作用下分化成 Th1，合成分泌 IL-2、IFN-γ、TNF-β 等细胞因子，介导细胞免疫应答和引发迟发型超敏反应。在 IL-4 等作用下分化成 Th2，合成分泌 IL-4、IL-5、IL-6 和 IL-10 等细胞因子，辅助 B 细胞分化为浆细胞产生抗体，介导体液免疫应答和引发速发型超敏反应。Th3 细胞则通过分泌的 TGF-β 对免疫应答发挥负调节作用。调节 T 细胞主要是表达膜分子 CD4 和 CD25 及胞质中转录因子 Foxp3 的 $CD4^+CD25^+Foxp3^+$ T 细胞。

（4）T 细胞的功能：T 细胞的亚群众多、功能复杂，主要功能有介导细胞免疫，促进吞噬细胞吞噬功能，直接杀伤靶细胞，调节免疫应答，合成并分泌 IFN、IL、TNF 等细胞因子。

**2.B 淋巴细胞**　B 淋巴细胞是在哺乳动物的骨髓中分化成熟的，故又称为骨髓依赖性淋巴细胞，简称 B 细胞。成熟 B 细胞随血流分布于外周免疫器官的非胸腺依赖区。B 细胞的主要功能是介导体液免疫，产生特异性抗体。外周血中 B 细胞占淋巴细胞总数的 $10\% \sim 15\%$。

（1）B 细胞的分化发育：骨髓祖 B 细胞在骨髓中也必须经历阳性选择与阴性选择过程，才能分化发育为骨髓依赖性淋巴细胞，但机制尚不十分清楚。一般认为 B 细胞在骨髓中的发育过程属于抗原非依赖性的，而在外周免疫器官中的发育过程属抗原依赖性的，在此期 B 细胞分化过程中有小部分 B 细胞停止分化成为记忆 B 细胞。

（2）B 细胞的表面标志及功能：B 细胞表面也有可供识别的特殊结构，如图 3.18。

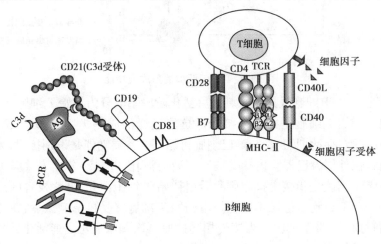

**图 3.18　B 细胞表面标志及功能**

①B 细胞抗原受体（BCR）：是 B 细胞特异性识别抗原的受体，也是所有 B 细胞的特征性标志，化学成分是膜表面免疫球蛋白（SmIg），主要由单体 IgM 和 IgD 组成。BCR 识别结合抗原的方式与 TCR 不同，BCR 可直接识别结合抗原表面的构像或线性表位，TCR 只能识别抗原肽的线性表位。

②BCR 辅助受体：CD19-CD21-CD81 复合物是 B 细胞表面的 BCR 辅助受体，其中 CD21 是补体 C3 的裂解产物 C3d 的受体。B 细胞通过表面的 BCR 与抗原结合产生活化的第一信

号,CD21 与 C3d 结合对 B 细胞活化第一信号的产生起到促进和增强作用。CD21 也是识别结合 EB 病毒的受体。

③共刺激分子:CD40 是 B 细胞表面最重要的共刺激分子。B 细胞在接受抗原刺激产生活化第一信号基础上,通过表面 CD40 与活化的 CD4$^+$T 细胞表面相应的共刺激分子 CD40L 互补结合,产生共刺激信号,即 B 细胞活化第二信号。对 B 细胞激活及阻止 B 细胞凋亡有重要意义。

④细胞因子受体(CKR):是 B 细胞识别细胞因子(CK)的部位。细胞因子与 B 细胞表面的 CKR 结合后可调节 B 细胞的活化、增殖和分化。包括 IL-1R、IL-2R、IL-4R、IL-5R 以及 IFN-γR 等。

⑤补体受体:B 细胞表面存在有与补体结合的受体(CR),可分为 CRⅠ与 CRⅡ两种。CRⅠ是识别结合 C3b 和 C4b 的受体,CRⅡ是识别结合 C3d 的受体。CR 可与抗原-抗体-补体复合物结合促进 B 细胞活化。

⑥Fc 受体:大多数 B 细胞表达 IgG Fc 受体(FcγR),可与 IgG Fc 段结合,有利于 B 细胞对抗原的捕获和结合。

⑦丝分裂原受体:B 细胞表面具有美洲商陆受体(PWM-R)、葡萄球菌 A 蛋白受体(SPA-R)和细菌脂多糖受体(LPS-R),接受相应丝裂原刺激后,B 细胞发生有丝分裂转化成淋巴母细胞。

(3)B 细胞亚群:周围淋巴器官中的 B 细胞具有异质性,按照 CD5 的表达与否可把 B 细胞分成 B1 细胞和 B2 细胞两个亚群,两者的比较见表 3.5。

表 3.5　B1 细胞与 B2 细胞的比较

| 特　性 | B1 细胞 | B2 细胞 |
| --- | --- | --- |
| 最初产生时间 | 胎儿期 | 出生后 |
| 主要产生部位 | 胚肝 | 骨髓 |
| 主要分布 | 黏膜腔 | 外周免疫器官 |
| 更新方式 | 自我更新 | 骨髓产生 |
| 表面标志 | SmIgM、CD5$^+$ | SmIgM、SmIgD 和 CD5$^-$ |
| T 细胞辅助 | 不需要 | 需要 |
| 识别的抗原 | 多糖抗原为主 | 蛋白抗原为主 |
| 产生抗体的类别 | 以 IgM 为主 | 以 IgG 为主 |
| 再次免疫应答和免疫记忆 | 无 | 有 |

(4)B 细胞的功能:主要有产生抗体、提呈抗原及参与免疫调节。

3.第三群淋巴细胞　第三群淋巴细胞是一群不具有典型 T、B 细胞表面标志和特征的淋巴细胞,包括自然杀伤细胞和淋巴因子活化的杀伤细胞。

(1)自然杀伤细胞(NK cell):是发现较晚的一群淋巴细胞,约占外周血淋巴细胞总数的 5%~10%,直接由淋巴样干细胞在骨髓内分化发育成熟。NK 细胞表面特有的标志是 CD56,其他的还有 IgG Fc 受体和 CD2 分子。NK 细胞属非特异性免疫细胞,不需抗原预先致敏就可直接杀伤某些肿瘤和病毒感染的靶细胞,因此在机体抗肿瘤和早期抗病毒或胞内寄生菌感染的免疫过程中起重要作用。NK 细胞杀伤靶细胞的方式有:①NK 细胞通过表面 IgG Fc 受体介导,通过抗体依赖的细胞介导的细胞毒作用(ADCC)杀伤肿瘤细胞或病毒感染的靶细胞。②穿孔素/颗粒酶途径:NK 细胞胞质颗粒内有穿孔素,生物学效应与补体膜攻击物类似,在钙离子存在条件下,穿孔素在靶细胞膜上形成"孔道",使水电解质迅速进入胞内,导致靶细胞崩解破坏。颗粒酶即丝氨酸蛋白酶,可循穿孔素在靶细胞上形成的"孔道"进入胞内,激活凋亡相关的酶系统导致靶细胞凋亡。③Fas/FasL 途径:活化 NK 细胞表面可表达 FasL,借此与靶细胞表面 Fas 结合,可介导靶细胞凋亡。Fas 的英文全称为 factor associated suicide,意即自杀相关因子,Fas 的配体是 FasL,Fas/FasL 相当于细胞的"生死开关"。④细胞因子途径:活化的 NK 细胞还可通过分泌 IFN-γ、GM-CSF 和 TNF 等细胞因子发挥免疫调节作用。

(2)淋巴因子活化的杀伤细胞(LAK cell):是在 IL-2 等细胞因子诱导下发挥杀伤作用的淋巴细胞。LAK 细胞具有广谱的抗肿瘤作用,包括某些对 Tc 和 NK 细胞不敏感的肿瘤细胞。其作用不需要抗原刺激,也无 MHC 限制。

**(二)单核-巨噬细胞**

单核-巨噬细胞是指血液中的单核细胞和组织内的巨噬细胞。单核-巨噬细胞来源于骨髓干细胞,在骨髓中受某些细胞因子的作用分化成单核细胞,离开骨髓进入血液,经毛细血管进入肝、脾、淋巴结等器官的结缔组织,进一步分化为巨噬细胞。单核-巨噬细胞不仅参与非特异性免疫,而且在特异性免疫中也有重要作用,主要功能有:①吞噬和杀伤作用;②参与呈递抗原并启动免疫应答作用;③分泌生物活性介质参与免疫调节作用等。此外单核-巨噬细胞还具有非特异性识别和清除体内衰老的自身细胞作用。

**(三)其他免疫细胞**

中性粒细胞、嗜酸性粒细胞、嗜碱性粒细胞、肥大细胞、血小板和红细胞等,均可作为免疫细胞,在免疫中发挥不同的作用。

## 三、免疫分子

凡参与免疫应答的体液因子都是免疫分子,主要包括免疫球蛋白、补体和细胞因子等。免疫球蛋白和补体已在有关章节阐述,本节主要介绍细胞因子。

**(一)细胞因子的概念和共同特点**

1.概念　细胞因子(CK)是由免疫细胞或非免疫细胞(如血管内皮细胞、成纤维细胞)合成分泌的一类生物活性物质。它们多为小分子多肽或糖蛋白,是细胞间信号传递分子,主要介导和调节免疫应答和炎症反应,刺激造血功能,并参与组织修复。

2.共同特点

(1)理化特性:绝大多数细胞因子为分泌表达的低分子量多肽或糖蛋白,体内半衰期短。多以单体形式存在,少数为二聚体(IL-5、IL-12)或三聚体(TNF)。

(2)产生特点:①体内免疫细胞或非免疫细胞在静息状态不能产生细胞因子,被抗原、丝裂原或其他刺激物活化后才产生,刺激终止合成随之停止,具有自限性。②一种细胞可产生多种细胞因子,一种细胞因子也可由不同类型细胞产生,具有多源性。

（3）作用特点:①细胞因子的作用方式见图3.19,绝大多数是自分泌或旁分泌,少数是内分泌,因此绝大多数细胞因子只在局部产生作用,具有局限性。②细胞因子与靶细胞受体具有很强的亲和力,极少量就产生明显的生物学效应,具有高效性。③一种细胞因子可对多种靶细胞作用,产生多种生物效应,具有多效性;几种不同的细胞因子可对同一靶细胞作用,产生相同或相似的生物学效应,具有重叠性。④适量细胞因子具有生理调节作用,过量细胞因子则能损伤机体,具有双向性。⑤细胞因子的作用不是独立存在的,表现为通过合成分泌的相互调节,受体表达的相互制约,生物学效应的相互影响而构成细胞因子的网络性。

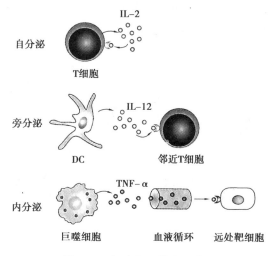

图3.19　细胞因子的作用方式

**（二）细胞因子的种类及其生物学作用**

1.白细胞介素　白细胞介素(IL)是一组由淋巴细胞、单核-巨噬细胞和其他非免疫细胞产生,介导白细胞和其他细胞相互作用的细胞因子。IL 的主要作用是调节细胞生长、分化、促进免疫应答、介导炎症反应。迄今为止,已发现的 IL 有 30 多种。

2.干扰素　干扰素(IFN)是最早发现的细胞因子,因具有干扰病毒感染和复制的能力故名之,由微生物或其他干扰素诱生剂刺激细胞产生。根据结构及来源不同分为 α、β、γ 三种类型,其中 IFN-α 和 IFN-β 主要由白细胞、成纤维细胞和病毒感染的组织细胞产生,又称为 Ⅰ 型干扰素;IFN-γ 主要由活化的 T 细胞和 NK 细胞产生,又称为 Ⅱ 型干扰素。IFN 除有抗病毒作用外,还有抗肿瘤及免疫调节等功能。

3.肿瘤坏死因子　肿瘤坏死因子(TNF)是一类能特异性杀伤肿瘤细胞的细胞因子。根据结构及来源不同可分由巨噬细胞产生的 TNF-α 和由 T 细胞产生的 TNF-β。主要生物学作用为抗肿瘤、免疫调节、抗病毒、引起发热和炎症反应等作用。

4.集落刺激因子　集落刺激因子(CSF)是由活化 T 细胞、单核-巨噬细胞、血管内皮细胞和成纤维细胞产生,可刺激不同造血干细胞在半固体培养基中形成相应细胞集落的细胞因子。目前发现的集落刺激因子有粒细胞-巨噬细胞集落刺激因子(GM-CSF)、粒细胞集落刺激激因子（G-CSF）。此外，红细胞生成素（EPO）、干细胞生长因子（SCF）、血小板生成素（TPO）和白细胞介素-11 也是重要的造血刺激因子。

**5.趋化性细胞因子**　趋化性细胞因子主要由白细胞与造血微环境中的基质细胞分泌，可结合在内皮细胞的表面，主要功能是吸引中性粒细胞、单核细胞、淋巴细胞、嗜酸性细胞和嗜碱性细胞等到抗原所在部位，以清除抗原。

**6.生长因子**　生长因子（GF）是一类可以刺激不同类型细胞生长和分化的细胞因子，如转化生长因子-β（TGF-β）、表皮细胞生长因子（EGF）、血管内皮细胞生长因子（VEGF）、成纤维细胞生长因子（FGF）、神经生长因子（NGF）等。

### （三）细胞因子的生物学作用

细胞因子的生物学作用有：抗感染抗肿瘤作用，参与和调节特异性免疫应答，刺激造血功能，参与炎症反应，参与组织修复和伤口愈合。

---

**案例分析** ✍

　　我国规定 12 岁以内儿童的计划免疫疫苗如下：皮内注射卡介苗 3 次，乙肝疫苗 3 次，三价脊髓灰质炎疫苗服用 4 次，百白破三联疫苗 4 次，麻疹疫苗 2 次。请思考：①请问接种疫苗后，机体的免疫力是如何产生的？②上述大部分疫苗为什么要进行多次接种？

　　疫苗（抗原）刺激人体 B 细胞产生相应的抗体，发挥抗体的生物学效应，预防疾病。多次接种就是产生再次应答，可提高抗体效价，延长持续时间。

---

# 第六节　免疫应答

## 一、免疫应答概述

### （一）概念

免疫应答（Ir）是指机体免疫系统接受抗原刺激后所产生的以排除抗原、维持内环境相对稳定为目的的生理过程。

### （二）类型

免疫应答根据识别的特点及效应机制分为非特异性免疫应答和特异性免疫应答，通常提到的免疫应答指特异性免疫应答。根据免疫活性细胞的不同，特异性免疫应答分为 T 细胞介导的细胞免疫和 B 细胞介导的体液免疫。根据抗原进入体内的次数及间隔时间的不同分为初次应答和再次应答。根据免疫应答是否表现出效应分为正免疫应答和负免疫应答；正免疫应答指机体接受抗原刺激后产生抗体或效应 T 细胞，导致免疫效应发生；负免疫应答又称免疫耐受，指机体接受抗原刺激后特异性不发生免疫效应。

（三）场所

外周免疫器官如淋巴结、脾脏和皮肤黏膜相关淋巴组织是免疫应答的主要场所。

## 二、免疫应答的基本过程

免疫应答的基本过程可分为 3 个阶段，如图 3.20 所示。

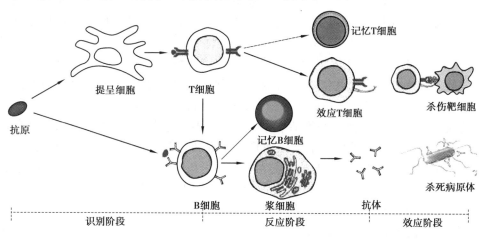

图 3.20　免疫应答过程

### （一）识别阶段

T 细胞、B 细胞通过抗原受体识别结合抗原的过程称为识别阶段，又称为感应阶段。B 细胞通过 BCR 可直接识别结合抗原，但 T 细胞的 TCR 只能识别抗原肽，因此需要抗原提呈细胞（APC）对抗原进行摄取、加工处理成抗原肽-MHC 复合体，提呈给 T 细胞。

### （二）反应阶段

T 细胞和 B 细胞接受抗原刺激后，活化、增殖与分化，分别形成效应 T 细胞、浆细胞和记忆细胞，且浆细胞产生抗体，此阶段称为活化阶段，又称为反应阶段。记忆 T 细胞和记忆 B 细胞具有记忆抗原信息的功能，且寿命较长，当再次遇到相同抗原时，这些记忆细胞可迅速发挥功能，加快免疫应答过程。

### （三）效应阶段

效应 T 细胞或抗体与相应抗原发生特异性结合，通过细胞免疫或体液免疫清除非己抗原物质，如杀伤靶细胞和杀死病原体等，维持机体正常生理平衡和稳定，称为效应阶段。

## 三、体液免疫应答

B 细胞接受抗原刺激后转化为浆细胞，合成并分泌抗体，由抗体引起的特异性免疫应答称为体液免疫应答。由 TD 抗原引起的体液免疫应答必须有 APC 和 Th 细胞的参与；由 TI 抗原引起的体液免疫应答则无须 APC 及 Th 细胞的参与。在实际过程中，诱导免疫应答的抗原多为 TD 抗原。

### （一）TD 抗原诱导的体液免疫应答

1.抗原提呈、识别阶段（感应阶段）　抗原提呈、识别阶段是指抗原提呈细胞摄取、加工处理和呈递抗原,以及 CD4⁺Th 和 B 细胞识别抗原后启动活化的阶段。这一阶段包括 APC 与 Th 细胞、Th 细胞与 B 细胞之间的互相作用。

(1)APC(巨噬细胞/B 细胞)与 Th 细胞之间的相互作用:Th 细胞必须活化后才能辅助 B 细胞产生抗体,Th 细胞活化需要双信号的刺激。在 APC 表面至少有两种分子与 Th 细胞 的活化相关:一种是 MHC 分子,由 MHC 细胞在胞内合成后,与外源性或内源性抗原肽片段 结合,形成抗原肽-MHC 分子复合物运送至 APC 细胞表面,通过与 Th 细胞表面的 TCR-CD3 复合受体结合,并在表面 CD4 与 APC 表面相应配体(MHC-Ⅱ Ig 样区的 β2 结构域)相互作 用下,诱导产生 Th 细胞活化第一信号。另一种是协同刺激分子(CM),它由一组黏附分子 (B7、ICAM-1、LFA-3)组成,这组分子可与 T 细胞上的协同刺激分子受体(CMR)(CD28、 LFA-1、LFA-2)结合,刺激产生协同刺激信号,即 Th 细胞活化第二信号,如图 3.21 所示。在 这二种信号的作用下才能使 T 细胞活化,最终导致细胞分裂和克隆扩增。如果只有第一信 号,缺乏第二信号,T 细胞不但不能活化而且会导致凋亡或被诱导为无反应状态(T 细胞失 能)。巨噬细胞作为 APC 在与 Th 细胞的相互作用过程中,还可产生 IL-1、12 等细胞因子,其 中 IL-1 可促使 T、B 细胞活化,IL-12 则可诱导活化的 CD4⁺Th 细胞进一步增殖、分化成效应 T 细胞:Th1 细胞和 Th 2 细胞。Th1 细胞产生和分泌 IL-2、IFN-γ、TNF-β 等细胞因子,介导细 胞免疫的效应过程;而 Th 2 细胞通过分泌 IL-4、IL-5、IL-6、IL-10 等诱导 B 细胞增殖分化为浆 细胞,产生抗体。

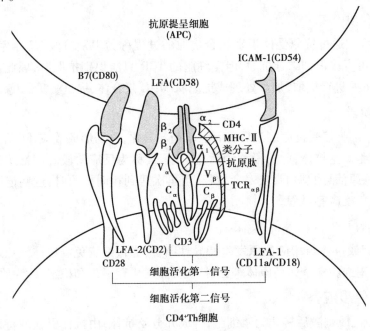

图 3.21 Th 细胞与 APC 相互作用示意图

(2)Th 细胞与 B 细胞之间的相互作用:当大量抗原首次进入机体诱发初次免疫应答 时,其抗原提呈作用多由巨噬细胞(Mφ)来完成。经 Mφ 活化 Th 细胞后,再由活化的 Th 细胞辅助 B 细胞产生抗体和形成记忆 B 细胞。但当再次免疫应答发生时,抗原提呈作用 则主要由已扩增的 B 细胞克隆来承担。由于 B 细胞既是免疫应答细胞,又是抗原呈递细胞,膜免疫球蛋白受体亲和力增高,对少量抗原也能摄取,故可取代巨噬细胞的抗原呈递作用。实验表明 B 细胞和 Mφ 一样,也是通过抗原呈递作用与 Th 细胞相互作用。当 B 细胞通过表面抗原受体结合摄入抗原时,经过加工处理产生抗原肽,抗原肽与 MHC-Ⅱ结合形成抗原肽-MHC 分子复合物,并运送至 B 细胞表面,将其呈递给 Th 细胞,通过其抗原呈递作用刺激 TCR-CD3 复合体,产生第一信号;进而 B 细胞表面表达的 CD40 等协同刺激分子可与 T 细胞表面的 CD40L 等相应配体分子结合,激发产生协同刺激信号,即第二信号,在双信号作用下使 B 细胞活化,如图 3.22 所示。活化的 B 细胞表面可表达 IL-2、4、5、6、10 等多种细胞因子的受体。

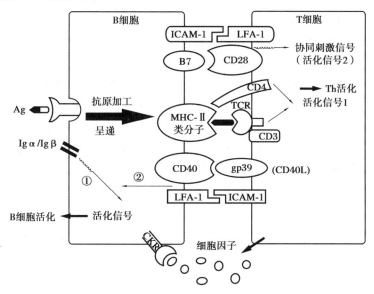

图 3.22  B 细胞与 Th 细胞间相互作用

2.B 细胞活化、增殖、分化阶段(反应阶段)  B 细胞活化阶段是指活化的 B 细胞在细胞因子作用下增殖、分化为浆细胞的阶段。活化的 Th2 细胞能分泌大量以 IL-4、5、6、10 为主的细胞因子,为活化的 B 细胞进一步增殖、分化准备必要的物质条件。活化的 B 细胞通过表面的 IL-2、4、5、6 等细胞因子受体与 Th 细胞产生的 IL-2、4、5、6、10 等细胞因子作用后,可迅速分化增殖,其中一部分细胞分化为浆细胞。浆细胞是 B 细胞的终末成熟细胞,不能继续增殖,其寿命仅为数日,它在不同的细胞因子作用下产生、分泌不同类型的抗体。另外部分 B 细胞变成记忆细胞,定居于淋巴滤泡内,且能存活数年,当再被相同抗原激活时,可重复以前的变化,一部分分化为效应细胞,一部分仍为记忆细胞。

3.效应阶段  效应阶段是浆细胞分泌抗体,发挥免疫保护作用或引起免疫病理损伤的阶段。免疫应答最终效应是将侵入机体的非己细胞或分子加以清除,即排异效应。抗体可直接对外毒素或病毒发挥中和作用,但并不具有杀伤和清除抗原的作用。因此,体液免疫应答最终效应必须借助机体的其他免疫细胞或分子的协同作用才能实现。

**(二)TI 抗原诱导的体液免疫应答**

TI 抗原刺激 B 细胞产生抗体时,无须 Th 细胞及 APC 的参与。根据 TI 抗原分子构型不同可将其分为 TI-1 型和 TI-2 型。

1.TI-1 型激活 B 细胞　细菌脂多糖和多聚鞭毛蛋白等属于 TI-1 型激活细胞,这类抗原的决定簇部分可与 B 细胞表面的抗原受体结合,产生第一活化信号;另外它还具有促分裂素的结构,可与其 B 细胞上相应的丝裂原受体结合,产生第二活化信号。在这两个信号的作用下,使 B 细胞活化。

2.TI-2 型激活 B 细胞　TI-2 型抗原的结构特点是具有多个重复排列的相同抗原决定簇,体内不易降解,如肺炎球菌等荚膜多糖抗原。TI-2 抗原单信号即能激活 B 细胞:这些抗原决定簇对 B 细胞抗原受体亲和力强,与 B 细胞表面 BCR 广泛交联结合,而使 B 细胞活化。

### (三)抗体产生的一般规律

1.初次应答　抗原初次进入机体后,需经一定时间的潜伏期才能在血液中检出抗体,且抗体的含量低,维持时间短,这种现象称为初次应答。初次应答的特点是:潜伏期长(10 d 左右),产生抗体的效价低,在体内持续时间短,抗体以 IgM 为主,抗体与抗原亲和力低。

2.再次应答　机体在初次应答后,如受到相同抗原的再次刺激,则抗体产生的潜伏期明显缩短,且抗体的含量高,维持时间长,这种现象称为再次应答。再次应答的特点是潜伏期短(2~3 d),抗体效价高,体内持续时间长,抗体以 IgG 为主,抗体与抗原的亲和力高。由于机体对某些抗原在初次应答后产生了记忆 B 细胞,如图 3.23 所示。

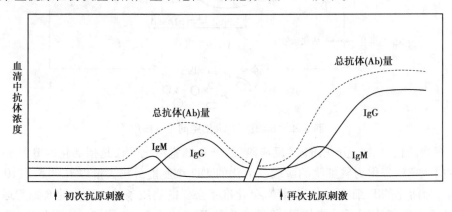

图 3.23　初次应答和再次应答示意图

抗体产生的规律在医学上具有重要的实践指导意义:①制订最佳免疫方案,制备免疫血清或进行疫苗接种,常采用多次免疫或多次接种,以获得高效价、高亲和力的免疫血清或抗体。②检测 IgM 可作为感染性疾病的早期诊断或宫内感染的诊断。③根据抗体效价增长(一般为 4 倍以上)进行追溯诊断。

### (四)体液免疫的生物学效应

1.中和作用　抗体与侵入机体的病毒或外毒素分子结合后,可阻止病毒进入细胞或中和外毒素分子的毒性,从而发挥抗体分子的保护作用。

2.调理作用　吞噬细胞表面带有 IgG 或 IgM 分子的 Fc 受体,因此 IgG 或 IgM 抗体与抗原形成的免疫复合物极易被吞噬细胞所吞噬杀伤、降解并被排除。

3.激活补体,溶解细胞　抗体与相应靶细胞抗原结合后,可借补体的作用溶解细胞,被溶解的细胞再经吞噬细胞系统加以排除。

4.ADCC　IgG 的 Fab 段与抗原表位结合,其 Fc 段可与具有 Fc 受体的效应细胞(NK 细胞、巨噬细胞、中性粒细胞)结合,这种结合可触发效应细胞对靶抗原(靶细胞)的杀伤作用,称为抗体依赖细胞介导的细胞毒作用(ADCC)。

5.引起超敏反应　抗体可参与超敏反应,引起免疫病理损伤。

## 四、细胞免疫应答

T 细胞接受抗原刺激后转化为效应 T 细胞,通过合成并分泌细胞因子、杀伤靶细胞发挥特异性免疫效应的过程称为细胞免疫应答。只有 TD 抗原能诱导细胞免疫应答。由巨噬细胞(Mφ)和自然杀伤细胞(NK)等细胞介导的免疫也属于细胞免疫的范畴,因它们的活化无需经抗原刺激即能发挥效应细胞的作用,故可视之为非特异性细胞免疫。

参与细胞免疫应答的效应细胞主要有两种:①辅助性 T1 细胞(Th1):引起炎症反应或迟发型超敏反应;②细胞毒性 T 细胞(Tc/CTL):对靶细胞有特异性杀伤作用。

### (一)Th1 介导的炎症反应

1.Th1 细胞的活化增殖和分化　Th1 细胞是初始 T 细胞在细胞因子诱导下形成的,如 IL-12、IFN-β。有关 Th 的活化过程在体液免疫应答中已作了详细介绍。

2.Th1 细胞的免疫效应　Th1 细胞与 APC 表面相应抗原肽-MHC-Ⅱ复合物特异性结合,并在表面 CD4 与 APC 表面相应配体结合及相互作用后,可释放多种细胞因子,最重要的有白细胞介素-2(IL-2)、肿瘤坏死因子(TNF-β)和干扰素(IFN-γ)等,它们是产生炎症反应的基础。

效应 Th1 细胞在释放细胞因子发挥免疫效应清除抗原的过程中,大量活化的单核-巨噬细胞和淋巴细胞被集聚在抗原所在部位,造成了抗原所在局部出现以单个核细胞浸润为主的炎症反应,此为迟发型超敏反应。因而由 Th1 介导的细胞免疫应答常与局部组织损伤相伴随。一般来说,如果免疫应答强度适中,在有效清除有害抗原的同时组织损伤轻微,此为生理性免疫;但如果强度过大或抗原持续存在时,则可在清除抗原的过程中出现较严重的组织损伤,引发Ⅳ型超敏反应。

### (二)Tc 介导的细胞毒作用

1.Tc 细胞的活化增殖和分化　在正常机体中 Tc 细胞通常以静息 T 细胞的形式存在,因此它也必须经过抗原激活并在 Th 协同作用下,才能分化发育为效应 Tc 细胞。Tc 的活化也需要双信号,即 TCR-CD3 与靶细胞膜上抗原肽-MHC-I 复合物结合后,通过 CD3 复合分子传递第一信号;而 Tc 细胞上的其他辅助分子,如 CD28 及 CD2、LFA-1 等可与靶细胞上相应的配体 B7 及 LFA-3、ICAM-1 等结合,产生协同信号即第二信号,使 Tc 细胞活化。在 IL-2、IL-12 及 IFN-γ 作用下使之增殖并分化为效应 Tc 细胞,如图 3.24 所示。

2.Tc 细胞的免疫效应　当 Tc 与相应的靶细胞密切接触时释放穿孔素和颗粒酶。穿孔素的作用与补体激活后形成的膜攻击复合物类似,在 Ca$^{2+}$ 存在的情况下穿孔素插入靶细胞膜形成跨膜通道,致使大量离子和水进入细胞,造成细胞溶解。颗粒酶主要为丝氨酸蛋白酶,它循穿孔素在靶细胞膜上所形成的跨膜通道进入靶细胞,激活凋亡相关的酶系统,导致靶细胞凋亡。效应 Tc 细胞还可表达 FasL,与靶细胞表面的受体 Fas 结合,从而启动细胞凋

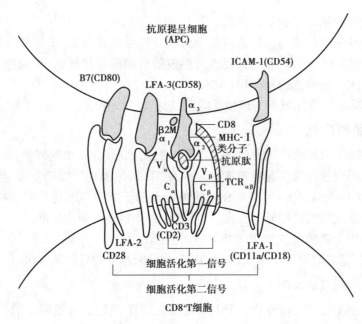

图 3.24 Tc 细胞与 APC 相互作用示意图

亡。此外活化的 Tc 细胞还可分泌一种类似于淋巴毒素的细胞毒素物质,这种细胞毒素可活化靶细胞内的 DNA 降解酶,导致靶细胞核 DNA 的裂解,引起靶细胞程序性死亡。综上所述,Tc 细胞通过多种机制杀伤靶细胞,且各种机制间相互协作,共同发挥作用。杀伤作用特点是特异性杀伤,受 MHC-I 分子的限制,一个 Tc 细胞可连续杀伤靶细胞,杀伤效率高。

**(三)细胞免疫的生物学效应**

1.抗感染作用　抗感染作用主要针对胞内寄生菌(结核杆菌、布鲁菌等)、病毒、真菌、寄生虫等的感染。

2.抗肿瘤作用　Tc 细胞可特异性杀伤带有相应抗原的肿瘤细胞;Th1 细胞可释放 IL-2、IFN-γ、TNF-β 多种细胞因子直接杀伤肿瘤细胞或活化单核巨噬细胞、NK 细胞杀伤肿瘤细胞。

3.免疫损伤　免疫损伤可介导迟发型超敏反应,并参与移植排斥反应和某些自身免疫性疾病的病理过程。

## 五、免疫调节与免疫耐受

### (一)免疫调节

在免疫应答过程中各种具有增强或抑制作用的免疫细胞和免疫分子在神经内分泌系统参与下,并在遗传基因控制下彼此促进、相互制约使免疫应答维持合适的强度,保证机体免疫功能处于相对稳定和动态平衡的状态。当机体免疫调节功能失控或异常时会导致免疫性疾病的发生,机体主要通过以下 5 个方面来调节免疫应答:

1.抗原的调节　抗原是引起免疫应答的首要条件,抗原的性质、剂量、途径等对免疫应答的类型、强度、持续时间等具有重要的影响。抗原的分解、中和及清除,直接制约特异性免疫应答的强度,即随着抗原的递减和消失,相应免疫应答的总体幅度逐渐下降。先进入体内的抗原可抑制机体对随后进入的另一种抗原的免疫应答现象,称为抗原竞争现象。结构相似的抗原具有相互干扰特异性抗体应答的能力。

2.抗体的调节　抗体是免疫应答的效应产物,反过来又可以对免疫应答产生负调节作用。抗体通过协同清除抗原、抑制 B 淋巴细胞活性等方式来抑制免疫应答,即抗体的反馈性抑制作用。

3.独特型网络的调节　某抗原为相应的 B 细胞克隆(克隆 1)识别而产生特异性抗体(抗体1)之后,体内另一 B 细胞克隆(克隆 2)就要针对该抗体产生相应的抗体(抗体2)即独特型抗体。此独特型抗体又可被第三个 B 细胞克隆(克隆 3)所识别而产生针对其独特型的抗体(抗体3),即抗独特型抗体。抗体 2 能与 B 细胞克隆 1 结合而抑制抗体 1 产生,同样抗体 3 能抑制 B 细胞克隆 2 产生抗体 2 ,这样独特型与抗独特型之间的一系列连锁反应,各细胞克隆之间相互制约,使免疫应答得到适当控制调节在一个合适的水平。

4.免疫细胞的调节　免疫应答的调节主要是由各种免疫细胞间的相互促进、相互制约来进行的,如 T 淋巴细胞可分泌多种细胞因子作用于各种免疫细胞来调节免疫应答,抗原提呈细胞通过加工、处理和提呈抗原的多少来调节免疫应答。活化 NK 细胞、CTL 可以通过表达 FasL 与表达 Fas 分子的活化淋巴细胞接触,诱导免疫细胞凋亡来调节免疫应答。免疫细胞中 T 细胞是最重要的调节成分,$CD4^+T$ 细胞往往协助 B 细胞进行分化和产生抗体,而 $CD8^+T$ 细胞可转化为抑制性 T 细胞(Ts)对免疫应答起抑制作用。

5.神经-内分泌网络的调节　机体作为一个统一的有机体,免疫系统与神经-内分泌系统构成了一个相互影响、相互作用的十分复杂的网络。神经-内分泌系统通过分泌释放各种激素影响免疫应答,而免疫系统通过分泌抗体和细胞因子作用于神经-内分泌系统来调节免疫应答。

总之,在机体免疫应答过程中免疫细胞之间、免疫分子之间、免疫细胞与免疫分子之间、免疫系统与神经-内分泌系统之间组成了十分复杂、精细的调节网络,既相互促进又相互抑制,使免疫应答维持在适宜的强度和时限以保证机体免疫功能的正常发挥,从而维持着机体生理功能的平衡和稳定。

### (二)免疫耐受

免疫耐受是指机体免疫系统接受某种抗原刺激后产生的特异性无应答状态。免疫耐受和免疫抑制是两个完全不同的概念,免疫耐受是特异性的只针对某种特定的抗原,而免疫抑制是非特异性的,对各种抗原的刺激均无应答性。

免疫耐受可天然存在也可人工诱导产生,其形成主要是由抗原和机体两方面的因素决定的。抗原方面:小分子非聚合物容易形成免疫耐受,静脉注射最易引起免疫耐受,腹腔注射次之,皮下、肌内注射最不易引起免疫耐受,过高或过低的抗原剂量均能够引起免疫耐受。机体方面:免疫耐受与机体免疫系统发育成熟程度有关,免疫系统越成熟越不容易产生免疫耐受。胚胎期由于免疫系统发育不够成熟所以最易产生免疫耐受,成年期则很难产生免疫耐受。长期使用免疫抑制剂易使机体产生免疫耐受。对自身抗原的耐受可以避免自身免疫病的发生,但若对外来抗原如病原体或突变的细胞产生耐受将导致严重感染的发生和肿瘤的形成。合理进行免疫耐受的人工诱导对自身免疫病、超敏反应和器官移植排斥反应的防治具有重要意义。

# 第七节　抗感染免疫

抗感染免疫是机体抵御和清除病原微生物及其有害产物的一种功能。根据形成及特点的不同分为非特异性免疫(先天性免疫)和特异性免疫(获得性免疫)两大类。在抗感染免疫过程中,非特异性免疫发生在前,特异性免疫发生在后,两者相辅相成,共同完成抗感染免疫作用。

## 一、非特异性免疫及抗感染作用

非特异性免疫是人类在长期种系发育和进化过程中,逐渐形成的一系列天然的防御功能,又称为天然免疫、固有免疫。特点有:①与生俱有,人人都有,可以遗传,受遗传基因控制具有相对稳定性和种的差异。②无特异性,对各种病原生物都有一定的防御作用,无特殊针对性。③无明显的个体差异。非特异性免疫主要由屏障结构、吞噬细胞、体液中的抗感染物质三部分组成。

### (一)屏障结构

1.皮肤黏膜屏障　皮肤黏膜是机体主要的体表屏障,起到机械、化学和微生物的屏障作用。①健康完整的皮肤、黏膜具有机械屏障作用,可有效阻挡病原体侵入体内。黏膜表面分泌液的冲洗作用以及上皮细胞纤毛的定向摆动,均有助于清除黏膜表面的病原体。②皮肤和黏膜可分泌多种杀菌、抑菌物质。如皮脂腺分泌的不饱和脂肪酸、汗腺分泌的乳酸、胃液中的胃酸及唾液、泪液、呼吸道、消化道和泌尿生殖道黏液中的溶菌酶、抗菌肽等有杀菌作用。③寄居在皮肤和黏膜表面的正常菌群可产生拮抗作用,通过与病原体竞争结合上皮细胞和营养物质的作用方式,或通过分泌某些杀菌物质,阻止病原体在上皮细胞表面生长。

2.血-脑屏障　由软脑膜、脉络丛的毛细血管壁和包在壁外的星状胶质细胞形成的胶质膜组成。其组织结构致密,能阻挡血液中的病原体和其他大分子物质进入脑组织及脑室,从而对中枢神经系统产生保护作用。婴幼儿由于此屏障发育尚未成熟,易发生中枢神经系统感染。

3.血-胎盘屏障　由母体子宫内膜的基蜕膜及胎儿绒毛膜滋养层细胞所组成。可阻止母体内病原体和有害物质进入胎儿体内,从而保护胎儿免遭侵害,使之正常发育。怀孕三个月内的孕妇,由于胎盘屏障发育尚未完善,若感染风疹病毒、巨细胞等病毒,可导致胎儿畸形或流产。一些药物也可通过胎盘进入胎儿体内,影响其正常生长发育。

### (二)吞噬细胞

如果病原体突破机体的屏障结构进入体内,吞噬细胞即可发挥吞噬杀伤作用。体内吞噬细胞可分为两类:一是小吞噬细胞,即中性粒细胞;另一类是大吞噬细胞,包括血液中的单核细胞和组织中的巨噬细胞。吞噬细胞可通过趋化与接触、吞入与脱粒、杀伤与消化 3 个阶段吞噬杀伤病原体。吞噬的后果有完全吞噬和不完全吞噬两种不同的结局。病原体在吞噬溶酶体中被杀灭和消化,未被消化的残渣经外吐被排出胞外,称为完全吞噬。如化脓性球菌一般在被吞噬细胞吞噬后 5~10 min 死亡,30~60 min 被破坏清除;而一些胞内寄生菌(如结核杆菌、布鲁杆菌等)及某些病毒(如麻疹病毒、水痘病毒),在机体免疫力相对低下时,虽被吞噬却不被杀灭,即形成不完全吞噬。不完全吞噬可保护病原体免受抗菌物质和抗菌药物的损害;有的甚至能在吞噬细胞内繁殖,导致吞噬细胞死亡;或随游走的吞噬细胞经淋巴液或血液扩散到身体的其他部位,造成更广泛的病变。

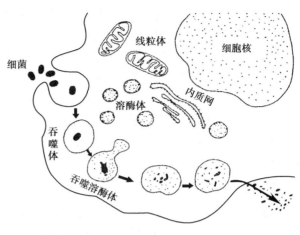

图 3.25　吞噬细胞的吞噬过程

此外,吞噬细胞在杀死、消化病原体时,其溶酶体释放多种溶酶体酶也能破坏临近正常组织细胞,造成组织损伤。当吞噬细胞被一些细胞因子活化后,杀伤力会大大增强,也可将不完全吞噬变为完全吞噬。

**(三)正常体液中的抗感染物质**

机体正常组织和体液中含有许多抗微生物物质,包括补体、干扰素、溶菌酶、乙型溶素等10 多种。它们常可配合其他杀菌因子发挥杀菌作用。

## 二、特异性免疫及抗感染作用

特异性免疫又称为适应性免疫、获得性免疫,是机体在生活过程中由于受到抗原物质的刺激或被动获得免疫效应分子所建立起来的一种免疫。特点有:①后天获得,受抗原刺激才产生;②有特异性;③有个体差异。特异性免疫包括体液免疫和细胞免疫两类。

**(一)机体的抗菌性免疫**

病原菌侵入机体后,可引起胞外感染和胞内感染,但机体对这两类感染的免疫反应有所不同。

1.抗胞外菌的免疫　胞外感染时,病原菌存在于宿主细胞外的血液、淋巴液、组织液等体液中或者在组织局部。主要有化脓性球菌、厌氧芽胞梭菌和多种 G⁻菌。抗胞外菌的免疫以体液免疫为主。

(1)抑制病原体的黏附作用:病原菌黏附于黏膜上皮细胞是造成感染的先决条件。黏膜表面的 sIgA 抗体可阻止病原菌对黏膜上皮细胞的黏附,故在防止病原菌对黏膜的侵犯中具有重要的作用,它是局部免疫的主要因素。

(2)通过激活补体发挥溶解作用:许多细菌感染机体能产生相应抗体(IgG、IgM),当细菌表面抗原和抗体结合后,通过经典途径激活补体,最终由补体的攻膜复合体产生攻膜效应,而发生溶菌作用。

(3)通过调理作用发挥抗菌免疫:当 IgG 通过其特异性抗原结合部位(Fab)与细菌表面相应抗原结合后,其 Fc 段可与吞噬细胞表面相应 Fc 受体结合,即可在细菌与吞噬细胞间形成抗体"桥梁",促使吞噬细胞对病原菌吞噬和杀灭。

2.抗胞内菌的免疫 胞内感染时,病原菌在宿主细胞内寄生。由于抗体不能进入细胞内,所以体液免疫对胞内菌感染的作用受到限制,对胞内感染的防御功能主要靠细胞免疫。例如机体初次感染结核杆菌,由于细胞免疫尚未建立,吞噬细胞虽可将它们吞噬,但不能有效地消化杀灭,因此病原菌容易随吞噬细胞在体内扩散、蔓延,造成全身感染。在传染过程中机体在病原菌的刺激下逐渐形成细胞免疫:一方面通过致敏 Th1 细胞释放各种细胞淋巴因子,激活吞噬细胞,可大大增强吞噬消化能力,抑制病原菌在吞噬细胞内生存,从而获得防御同种病原菌再感染的免疫力;另一方面通过致敏 Tc 细胞释放穿孔素和颗粒酶直接杀伤受染靶细胞。

**(二)机体的抗毒素性免疫**

外毒素是细菌在生长过程中分泌到菌体外的毒性物质,具有较强的免疫原性,可刺激机体产生抗体(抗毒素)。因此机体抵抗毒素的免疫为体液免疫,抗毒素(IgG)能中和细菌外毒素,阻断外毒素与靶细胞上的受体结合或者使毒素上的生物活性部位(酶)被封闭,从而使毒素不能发挥毒性作用。应当指出,抗毒素只能对未与组织结合的毒素起中和作用,已与组织结合的毒素则不起作用。另外,抗毒素与外毒素特异性结合形成的复合物,易被吞噬细胞吞噬,并将其降解消除。

**(三)机体的抗病毒免疫**

1.体液免疫 机体受病毒感染后,体内可出现特异性抗体,包括中和抗体和补体结合抗体,具保护作用的主要是中和抗体。活病毒与中和抗体结合,导致病毒丧失感染力称为中和反应,结合这种抗体的病毒不能再吸附和穿入易感宿主细胞。如抗流感病毒血凝素抗原的抗体,为中和抗体,具免疫保护作用。血流中特异性 IgM 出现于病毒感染的早期,IgG 出现较晚,它们都能抑制病毒的局部扩散和清除病毒血症,并能抑制原发病灶中病毒播散至其他易感组织和器官(靶器官)。黏膜表面分泌型 IgA 的出现比血流中 IgM 稍晚,它是呼吸道和肠道抵抗病毒的重要因素。

2.细胞免疫 由于中和抗体对细胞内的病毒不能发挥作用,因此对已经进入细胞或在细胞内增殖的病毒,只能依赖细胞免疫加以清除。细胞免疫通过 Th1 和 Tc 细胞的特异应答反应来实现对细胞内病毒的清除作用。致敏的 Tc 细胞可以直接破坏受病毒感染的细胞,将病毒释放到体液中,联合体液免疫作用将病毒清除于体外。Th1 细胞与感染细胞接触后,可通过多种细胞因子,发挥抗病毒免疫的作用。

# 目标检测题

**一、名词解释**

1.抗原

2.抗体

3.补体

4.MHC

5.免疫应答

## 二、单项选择题

1.抗原分子的免疫原性是指( )。

A.诱导机体免疫应答的特性　　　　　　　　B.与免疫应答产物结合的特性

C.与大分子载体结合的特性　　　　　　　　D.诱导机体发生耐受的特性

E.与免疫应答产物发生特异性反应的特性

2.抗原分子表面与抗体特异性结合的化学基团称为( )。

A.共同抗原　　　　　　　B.类属抗原　　　　　　　C.交叉抗原

D.表位　　　　　　　　　E.异嗜性抗原

3.只具有与抗体结合的能力,而单独不能诱导抗体产生的物质为( )。

A.抗原　　　　　　　　　B.免疫原　　　　　　　　C.完全抗原

D.半抗原　　　　　　　　E.变应原

4.引起人类不同个体间器官移植排斥反应的抗原是( )。

A.异种抗原　　　　　　　B.同种异体抗原　　　　　C.异嗜性抗原

D.共同抗原　　　　　　　E.交叉抗原

5.下列哪种物质在一定情况下可成为自身抗原诱导自身免疫?( )

A.血小板　　　　　　　　B.红细胞　　　　　　　　C.白细胞

D.血浆　　　　　　　　　E.精液

6.新生儿脐血中哪类 Ig 水平增高表示有宫内感染?( )

A.IgM　　　　　　　　　B.IgG　　　　　　　　　C.IgA

D.IgD　　　　　　　　　E.IgE

7.主要在黏膜局部抗感染的 Ig 是( )。

A.IgM　　　　　　　　　B.IgG　　　　　　　　　C.sIgA

D.IgD　　　　　　　　　E.IgE

8.Ig 与抗原结合的部位由( )。

A.L 链 V 区和 H 链 V 区组成　　　B.L 链的 3 个 CDR 组成

C.H 链的 3 个 CDR 组成　　　　　D.L 链和 H 链的 C 区组成

E.L 链和 H 链的骨架区组成

9.激活补体能力最强的免疫球蛋白是( )。

A.IgG　　　　　　　　　B.IgE　　　　　　　　　C.IgA

D.sIgA　　　　　　　　　E.IgM

10.既有趋化作用又可激活肥大细胞释放组氨的补体裂解产物是( )。

A.C3a、C2a　　　　　　　B.C3b、C4b　　　　　　　C.C423、C567

D.C3a、C5a　　　　　　　E.C2a、C5a

11.补体系统是( )。

A.正常血清中的单一组分,可被抗原与抗体形成的复合物所活化

B.存在正常血清中,是一组对热稳定的组分

C.正常血清中的单一组分,随抗原刺激增强而升高

D.由 30 多种血清蛋白组成的多分子系统,具有酶的活性和自我调节作用

E.正常血清中的单一组分,其含量很不稳定

12.与 MHC-Ⅱ类分子结合的是(　　　)。

A.CD2　　　　　　　　　　B.CD4　　　　　　　　　　C.CD3

D.CD5　　　　　　　　　　E.CD8

13.表达 HLA-Ⅰ类分子密度最高的细胞是(　　　)。

A.肝细胞　　　　　　　　　B.血管内皮细胞　　　　　　C.皮肤细胞

D.淋巴细胞　　　　　　　　E.肌肉细胞

14.人类的中枢免疫器官是(　　　)。

A.胸腺和黏膜伴随的淋巴组织

B.骨髓和黏膜伴随的淋巴组织

C.淋巴结和脾脏　　　　　　D.淋巴结和骨髓

E.骨髓和胸腺

15.人体最大的外周免疫器官是(　　　)。

A.骨髓　　　　　　　　　　B.法氏囊　　　　　　　　　C.脾脏

D.胸腺　　　　　　　　　　E.淋巴结

16.T 淋巴细胞和 B 淋巴细胞发生免疫应答的免疫场所是(　　　)。

A.骨髓　　　　　　　　　　B.外周免疫器官

C.中枢免疫器官　　　　　　D.胸腺　　　　　　　　　　E.以上都不是

17.免疫系统的组成是(　　　)。

A.中枢免疫器官、外周免疫器官、黏膜免疫系统

B.免疫细胞、中枢免疫器官、免疫分子

C.中枢免疫器官、免疫细胞、皮肤免疫系统

D.免疫分子、黏膜免疫系统、免疫细胞

E.免疫器官、免疫细胞、免疫分子

18.以下关于细胞因子的叙述,哪项是错误的?(　　　)

A.是一组小分子的蛋白质　　B.须其他物质刺激才能产生

C.其作用具有特异性　　　　D.可以作用于自身细胞

E.微量即起作用

19.细胞因子不包括(　　　)。

A.肿瘤坏死因子　　　　　　B.过敏毒素　　　　　　　　C.IL-2

D.集落刺激因子　　　　　　E.干扰素

20.关于细胞因子的效应作用,下列哪项是错误的?(　　　)

A.以非特异方式发挥作用　　B.无 MHC 限制性

C.生物学效应极强　　　　　D.在体内持续时间很长

E.作用具有多向性

21.吞噬细胞包括有(　　　)。

A.单核吞噬细胞系统和中性粒细胞

B.单核吞噬细胞系统和 NK 细胞

C.巨噬细胞和中性粒细胞

D.巨噬细胞和外周血中的单核细胞

E.外周血中的单核细胞和中性粒细胞

22.不参与特异性免疫应答的细胞有(　　　)。

A.T 细胞　　　　　　　　　　B.B 细胞　　　　　　　　C.APC

D.巨噬细胞　　　　　　　　　E.黏膜上皮细胞

23.皮肤黏膜上皮细胞的物理屏障作用表现除下列哪项均正确?(　　　)

A.致密的上皮细胞具有机械屏障作用

B.上皮细胞的更新

C.呼吸道黏膜上皮的纤毛可做定向摆动

D.黏膜上皮细胞表面分泌物的冲洗作用

E.黏膜上皮细胞表面分泌物的抗菌作用

24.APC 不包括下列哪项?(　　　)

A.T 细胞　　　　　　　　　　B.B 细胞　　　　　　　　C.巨噬细胞

D.树突状细胞　　　　　　　　E.朗格汉斯细胞

25.T 淋巴细胞的抗原识别受体是(　　　)。

A.BCR　　　　　　　　　　　B.CDR　　　　　　　　　C.TCR

D.FcR　　　　　　　　　　　E.CKR

26.绵羊红细胞与 T 淋巴细胞上哪种分子结合形成 E 花环?(　　　)

A.CD28　　　　　　　　　　　B.CD8　　　　　　　　　C.CD3

D.CD2　　　　　　　　　　　E.CD4

27.B 淋巴细胞能特异性识别抗原的受体是(　　　)。

A.E 受体　　　　　　　　　　B.IgFc 受体　　　　　　　C.C3 受体

D.SmIg　　　　　　　　　　　E.IgE Fc 受体

28.关于细胞免疫的叙述,下列哪项是错误的?(　　　)

A.由免疫细胞发挥效应清除抗原

B.可以是非特异性的　　　　　C.可以是特异性的

D.Tc 和巨噬细胞参与　　　　　E.NK 细胞不参与

29.抗体再次应答的特点是(　　　)。

A.IgM 抗体显著升高　　　　　B.抗体产生维持时间较长

C.潜伏期较长　　　　　　　　D.抗体浓度较低

E.抗体亲和力较低

30.免疫应答过程不包括(　　　)。

A.APC 对抗原的处理和呈递

B.免疫活性细胞对抗原的特异性识别

C.T 淋巴细胞在胸腺内分化成熟

D.T 淋巴细胞和 B 淋巴细胞的活化、增殖与分化

E.效应细胞和效应分子的产生和作用

## 三、问答题

1.简述医学上重要的抗原及其临床意义。

2.简述 Ab 与 Ig 之间的关系。

3.简述补体系统的生物学作用。

4.列表比较体液免疫与细胞免疫。

5.细菌进入机体,机体是如何发挥非特异性免疫与特异性免疫作用的。

## 四、案例分析

以细菌感染为例,分析机体如何通过非特异性免疫和特异性免疫抵抗细菌的入侵。

（张　静）

# 第四章　临床免疫

📖 **学习目标**

● 掌握超敏反应、主动免疫、被动免疫的概念；Ⅰ型超敏反应的发生机制及防治原则；凝集反应的原理及类型。

● 熟悉Ⅱ、Ⅲ型超敏反应的发生机制及常见疾病；抗原抗体检测的基本类型、人工主动免疫及被动免疫概念及常用生物制剂。

● 了解Ⅳ型超敏反应的特点；免疫细胞功能的检测方法。

## 第一节　超敏反应

免疫应答重要的生物学意义就是通过识别"自身"和"异己"，有效排除体内抗原性异物，保持机体内环境的相对稳定。但在某些情况下免疫应答也可对机体造成损伤，引起超敏反应或其他免疫性疾病。

超敏反应又称为变态反应、过敏反应，是指被抗原致敏的机体再次接受相同抗原刺激时所引起的以组织细胞损伤或生理功能紊乱为主的病理性免疫应答。引起超敏反应的抗原称为变应原。人群中只有少数个体接触变应原发生超敏反应，这部分容易发生超敏反应的人，临床上称为过敏体质者。

根据超敏反应发生机制和所致疾病的临床特点，分为四种类型：Ⅰ型超敏反应又称为速发型超敏反应，Ⅱ型超敏反应又称为细胞溶解型或细胞毒型超敏反应，Ⅲ型超敏反应又称为免疫复合物型或血管炎型超敏反应，Ⅳ型超敏反应又称为迟发型超敏反应。其中Ⅰ、Ⅱ、Ⅲ型属于体液免疫应答，由B细胞介导；Ⅳ型属于细胞免疫应答，由T细胞介导。

### 一、Ⅰ型超敏反应

Ⅰ型超敏反应是由于变应原再次进入人体内后引发的超敏反应，它发生很快，故又称为速发型超敏反应，是临床上最常见的一种变态反应性疾病，主要有IgE介导引起。可发生于局部也可发生与全身，具有明显的个体差异和遗传倾向，这种易对变应原刺激产生IgE类抗体的个体称为变态体质者。

#### （一）发生机制

Ⅰ型超敏反应的发生机制如图4.1所示。

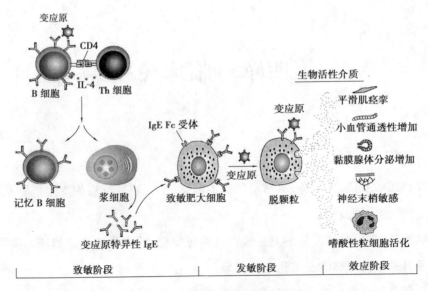

图 4.1　Ⅰ型超敏反应发生机制

1.致敏阶段　变应原进入机体后刺激机体产生抗体 IgE,IgE 的 Fc 段结合在肥大细胞或嗜碱粒细胞表面,使机体处于致敏状态,这个过程称为致敏阶段。

(1)变应原进入机体:引起Ⅰ型超敏反应的变应原种类很多,多为分子量较小的小分子蛋白质。常见的有吸入性变应原(如植物花粉、真菌孢子和菌丝、尘螨、生活用品的纤维粉尘、动物皮屑、鸡鸭鹅鸽等的羽毛、昆虫毒液及酶类);食物性变应原(如牛奶、鸡蛋、海产类食物、防腐剂、保鲜剂和调味剂);动物免疫血清的制备用品;药物(如青霉素、链霉素、磺胺、普鲁卡因和有机碘等)。

(2)浆细胞产生抗体:IgE 是介导Ⅰ型超敏反应的主要抗体。它是由变应原通过呼吸道(鼻咽、扁桃体、气管)、消化道、注射、皮肤接触等途径进入机体,刺激 B 细胞增殖分化、形成浆细胞所产生。正常人血清中 IgE 水平极低,而发生Ⅰ型超敏反应患者的血清中,IgE 可高于正常人 1 000~10 000 倍。

(3)IgE 吸附于肥大细胞或嗜碱性粒细胞表面:肥大细胞或嗜碱性粒细胞是 IgE 吸附的靶细胞,这两类细胞的表面具有高亲和性的 IgE Fc 受体(FcεRⅠ),可与 IgE 的 Fc 段结合,使机体处于致敏状态。致敏状态可维持数月或更长时间,如长期不接触变应原,致敏状态可逐渐消失。这类结合有 IgE 的肥大细胞和嗜碱性粒细胞称之为致敏靶细胞。

2.发敏阶段　相同的变应原再次进入机体时,与致敏的靶细胞表面的 IgE 特异性结合,靶细胞的细胞膜发生变化脱颗粒,释放生物活性介质,引起相应的生物学效应的过程,这个过程称为发敏阶段。

(1)变应原与致敏靶细胞表面的 IgE 特异性结合:相同变应原再次进入致敏机体,变应原与连接在肥大细胞或嗜碱粒细胞表面的两个以上 IgE 交叉结合,从而使膜表面 FcεRⅠ发生受体交联,启动细胞内信号转导。

(2)致敏靶细胞活化和脱颗粒:靶细胞膜表面发生受体交联后,通过复杂的细胞内信号转导使致敏靶细胞膜稳定性发生改变,细胞脱颗粒释放出组胺、激肽原酶和嗜酸性粒细胞趋化因子等生物活性介质。同时磷脂酶 $A_2$($PLA_2$)活化,使膜磷脂胆碱分解最终合成前列腺素 $D_2$($PGD_2$)、白三烯($LTs$)和血小板活化因子($PAF$)等生物活性介质。这些活性介质的主要生物学作用见表4.1。

表4.1　致敏靶细胞释放的主要生物活性介质及生物学作用

| 生物活性介质种类 | 生物学作用 |
| --- | --- |
| 组胺 | 小静脉与毛细血管扩张、通透性增加;胃肠道、呼吸道、子宫、膀胱平滑肌收缩;黏膜腺体分泌增加。 |
| 激肽原酶 | 毛细血管扩张、通透性增加;支气管平滑肌收缩;趋化嗜酸性粒细胞、中性粒细胞。 |
| 嗜酸性粒细胞趋化因子 | 趋化嗜酸性粒细胞。 |
| 前列腺素 $D_2$ | 毛细血管扩张、通透性增加;支气管平滑肌收缩;黏膜腺体分泌增加。 |
| 白三烯 | 毛细血管扩张、通透性增加;支气管平滑肌收缩;黏膜腺体分泌增加。 |
| 血小板活化因子 | 聚集、活化血小板;释放组胺、5-羟色胺等血管活性胺类,使血管扩张及通透性增加。 |

3.效应阶段　活性介质作用于效应组织和器官,产生以血管扩张通透性增强、平滑肌收缩、腺体分泌增加为主的生物学效应,引起局部或全身过敏反应的过程。根据效应发生的快慢和持续时间的长短,可分为即刻/早期相反应和晚期相反应两种类型。

(二)特点

Ⅰ型超敏反应的特点主要有:①主要由抗体IgE介导,其次是IgG4。②反应快,几秒至数十分钟内发生,消失也快。③常引起效应器官功能紊乱,一般无组织细胞损伤。④具有明显个体差异和遗传倾向。

Ⅰ型超敏反应参与成分主要有变应原、抗体、肥大细胞或嗜碱性粒细胞和活性介质等。

(三)常见疾病

1.过敏性休克　最严重的Ⅰ型超敏反应疾病是过敏性休克,常发生在再次接触变应原后数秒至数分钟内,病人常出现胸闷、气急、呼吸困难、血压下降、意识障碍或昏迷等一系列症状。若抢救不及时,可导致死亡。

(1)药物过敏性休克:常见引起过敏性休克的药物有青霉素、头孢菌素、链霉素、磺胺、普鲁卡因等。青霉素分子量低,本身无免疫原性,但青霉素不稳定,易降解为青霉噻唑醛酸或青霉烯酸,此两种降解产物与体内组织蛋白载体结合成为完全抗原,刺激机体产生特异性IgE类抗体而使肥大细胞或嗜碱性粒细胞致敏,当机体再次接触青霉素时即可触发Ⅰ型超敏反应,重者可发生过敏性休克,如抢救不及时往往会导致病人死亡。因此使用此类药物前要做皮肤试验,若连续用后停药(通常24 h后继续用药),建议重新做皮肤试验。少数人初次注射青霉素也可发生过敏性休克,这可能与患者曾使用过被青霉素污染的医疗器具、青霉素的降解物、类青霉素样物质或吸入空气中青霉菌孢子已使机体处于致敏状态有关。青霉素制剂在弱碱性环境中易形成青霉烯酸,因此使用青霉素要现配现用。

（2）血清过敏性休克：临床上使用动物免疫血清（如破伤风抗毒素）进行治疗或紧急预防时，也可引发过敏性休克，原因是这些机体在此之前已被相同的变应原致敏，产生了特异的 IgE 抗体所致。

2.皮肤过敏反应　皮肤过敏反应主要表现为皮肤荨麻疹、湿疹和血管神经性水肿，多由药物、食物、花粉、羽毛或冷热刺激等诱发。

3.呼吸道过敏反应　呼吸道过敏反应主要表现为过敏性鼻炎和过敏性哮喘。可由吸入花粉、尘螨、霉菌、毛屑等变应原或呼吸道病原菌感染等引起。

4.消化道过敏反应　少数人进食鱼、虾、蛋、奶、蟹等食物或服用某些药物后，可发生胃肠道过敏症，主要表现为恶心呕吐，腹痛腹泻，严重者可发生过敏性休克。研究发现，易发生消化道和呼吸道过敏的患者，消化道和呼吸道分泌型 IgA 含量偏低，不能有效阻挡变应原进入，故易引发Ⅰ型超敏反应，与遗传有关。

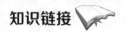

知识链接

### 面包师的哮喘遭遇

19 世纪欧洲的一个小镇有一位面包师，名字为格林。他烤出的面包，颜色总是金黄色，而且麦香味袭人，深受居民喜爱，许多人甚至不辞辛苦，舍近求远，心甘情愿排队买他的面包。但过了不久，格林不烤面包了，镇上人觉得奇怪，纷纷询问。格林解释说接触面粉就哮喘，脱离面粉就好转。原来格林患上了哮喘病，人们发现不少面包师都易患哮喘病，故称面包师哮喘，由Ⅰ型超敏反应引起。

### （四）免疫学检测

Ⅰ型超敏反应的发生与过敏原和所引起的特异性 IgE 有关，故检测重在寻找过敏原和测定血清中的特异性 IgE。

1.过敏原皮肤试验　过敏原皮肤试验常简称为皮试，即在皮肤上进行的体内免疫学试验，该试验简单、方便、实用。变应原通过皮肤挑刺、划痕、皮内注射等方法进入致敏者皮肤，与吸附肥大细胞或嗜碱性粒细胞上的 IgE 结合，导致肥大细胞或嗜碱性粒细胞脱颗粒、释放生物活性介质。在 15～20 min 内出现红晕、红斑、风团>1 cm 或瘙痒感，数小时后消失。有此现象者判断为皮肤试验阳性，即对此变应敏原过敏；无此现象者为阴性，即对此变应原不过敏。

（1）皮内实验：皮肤消毒后，以 1 mL 注射器用 26 号针头（注射量一般为 0.1 mL 或使皮肤形成 2～3 mm 皮丘）将变应原提取液注入皮内（选择前臂内侧皮肤），变应原通常是容易引起过敏反应的药物、生物制品或其他可疑变应原稀释液（青霉素 25 U、免疫血清 1∶100、尘螨 1∶100 000、花粉 1∶10 000），注射后 15～20 min 观察有无红晕、红斑、风团>1 cm 或瘙痒感。若同时做数种变应原皮试时，两种变应原的间距应为 2.5～5 cm。Ⅰ型超敏反应的皮内试验可引起全身反应，故注射后应严密观察，一旦发生严重反应应及时处理。

（2）挑刺试验：也称为点刺试验，试验时将变应原或对照液滴于前臂内侧皮肤上，再用针头与皮肤呈 45°进针点刺，勿使出血，1 min 后拭去变应原或对照液，15 min 后观察结果。挑刺试验较安全，假阳性较少，但是敏感性较皮内试验低。

2.血清 IgE 检测 IgE 是介导Ⅰ型超敏反应的主要抗体,因此检测血清中总 IgE 和特异性 IgE 对Ⅰ型超敏反应的诊断和过敏原的确定很有价值。

(1)血清总 IgE 测定:测定的是各种抗原的 IgE 的总和,正常人血清中的 IgE 含量很低,仅在 ng/mL 水平。而过敏患者血清 IgE 可高于正常人 1 000~10 000 倍。临床上一般采用敏感性较高的放射免疫测定法、酶联免疫测定法和化学发光法等进行检测。

(2)特异性 IgE 测定:特异性 IgE 是指能与某种过敏原特异性结合的 IgE,因此需要用纯化的变应原代替抗 IgE 进行检测。常用的方法是放射免疫技术和酶联免疫技术。

### (五)预防治疗

Ⅰ型超敏反应的防治原则是:查明变应原,避免再接触;切断或干扰超敏反应发生过程中某些环节以终止后续反应的进行,从而达到防治的目的。

1.查明变应原 避免与变应原接触是预防Ⅰ型超敏反应最有效的措施。临床上可通过询问病史,皮肤试验寻找变应原。具体操作方法见过敏原皮肤试验。

2.脱敏疗法或减敏疗法 某些变应原虽能被检出,但难以避免再次接触,临床上常采用脱敏疗法或减敏疗法防治Ⅰ型超敏反应的发生。

(1)异种动物免疫血清脱敏治疗:在用抗毒素血清治疗某些主要由外毒素引起的疾病时,如遇皮肤试验阳性者,可采用小剂量(0.1 mL→0.2 mL→0.3 mL→…)、短间隔(20~30 min)、连续多次注射抗毒素的方法(24 h 内,将治疗剂量的免疫血清全部注入体内)进行脱敏治疗。作用机制可能是小剂量变应原进入机体,仅与少数致敏细胞上的 IgE 结合,脱颗粒后释放活性介质较少,不足以引起临床反应,而少量的介质可被体液中的介质灭活物质迅速破坏。短时间内,经多次注射变应原,体内致敏细胞逐渐脱敏,直至机体致敏状态被解除,此时再注射大量抗毒素不会发生过敏反应。但这种脱敏是暂时的,经一定时间后机体又可重建致敏状态。

(2)特异性变应原脱敏治疗:对某些已查明,但日常生活中又不可能完全避免再接触的变应原,如花粉、尘螨等可采用小剂量、间隔较长时间(开始数周,以后数月)、多次皮下注射相应变应原的方法进行减敏治疗,可防止疾病复发。作用机制可能是反复多次皮下注射变应原,诱导机体产生大量特异性 IgG 类抗体,该类抗体与再次进入机体的相应变应原结合,可阻止其与致敏细胞上的 IgE 结合,从而阻断超敏反应的进行。故这种变应原特异性抗体 IgG 又被称为封闭抗体。

3.药物防治 使用某些药物干扰或切断超敏反应发生过程中的某些环节对防治Ⅰ型超敏反应性疾病具有重要的应用价值。

(1)抑制活性介质合成和释放的药物:①阿司匹林:为环氧合酶抑制剂,可阻断前列腺素($PGD_2$)的生成。②色苷酸二钠:可稳定细胞膜,抑制致敏细胞脱颗粒,减少或阻止活性介质的释放。③肾上腺素、异丙肾上腺素、麻黄碱及前列腺素 E 等:能激活腺苷酸环化酶,增加 cAMP 的生成,阻止 cAMP 的降解,提高细胞内 cAMP 水平,抑制致敏细胞脱颗粒、释放活性介质。

(2)活性介质拮抗药:①苯海拉明、扑尔敏、异丙嗪等组胺受体竞争剂,可通过与组胺竞争结合效应器官上的组胺受体,发挥抗组胺作用。②乙酰水杨酸对缓激肽有拮抗作用。③多根皮苷酊磷酸盐为白三烯的拮抗剂。

（3）改善效应器官反应性的药物：① 肾上腺素能使小动脉、毛细血管收缩，降低血管通透性，减少腺体的分泌，此外还有使支气管舒张，解除支气管平滑肌痉挛的作用，是抢救过敏性休克的首选药。②葡萄糖酸钙、氯化钙、维生素 C 等，除具有解痉，降低血管通透性外，也可减轻皮肤和黏膜的炎症反应。

## 二、Ⅱ型超敏反应

Ⅱ型超敏反应是存在于细胞膜表面的抗原与相应的抗体（IgG 或 IgM）结合通过激活补体、调理吞噬作用及 ADCC 作用，最终破坏靶细胞的过程。因此Ⅱ型超敏反应又称为细胞溶解型或细胞毒型超敏反应。

### （一）发生机制

Ⅱ型超敏反应发生机制如图 4.2 所示。

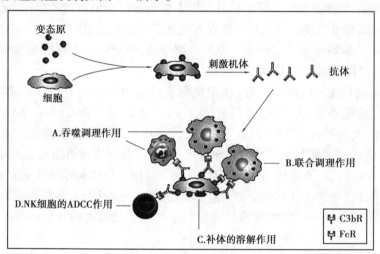

**图 4.2　Ⅱ型超敏反应发生机制**

1.抗原

（1）自身固有抗原：①正常组织细胞表面的同种异型抗原，如 ABO 血型抗原、Rh 抗原和 HLA 抗原等。②异嗜性抗原，即正常组织细胞与外源性抗原之间有共同抗原，如 A 族溶血性链球菌胞壁与心瓣膜、肾小球基底膜、关节组织之间的共同抗原。

（2）修饰的自身抗原：因感染、理化因素而改变的自身抗原。

（3）外来抗原吸附在组织上：结合在自身组织细胞表面的抗原、半抗原、抗原抗体复合物。

2.抗原抗体结合　参与Ⅱ型超敏反应的抗体主要是 IgG 和 IgM。

3.靶细胞溶解　抗原抗体结合后通过以下 3 条途径破坏靶细胞：

（1）激活补体：抗体上有补体 C1q 结合位点，抗原抗体结合后，使抗体变构暴露补体结合位点，通过经典途径激活补体系统，形成膜攻复合体，溶解靶细胞。

（2）调理吞噬：靶细胞上的抗原与抗体 IgG 结合后，IgG 的 Fc 段与吞噬细胞的 Fc 受体结合调理吞噬靶细胞；同时，补体激活形成的 C3b 与吞噬细胞上的 C3b 受体结合调理吞噬靶细胞。

（3）ADCC 作用:靶细胞上的抗原与抗体 IgG 结合后,IgG 的 Fc 段与 NK 细胞的 Fc 受体结合,NK 细胞通过 ADCC 作用破坏靶细胞。

## （二）特点

Ⅱ型超敏反应的特点主要有:①参与的抗体为 IgG、IgM。②损伤靶细胞。③参与成分包括补体、巨噬细胞和 NK 细胞。④有一定的个体差异。

## （三）常见疾病

1.输血反应　ABO 血型不符是临床上最常见的输血反应。ABO 血型抗原的抗体通常为 IgM 类抗体,此抗体在人体血清中天然存在,同种异体之间进行异型输血时可导致输血反应。如将 A 型供血者的血液误输给 B 型受血者,则 A 型供血者红细胞表面的血型抗原 A 与 B 型受血者血清中的针对 A 抗原的抗体特异性结合,通过激活补体导致红细胞溶解破坏,此为溶血性输血反应。

2.新生儿溶血症

（1）Rh 血型不符:Rh⁻ 的母亲初次妊娠时因流产或分娩,胎儿少量 Rh⁺红细胞进入母体,刺激母体产生抗 Rh 的 IgG 类抗体。当产生 Rh 抗体的母亲再次妊娠而胎儿血型仍为 Rh⁺时,母体内 Rh 抗体通过胎盘进入胎儿体内,与 Rh⁺红细胞结合,可导致胎儿红细胞溶解,引起新生儿溶血症。如果产后 72 h 内给母体注射 Rh 抗体,可及时消除进入母体的 Rh⁺红细胞,能预防再次妊娠时发生的新生儿溶血症。

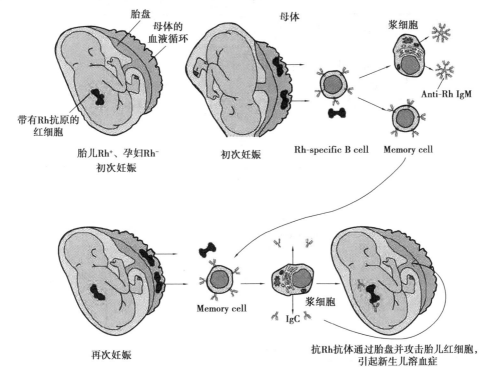

图 4.3　新生儿溶血示意图

（2）ABO 血型不符:见于母亲是 O 型血,胎儿是 A 型或 B 型血。可因分娩、流产等原因使 A 型或 B 型物质进入母亲体内,下一次妊娠时母亲体内的抗血型物质 IgG 类抗体通过胎盘进入胎儿体内,引起新生儿溶血症。症状较轻,目前无有效的预防方法。

3.自身免疫性溶血性贫血  可因感染或药物引起,如病毒(流感病毒、EB 病毒等)、支原体感染或服用甲基多巴后,使红细胞表面的抗原成分改变,形成自身抗原,刺激机体产生抗红细胞的自身抗体,与红细胞结合导致自身免疫性溶血性贫血。

4.药物过敏性血细胞减少症  青霉素、磺胺、安替比林、奎尼丁、非那西丁等药物半抗原与血细胞膜蛋白、血浆蛋白结合,获得免疫原性,刺激机体产生相应抗体,抗体与药物结合的红细胞、粒细胞或血小板等血细胞作用或抗体与药物半抗原结合形成免疫复合物后,再与具有 Fc 受体的血细胞结合,导致药物性血细胞减少症。如青霉素可导致贫血,奎宁可导致血小板减少,磺胺可导致粒细胞减少。

## 三、Ⅲ型超敏反应

Ⅲ型超敏反应是可溶性抗原与抗体(IgG、IgM、IgA)结合,形成中等大小的免疫复合物(IC),沉积在毛细血管基底膜上,激活补体引起中性粒细胞浸润为主的血管炎症和组织损伤过程,故又称免疫复合物型或血管炎型超敏反应。

### (一)发生机制

Ⅲ型超敏反应发生机制如图 4.4 所示。

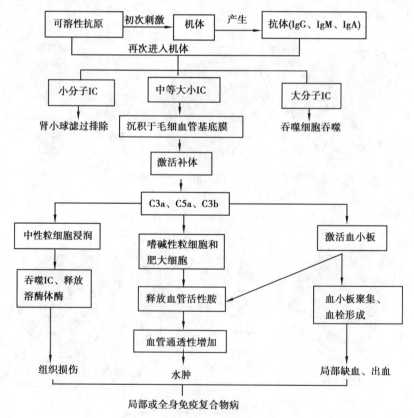

图 4.4  Ⅲ型超敏反应发生机制

1.中等大小 IC 形成 可溶性抗原初次进入机体,刺激机体产生 IgG、IgM、IgA 抗体。相同的可溶性抗原再次进入机体后可与相应的抗体结合,形成免疫复合物(抗原-抗体复合物)。大分子的免疫复合物被吞噬细胞吞噬,小分子的免疫复合物经肾小球滤过,随尿液排出。只有中等大小的免疫复合物既不易被吞噬细胞吞噬,又不易被肾小球滤过而排出。因此,可长期存于血循环中,在一定条件下极易沉积在毛细血管基底膜上,引起Ⅲ型超敏反应。

2.中等大小 IC 沉积 中等大小 IC 主要沉积在血管迂回曲折、血流缓慢且产生涡流、毛细血管血压较高的部位,如肾小球基底膜、关节滑膜等处。

3.沉积后的中等大小 IC 引起组织损伤

(1)激活补体:IC 通过经典途径激活补体产生过敏毒素(C3a、C5a),使嗜碱性粒细胞和肥大细胞脱颗粒,释放组胺等炎性介质,使局部毛细血管扩张,通透性增高,渗出物增多,引起局部水肿。

(2)中性粒细胞浸润:IC 通过经典途径激活补体产生 C3a、C5a,具有趋化作用,吸引中性粒细胞聚集在 IC 沉积的部位,在吞噬 IC 的同时,释放溶酶体酶引发局部组织发生损伤和局部中性粒细胞浸润为主的炎症是Ⅲ型超敏反应的特征。

(3)血小板聚集活化:①损伤的血管壁暴露出纤维蛋白原使血小板聚集。②IC 和 C3b 可使血小板聚集,聚集的血小板一方面释放 5-羟色胺等血管活性介质,引起血管扩张,通透性增加,局部组织水肿;另一方面激活凝血酶机制形成微血栓,造成局部组织缺血、缺氧,引起局部组织变性、坏死、出血。

---

**案例分析**

患儿,7 岁。3 周前曾患上呼吸道感染,近日眼睑浮肿,尿少,有肉眼血尿,体检:咽喉部不充血,血压 20/14.7 kPa,尿蛋白(+++),红细胞(++),抗"O"500U,C3 减少。①该患儿考虑什么诊断?②发病机制最有可能是什么?

急性肾炎诊断,属于Ⅲ型超敏反应引起的疾病,感染 A 族链球菌后机体产生抗链球菌抗体与链球菌抗原形成免疫复合物,沉积在肾小球基底膜引起。

---

**(二)特点**

Ⅲ型超敏反应的主要特点有:①参与的抗体是 IgG、IgM 和 IgA。②由中等大小的免疫复合物沉积引起。③有补体参与。④病理损害是以中性粒细胞浸润为主的炎症。⑤有一定的个体差异。

**(三)常见疾病**

1.局部免疫复合物病

(1)Arthurs 反应:是实验性局部Ⅳ型超敏反应,由 Arthurs 于 1903 年发现,给家兔皮下多次注射马血清,在注射部位出现红肿、出血和坏死等剧烈炎症反应,称 Arthurs 反应。其机制是:多次注射异种蛋白刺激机体产生大量抗体,局部注射的抗原与过量相应抗体结合形成IC,沉积在局部血管基底膜,导致病理损伤。

（2）类 Arthurs 反应：临床上反复给糖尿病人注射胰岛素可使注射局部出现水肿、充血、出血和坏死等反应，主要原因是胰岛素与相应抗体在局部形成免疫复合物所致。多次注射狂犬病疫苗、类毒素等也可出现类似反应。

2.全身免疫复合物病

（1）血清病：见于初次注射异种抗毒素血清 7~14 d 后，患者出现发热、皮疹、关节肿痛、淋巴结肿大、蛋白尿等临床表现。原因是体内产生了抗-抗毒素的血清抗体与尚未排完全的抗毒素血清形成免疫复合物所致。

（2）链球菌感染后的肾小球肾炎：部分患者在感染 A 族链球菌后 2~3 周，机体产生抗链球菌抗体与链球菌抗原形成 IC，沉积在肾小球基底膜引起肾小球肾炎。

（3）类风湿关节炎：发病机制尚不清楚，可能与病毒或支原体持续感染有关。在病毒与支原体持续感染情况下，机体产生变性 IgG 类抗体，刺激机体产生抗变性 IgG 的 IgM 类抗体，即类风湿因子（RF）。变性 IgG 与 RF 结合成 IC，反复沉积于小关节滑膜引起类风湿性关节炎。

## 四、Ⅳ型超敏反应

Ⅳ型超敏反应是由效应 T 细胞与相应变应原作用后引起的单个核细胞浸润和组织损伤为主的炎症反应。通常在再次接触变应原的 24~72 h 才可出现炎症反应，因此又称为迟发型超敏反应。

### （一）发生机制

Ⅳ型超敏反应机制如图 4.5 所示。

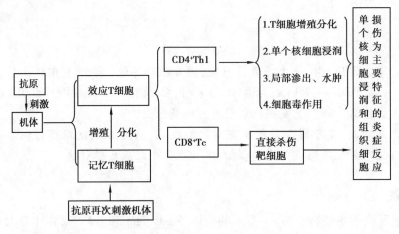

图 4.5　Ⅳ型超敏反应发生机制

1.效应 T 细胞和记忆 T 细胞形成　引起Ⅳ型超敏反应是胞内寄生菌、真菌、病毒、寄生虫、油漆和某些化妆品等。这些抗原进入机体后刺激 T 细胞，活化、增殖、分化为效应 T 细胞，部分转化为记忆 T 细胞。

2.效应 T 细胞介导免疫损伤　当相同的变应原再次进入机体时，被相应的记忆 T 细胞识别，记忆 T 细胞可迅速增殖分化为效应 T 细胞，即 CD4+Th1 细胞和 CD8+Tc 细胞。

（1）Th1 细胞介导的炎症反应：CD4+Th1 与相应抗原接触时释放多种细胞因子，如趋化因子、IL-2、TNF、IFN-γ 等。趋化因子可吸引单核巨噬细胞、淋巴细胞聚集在抗原局部；IL-2

可使淋巴细胞数量增多;TNF、IFN-γ 可增强巨噬细胞的活性,此外 TNF 可对靶细胞和周围组织产生细胞毒作用。从而形成单个核细胞浸润和组织损伤的炎症反应。

（2）Tc 细胞介导的细胞毒作用:CD8$^+$Tc 与靶细胞表面相应抗原结合作用后,释放穿孔素和颗粒酶,使靶细胞溶解或凋亡。

### （二）特点

Ⅳ型超敏反应的主要特点有:①由效应 T 细胞介导,属于细胞免疫,无抗体和补体的参与。②反应发生迟缓,一般在再次接触抗原 18～72 h 后出现。③以单核细胞浸润和组织损伤为主要特征。④无明显的个体差异。

### （三）常见疾病

1.传染性迟发型超敏反应　通常是胞内寄生的细菌、病毒、真菌和原虫等病原微生物在感染过程中引发的Ⅳ型超敏反应,故称为传染性迟发型超敏反应。如肺结核形成干酪样坏死、麻风出现皮肤肉芽肿和沙门菌引起肠热症出现肠穿孔等。发生传染型超敏反应的个体,表示机体已经获得对特定病原体的免疫力,如结核菌素试验阳性表示机体曾经感染过结核杆菌,机体已经对结核杆菌产生了免疫力。

2.接触性皮炎　某些化学物质如药物(青霉素、磺胺等)、油漆、染料、化妆品、塑料等,这些小分子半抗原与表皮内角质蛋白结合形成完全抗原,使机体致敏,当再次接触相应的抗原 24 h 后在接触部位皮肤出现红肿、皮疹、水泡,严重者可出现剥脱性皮炎,炎症反应在 48～72 h 达高峰。

3.移植排斥反应　进行同种异型组织器官移植时,由于供者与受者的 HLA 不同,在移植后 10 d 左右受者体内形成效应 T 细胞,与移植的组织器官发生Ⅳ型超敏反应,使移植的组织器官发生坏死、脱落。

超敏反应在临床上的实际情况是很复杂的,往往不是单一型,常为混合型,以某一型为主。同样的变应原在不同的个体,不同的条件可引起不同类型的超敏反应,如使用青霉素除可引起过敏性休克(Ⅰ型)外,还可引起溶血性贫血(属 Ⅱ型)、青霉素药物热(Ⅲ型),局部应用可发生青霉素接触性皮炎(Ⅳ型);链球菌感染后可引起Ⅱ型超敏反应,也可引起Ⅲ型超敏反应。因此,在临床实际中,应针对不同超敏反应性疾病进行具体分析。

# 第二节　免疫学检测

应用免疫学及相关科学,对免疫分子(抗原、抗体、补体、细胞因子等)和免疫细胞进行定性、定量测定,是免疫学检测的重要组成部分。随着免疫学技术的发展,这些检测结果为临床上确定诊断、病情分析、预后判断提供了更加可靠的依据。本节主要讲述抗原或抗体以及免疫细胞功能的检测。

## 一、抗原和抗体检测

在一定条件下抗原与相应抗体发生特异性结合称为抗原抗体反应。可发生于体内,也可发生在体外,发生在体内的称为免疫应答,发生体外的抗原抗体反应,根据其现象,借助一定的检测手段可对抗原或抗体进行定量或定性检测。因抗体主要存在于血清中,故体外的抗原抗体反应又称为血清学反应。

**（一）抗原抗体反应的特点**

1.特异性　抗原只能与其对应的抗体发生专一性结合的性质称为特异性,是抗原抗体检测的基础,抗原与抗体形同锁与钥匙的关系。

2.可逆性　抗原和抗体是非共价结合,虽然稳定但是可逆。在一定条件下如低 pH、高盐、冻融等,抗原抗体复合物可发生解离,解离后的抗原和抗体仍保持原有理化特性和生物学活性。所以,抗原抗体形成抗原抗体复合物的过程是一个动态平衡的过程。

3.比例性　只有抗原和抗体比例合适时才能形成可见复合物。抗原抗体充分结合,形成沉淀物快而多,称为抗原抗体反应等价带;在等价带前,因抗体过剩而无可见沉淀物形成称为前带;在等价带后,因抗原过剩而无可见沉淀物形成称为后带。

4.阶段性　抗原和抗体反应分为两个阶段,第一阶段是特异性结合阶段,反应快,仅几秒到几分钟,但不出现可见反应;第二阶段是可见反应阶段,反应慢,需经数分钟或数小时,抗原抗体复合物进一步交联、聚集,形成凝集、沉淀等肉眼可见的反应。

**（二）抗原抗体反应的类型**

1.凝集反应　颗粒性抗原与相应抗体特异结合后,在一定条件下出现肉眼可见的凝集物,称为凝集反应。主要包括以下几种,如图4.6所示。

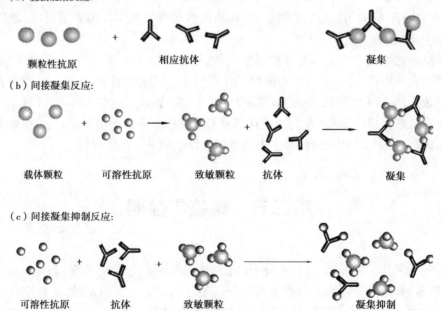

（a）直接凝集反应:

颗粒性抗原　　　　＋　　　　相应抗体　　　　　　　　凝集

（b）间接凝集反应:

载体颗粒　　可溶性抗原　　致敏颗粒　　抗体　　　　凝集

（c）间接凝集抑制反应:

可溶性抗原　　抗体　　致敏颗粒　　　　　　凝集抑制

图4.6　凝集反应示意图

（1）直接凝集反应:颗粒性抗原(细菌、红细胞等)与相应的抗体直接结合出现的凝集现象,反应中的抗原称为凝集原,参与的抗体称为凝集素。常用的凝集实验有:①玻片凝集实验:是在玻片上将颗粒性抗原和抗体直接结合,方法快捷简便,是一种定性试验,主要用于菌种鉴定和ABO血型鉴定。②试管凝集实验:是在试管内将颗粒性抗原和抗体直接结合,是一种定量实验,将待检血清在一系列试管内进行倍比稀释,然后加入抗体,观察各管的凝集现象及程度。临床上见于肥达反应、外斐反应等,如图4.7所示。

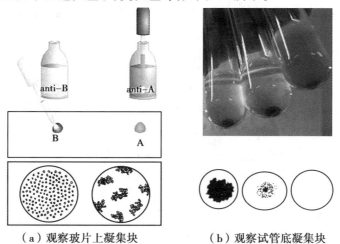

（a）观察玻片上凝集块　　　　　　（b）观察试管底凝集块

**图4.7　玻片凝集与试管凝集**

（2）正向间接凝集反应:将已知可溶性抗原吸附于载体颗粒(红细胞、聚苯乙烯、乳胶、活性炭等)表面,用于检测相应抗体的反应。如临床上检测类风湿因子。

（3）反向间接凝集反应:将已知抗体吸附于载体颗粒的表面,用于检测相应抗原的反应。如临床上检测乙型肝炎表面抗原(HBsAg)及甲胎蛋白(AFP)等。

（4）间接凝集抑制试验:将标本与抗体试剂相加反应,然后加入相应抗原致敏的颗粒载体(吸附有抗原的载体),若出现凝集现象,说明标本中不存在相应抗原,抗体与致敏颗粒起反应,凝集抑制试验阳性;若未出现凝集现象,说明标本中存在相应抗原,凝集反应被抑制,凝集抑制试验阴性。

2.沉淀反应　可溶性抗原(血清蛋白等)与相应抗体特异性结合,在适当条件下出现肉眼可见的沉淀物称为沉淀反应。最常用的是琼脂扩散试验,用琼脂制成固体的凝胶,使抗原与抗体在凝胶中扩散。若两者比例适当,则在相遇处形成肉眼可见的沉淀物(线或环),为阳性反应。常用的试验方法如图4.8所示。

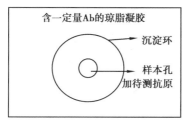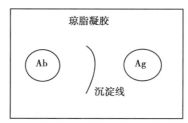

**图4.8　单向琼脂扩散和双向琼脂扩散结果示意图**

（1）单向琼脂扩散试验:将一定量的抗体混匀在琼脂中,凝固后,在琼脂板上打孔,加入待测抗原,使其向孔周围自由扩散,在抗原抗体最适比处形成沉淀环,环的大小与抗原浓度成正相关。可用于免疫球蛋白和补体等成分的定量检测。

（2）双向琼脂扩散试验：将抗原和抗体分别加入琼脂板的小孔中，二者自由向四周扩散，当两者相遇比例合适时，形成沉淀线。

3.免疫标记技术　用标记物（酶、荧光素、放射性核素、胶体金等）标记抗原或抗体，进行抗原抗体反应来检测待检物质的含量。具有特异性强、灵敏度高、定位精确等优点，广泛用于多种抗原抗体的测定。

（1）酶免疫技术：酶作为标记物，标记抗原或者抗体，检测待检标本中抗体或抗原含量的一种方法。最常用的酶免疫技术是酶联免疫吸附试验（ELISA），主要有：①双抗体夹心法：固相包被的抗体和酶标抗体分别和样本中待检抗原的两个抗原决定族结合，形成固相抗体-待检抗原-酶标抗体免疫复合物，加入酶标底物，根据酶催化底物生成有色物质的量确定待检抗原的含量。②间接法：检测抗体。原理是固相包被抗原，依次加入标本、酶标二抗（针对待检抗体的抗体），形成固相抗原-待检抗体-酶标抗体免疫复合物。加入底物，观察颜色深浅，如图4.9所示。③竞争法：检测抗原。原理是若待检标本中含有待检抗原，则会形成固相抗体-待检抗原和固相抗体-酶标抗体两种免疫复合物，由于待检抗原会与酶标抗原竞争结合固相抗体，加入底物后，酶促产物少，颜色浅；若不含抗原则形成固相抗体-酶标抗体一种免疫复合物，由于没有竞争，酶促产物多，颜色深。

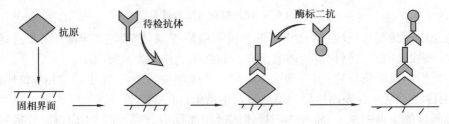

**图 4.9　间接法示意图**

（2）荧光免疫技术：荧光抗体可与切片中组织细胞或细胞表面抗原结合，洗涤除去游离的荧光抗体后，置荧光显微镜下观察，在黑暗的背景下可见明亮的特异荧光，即可对标本中的抗原物质鉴定。分直接法和间接法，如图 4.10 所示，主要用于各类微生物快速检测；组织切片中特异性抗原检测；自身免疫病的抗核抗体检测；免疫细胞表面的 CD 分子测定等。

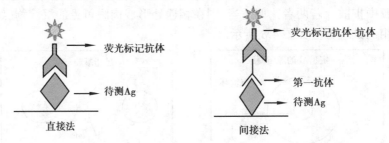

**图 4.10　荧光免疫法示意图**

（3）放射免疫技术：用放射性核素标记的抗原或抗体进行免疫学检测。常用于测定微量物质，如胰岛素、生长激素、甲状腺素、孕酮等激素；吗啡、地高辛、IgE 等。但放射性同位素有一定的危险性，且试验需特殊的仪器和设备。

（4）化学发光免疫分析技术：用化学发光物质标记抗原或者抗体进行检测。加入标本后形成化学发光物标记抗原抗体免疫复合物，一定条件下发光物质的强度同待检抗原或抗体的含量成正比。

## 二、免疫细胞功能检测

免疫系统失常将会导致许多疾病，免疫细胞是免疫功能的物质基础，对免疫细胞功能检查是评价监测免疫功能的重要手段和物质基础，最重要的是淋巴细胞功能检测。

### （一）T 细胞功能检测

T 细胞功能检测包括体内试验和体外试验两种方法。体内试验主要是进行迟发型超敏反应，借此了解淋巴细胞对变应原的应答反应，如过敏原的皮内试验。体外试验主要是检测淋巴细胞对抗原或有丝分裂原刺激的增殖反应，最经典的是 T 细胞转化试验：T 细胞在体外培养时，受非特异性丝裂原 PHA 、ConA 等刺激或特异性抗原刺激后，发生增殖转化，根据增殖转化能力评定 T 细胞功能。

### （二）B 细胞功能检测

1.检测抗体　B 细胞的主要功能是产生抗体，故可对血清中抗体进行检测来评价 B 细胞的功能。

2.溶血空斑试验　溶血空斑试验主要用于检测实验动物 B 细胞的功能，原理是：将绵羊红细胞免疫小鼠，4 d 后取出脾细胞，加入绵羊红细胞和补体，由于 B 细胞释放抗绵羊红细胞抗体，在补体的参与下使绵羊红细胞溶解，形成空斑，空斑的大小和抗体含量成正比，从而反应 B 细胞的功能。

3.B 淋巴细胞转化试验　B 淋巴细胞转化试验原理同 T 淋巴细胞转化试验，但刺激物是葡萄球菌 A 蛋白（SPA）。

# 第三节　免疫学防治

免疫学防治是指当机体受病原体感染后，能产生特异性抗体和效应 T 细胞，提高对该病原体的免疫力，根据这一基本原理，可采用人工方法使机体获得特异性免疫力，或者人为的改变机体的免疫功能状态，达到预防、治疗疾病的目的。

## 一、免疫预防

免疫预防是通过人工的方法刺激机体产生或直接输入免疫活性物质，获得特异性免疫力，从而特异性清除致病因子，达到预防疾病的目的。因此，根据特异性免疫的获得方式可分为人工主动免疫和人工被动免疫。

表 4.2　人工免疫的比较

| 区别点 | 主动免疫 | 被动免疫 |
| --- | --- | --- |
| 使用制剂 | 抗原（疫苗、类毒素） | 抗体（抗毒素、免疫球蛋白） |

续表

| 区别点 | 主动免疫 | 被动免疫 |
|---|---|---|
| 产生时间 | 慢,接种后 1~4 周 | 快,注入后立即生效 |
| 维持时间 | 长,数月~数年 | 短,2~3 周 |
| 用途 | 预防 | 紧急预防或治疗 |

### （一）人工主动免疫

人工主动免疫是指用人工的方法,给机体输入疫苗、类毒素等抗原物质,使机体产生特异性免疫力的方式。

1.人工主动免疫的特点 人工主动免疫的主要特点有:产生特异性免疫慢;免疫维持时间长;主要用于传染病的特异性预防。

2.常用的生物制品

（1）类毒素:细菌外毒素经 0.3%~0.4%甲醛处理后,失去毒性但保留免疫原性称类毒素,机体接种类毒素后产生抗毒素。常用的制剂如破伤风类毒素、白喉类毒素等,与百日咳灭活疫苗制成混合疫苗(白喉-百日咳-破伤风三联疫苗)。

（2）疫苗:用病原微生物或其有效成分制成的生物制品,分为死疫苗和活疫苗两种类型。①死疫苗亦称灭活疫苗,选用免疫原性强的病原体(如细菌、病毒等)经人工大量培养,用物理或化学方法将其杀死后制成的疫苗。如霍乱、伤寒、流脑、流感、乙脑、钩端螺旋体、甲型肝炎及狂犬疫苗等。灭活疫苗的优点是:安全,易于运输及保存,保存期 1 年左右;缺点是:用量大,需多次接种。②活疫苗:由减毒或无毒的活病原微生物制成的生物制品。如卡介苗、脊髓灰质炎、麻疹、腮腺炎、风疹及水痘疫苗等。活疫苗的优点是:接种后病原体在体内有一定的生长繁殖能力,用量小,一般只需接种 1 次,能诱导机体产生体液免疫与细胞免疫,免疫效果可靠、持久,可维持 3~5 年;缺点是:不易保存,4 ℃下数周即失效,另外还有体内恢复突变的危险,免疫缺陷者和孕妇一般不宜接种减毒活疫苗。

表 4.3 死疫苗与活疫苗的比较

| 区别点 | 死疫苗 | 活疫苗 |
|---|---|---|
| 制剂特点 | 死,强毒株 | 活,无毒或弱毒株 |
| 接种量及次数 | 量较大,2~3 次 | 量较小,1 次 |
| 保存及有效期 | 易保存,有效期约 1 年 | 不易保存,4 ℃冰箱数周 |
| 免疫效果 | 较低,维持数月~2 年 | 较高,维持 3~5 年甚至更长 |
| 常见疫苗 | 狂犬病疫苗、伤寒疫苗 | 卡介苗、脊髓灰质炎疫苗 |

（3）新型疫苗:即组分疫苗,常用的有①亚单位疫苗:提取病原体的有效免疫原成分制成的疫苗,这类疫苗效果好,不良反应少,如乙型肝炎血源性疫苗及脑膜炎球菌、肺炎球菌、流感杆菌的多糖疫苗等。②合成肽疫苗:人工合成的具有类似天然抗原决定簇的多肽疫苗,即

第三代疫苗,这种疫苗不含核酸,是最为理想的安全新型疫苗,也是目前研制预防和控制感染性疾病和恶性肿瘤的新型疫苗的主要方向之一。如临床试验阶段的 HIV 疫苗。③基因工程疫苗:通过基因工程技术将编码病原体免疫原的基因借助载体转移并插入另一生物体基因组中,使其表达并产生所需抗原而制成的疫苗。如将编码 HBsAg 的基因插入酵母菌基因组中,使之产生 HBsAg,重组乙肝疫苗在国内已广泛应用。④DNA 疫苗:是将编码免疫原的基因插入细菌质粒 DNA 中,建成基因重组质粒,再将其导入机体组织细胞,使机体表达保护性抗原,并获得特异性免疫而达到免疫接种效果。DNA 疫苗在体内可持续表达,免疫效果好,维持时间长,是疫苗发展的方向之一。

　　3.计划免疫　按规定程序有计划地进行人群预防接种,以提高人群免疫水平,最终控制甚至消灭相应传染病称为计划免疫。目前,我国儿童计划免疫程序见表4.4。

表 4.4　我国儿童计划免疫程序

| 年　龄 | 疫苗种类 |
|---|---|
| 基础接种 | |
| 出生 | 卡介苗、乙型肝炎疫苗(第 1 针) |
| 1 个月 | 乙型肝炎疫苗(第 2 针) |
| 2 个月 | 小儿麻痹症糖丸(初服) |
| 3 个月 | 小儿麻痹症糖丸(第 2 次口服)、百白破三联疫苗(第 1 针) |
| 4 个月 | 小儿麻痹症糖丸(第 3 次口服)、百白破三联疫苗(第 2 针) |
| 5 个月 | 百白破三联疫苗(第 3 针) |
| 6 个月 | 乙型肝炎疫苗(第 3 针)、流行性脑脊髓膜炎多糖疫苗 |
| 8 个月 | 麻疹疫苗(初种) |
| 加强接种 | |
| 1 岁半 | 百白破三联疫苗(加强)、小儿麻痹症糖丸(部分地区加服) |
| 4 岁 | 小儿麻痹症糖丸(加服)、麻疹疫苗(复种) |
| 7 岁 | 百白破三联疫苗(加强)、麻疹疫苗(复种) |

　　(1)接种的途径及剂量:不同疫苗的接种途径、接种对象及接种剂量等都有不同。一般死疫苗皮下注射,活疫苗皮内注射或自然感染接种,脊髓灰质炎疫苗口服为佳、麻疹与腮腺炎疫苗雾化吸入为好。

　　(2)接种后反应:包括一般反应和异常反应。一般反应是接种 24 h 内在接种局部出现红、肿、热、痛等炎性反应,有人同时伴有发热、头晕、恶心、腹泻等全身反应,这些属正常免疫反应,不需处理,1~2 d 内可消失。异常反应是少数人在接种后出现的并发症,如晕厥、过敏性休克、变态反应性脑脊髓膜炎、过敏性皮炎、血管性水肿等,这些反应虽然发生率很低,但其后果很严重,如不及时抢救,可危及生命。

## （二）人工被动免疫

人工被动免疫是指用人工的方法给机体输入含有特异性抗体的免疫血清或细胞因子等，使机体获得特异性免疫力。

1.人工被动免疫的特点　人工被动免疫的主要特点有：产生免疫快；维持时间短，2～3周；用于疾病治疗和紧急预防。

2.常用的生物制品

（1）抗毒素：用类毒素多次免疫动物（通常选择马），产生大量抗体后，采血分离制成的免疫血清。如破伤风抗毒素和白喉抗毒素。

（2）人丙种球蛋白：从正常人血浆或健康产妇胎盘血中提取制而成，分别称为人血浆丙种球蛋白和胎盘丙种球蛋白。常用于脊髓灰质炎疫苗、麻疹、甲型肝炎等疾病的治疗或紧急预防。

（3）人特异性免疫球蛋白：恢复期患者或接受类毒素和疫苗免疫者的血浆中含有高效价的特异性抗体，常用于治疗过敏体质及丙种球蛋白疗效不佳的疾病。

## 二、免疫治疗

应用生物制剂或药物来改变机体的免疫状态，以治疗疾病的方法称为免疫治疗。包括免疫调节、免疫重建和免疫替代疗法3个方面。

### （一）免疫调节

人为采取措施调节机体的免疫功能状态，使免疫功能增强或减弱，包括免疫增强疗法和免疫抑制疗法。常用的免疫治疗制剂见表4.5。

表4.5　常用的免疫治疗制剂

|  | 免疫增强疗法制剂 | 免疫抑制疗法制剂 |
| --- | --- | --- |
| 治疗性疫苗 | 肿瘤疫苗、病毒性疫苗（正研制HIV疫苗）、自身免疫病疫苗 | — |
| 抗体制剂 | — | 抗CD3、CD25、CD4单克隆抗体 |
| 合成药物 | 左旋咪唑、西咪替丁 | 糖皮质激素、环磷酰胺、硫唑嘌呤 |
| 微生物制剂 | 卡介苗、短小棒状杆菌 | 环孢素A、FK-506 |
| 免疫因子 | 转移因子、免疫核糖核酸、胸腺素 | 抗淋巴细胞血清、抗全T细胞血清、单克隆抗体 |
| 中草药 | 猪苓、灵芝 | 雷公藤、青蒿素 |

### （二）免疫重建和免疫替代疗法

若机体免疫系统因先天或后天原因出现严重缺陷，可通过输入造血干细胞而重建免疫系统，此为免疫重建。造血干细胞可来自骨髓、胚胎肝细胞、脐血或外周血。免疫替代疗法即输入机体缺乏的免疫活性物质，以暂时维持其免疫功能。如给先天性性联无丙种球蛋白血症（先天性性联无γ-球蛋白血症是X连锁隐性遗传病）患者持续输入正常人免疫球蛋白，可在较长时间内维持其生命。

# 目标检测题

## 一、名词解释

1.超敏反应

2.变应原

3.凝集反应

4.疫苗

5.沉淀反应

## 二、单项选择题

1.Ⅰ型超敏反应的主要特点包括(　　)。

A.IgE 与 IgG 介导　　　　　B.发生速度快,消失也快　　　　C.NK 细胞为效应细胞

D.引起功能紊乱与组织损伤　　E.造成组织损伤

2.关于超敏反应正确的理解是(　　)。

A.初次接触变应原就可能发生　B.发生速度快,消失也快

C.非特异性　　　　　　　　　D.属于正常免疫应答　　　　E.属于异常免疫应答

3.属于Ⅰ型超敏反应的疾病是(　　)。

A.肾小球肾炎　　　　　　　　B.风湿病　　　　　　　　　　C.过敏性休克

D.免疫性溶血性贫血　　　　　E.接触性皮炎

4.支气管哮喘起作用的 Ig 包括(　　)。

A.IgG、IgM　　　　　　　　　B.IgD、IgE　　　　　　　　　C.sIgA、IgE

D.IgE　　　　　　　　　　　　E.IgA、IgG

5.与 IgE 具有高亲和力的细胞是(　　)。

A.嗜酸性和中性粒细胞　　　　B.毛细血管基底膜细胞　　　　C.单个核细胞

D.嗜碱性粒细胞和肥大细胞　　E.NK 细胞

6.移植排斥反应主要有哪些细胞介导?(　　)

A.B 细胞　　　　　　　　　　B.巨噬细胞　　　　　　　　　C.T 细胞

D.树突状细胞　　　　　　　　E.NK 细胞

7.引起Ⅱ型超敏反应的抗原主要是(　　)。

A.细胞表面固有的抗原成分和吸附于组织细胞上的外来抗原

B.通过消化道和呼吸道进入机体的小分子抗原

C.循环中的可溶性抗原　　　　D.某些微生物和寄生虫　　　　E.胞内寄生菌

8.下列生物活性介质中哪一种与Ⅰ型超敏反应的发生关系不大?(　　)

A.补体　　　　　　　　　　　B.白三烯　　　　　　　　　　C. 前列腺素

D.组胺　　　　　　　　　　　E.缓激肽

9.Ⅲ型超敏反应的主要特点包括(　　)。

A.抗体是 IgE、IgG      B.具有明显的个体差异和遗传倾向

C.补体不参与      D.病理损害是以淋巴细胞浸润的炎症

E.形成了中等大小的免疫复合物沉积于小血管基底膜

10.下列不是Ⅱ型超敏反应的特点的是(　　　)。

A.抗原或抗原抗体复合物存在于细胞膜上

B.介导的抗体是 IgG 和 IgM

C.有补体、吞噬细胞和 NK 细胞参与

D.后果是靶细胞被破坏

E.有大量的效应 T 细胞增殖

11.Ⅳ型超敏反应起关键作用的效应细胞是(　　　)。

A.效应 T 细胞      B.肥大细胞      C.NK 细胞

D.B 细胞      E.中性粒细胞

12.属于Ⅱ型超敏反应疾病的是(　　　)。

A.血小板减少性紫癜      B.血清病      C.红斑狼疮

D.过敏性鼻炎      E.溃疡性结肠炎

13.不参与Ⅲ型超敏反应的是(　　　)。

A.IgG、IgM      B.补体      C.IgE

D.中性粒细胞      E.抗原抗体复合物

14.预防超敏反应最有效的措施是(　　　)。

A.皮肤试验      B.脱敏注射      C.注射拮抗药物

D.避免接触变应原      E.激素治疗

15.通过内源性途径活化 $CD8^+$ 细胞的抗原是(　　　)。

A.细菌抗原      B.细菌外毒素      C.病毒感染的细胞

D.异种动物血清      E.红细胞的 RH 抗原

16.某抗原制备 2 200 mL 抗血清,应选择何种动物(　　　)。

A.家兔      B.猴子      C.小鼠

D.马      E.豚鼠

17.间接凝集反应不能用来检测(　　　)。

A.抗体      B.AFP 抗原      C.伤寒沙门菌抗体

D.类风湿因子      E.抗青霉素抗体

18.关于反向间接凝集实验说法错误的是(　　　)。

A.抗体致敏载体      B.用于检测标本中抗原      C.出现凝集为阴性

D.敏感性高      E.特异性强

19 .沉淀反应的抗原是(　　　)。

A.颗粒性抗原      B.可溶性抗原      C.半抗原

D.超抗原      E.不完全抗原

20.沉淀反应的反应曲线中,抗原抗体分子比例最适合的范围称为(　　　)。

A.带现象      B.前带      C.后带

D.等价带      E.钩状效应

21.关于自身红细胞凝集实验,说法错误的是(  )。

A.红细胞为致敏载体 　　　　B.可检测抗原 　　　　C.可检测抗体

D.诊断试剂为抗 O 型红细胞单克隆抗体 　　　　E.检测标本为全血

22.用 ELISA 双抗体夹心法奸恶抗原 A 时,固相载体的包被物是(  )。

A.酶标记 A 抗体 　　　　B.未标记的抗 A 抗体 　　　　C.未标记的抗原 A

D.酶标抗球蛋白抗体 　　　　E.SPA

23.抗原抗体的结合是(  )。

A.分子表面的特异性结合 　　　　B.不稳定的结合 　　　　C.随机结合

D.不可逆结合 　　　　E.无限量结合

24.肥大试验是(  )。

A.直接凝集反应 　　　　B.间接凝集反应 　　　　C.沉淀反应

D.金标免疫技术 　　　　E.免疫标记技术

25.检查微量 Ag 或 Ab 的方法是(  )。

A.玻片凝集反应 　　　　B.间接凝集反应 　　　　C.沉淀反应

D.试管凝集反应 　　　　E.酶联免疫吸附试验

26.酶免疫技术中的酶结合物是指(  )。

A.酶标记抗原 　　　　B.酶标记抗体 　　　　C.酶标记抗原或抗体

D.结合在固相载体上的酶 　　　　E.酶与底物的结合

27.脊髓灰质炎疫苗是(  )。

A.活疫苗 　　　　B.死疫苗 　　　　C.亚单位疫苗

D.基因工程疫苗 　　　　E.合成肽疫苗

28.下列属于死疫苗的是(  )。

A.卡介苗 　　　　B.麻疹疫苗 　　　　C.脊髓灰质炎疫苗

D.百日咳疫苗 　　　　E.破伤风类毒素

29.人工主动免疫的最大优点是(  )。

A.免疫出现快 　　　　B.免疫力维持时间长 　　　　C.制剂好保存

D.注射剂量小 　　　　E.副作用小

30.下列不属于我国儿童计划免疫程序的是(  )。

A.卡介苗 　　　　B.乙肝疫苗 　　　　C.甲肝疫苗

D.百白破三联疫苗 　　　　E.脊髓灰质炎疫苗

### 三、问答题

1.某人因被铁钉扎伤,医护人员在用破伤风抗毒素作紧急预防和治疗时,发现破伤风抗毒素皮肤试验阳性,该怎么处理? 为什么?

2.青霉素可引起哪些类型的超敏反应? 各自的机制是什么?

3.临床上肥达试验、乙肝两对半测定、血型鉴定常用的是哪种检测方法?

4.何谓人工主动免疫和人工被动免疫? 常用的生物制剂有哪些?

5.比较人工主动免疫和被动免疫的特点。

(李 霞)

# 第五章  常见病原菌

📖 **学习目标**

- 掌握常见病原菌的致病物质及所致疾病。
- 熟悉常见病原菌的分类原则、抗原构造、标本送检及微生物学检查方法。
- 了解常见病原菌的种类、生物学性状及防治原则。

能引起人类或动植物疾病的细菌称为病原菌。病原菌按生物学特征和致病特点可分为化脓性球菌、肠道杆菌、弧菌、厌氧菌、分枝杆菌及其他病原菌。

## 第一节  化脓性球菌

对人类有致病性的球菌主要引起各种化脓性炎症,故称这类细菌为化脓性球菌。根据革兰氏染色性不同分为革兰氏阳性球菌和革兰氏阴性球菌,革兰氏阳性球菌主要有葡萄球菌属、链球菌属和肺炎链球菌;革兰氏阴性球菌主要有脑膜炎奈瑟菌和淋病奈瑟菌。

### 一、葡萄球菌属

葡萄球菌属(*Staphylococcus*)的细菌是一群革兰氏阳性球菌,通常排列成不规则的葡萄串状故名。葡萄球菌属广泛分布于自然界和人、动物的皮肤及与外界相通的腔道中,多数不致病。但葡萄球菌可引起各种类型的化脓性感染,甚至严重的败血症。正常人体也可携带致病菌株,医务人员的带菌率可高达70%,是医院内交叉感染的重要来源。

#### (一)生物学性状

1.形态与染色  葡萄球菌呈球形,直径约为 1 μm。在固体培养基中繁殖时,菌体向多个平面不规则分裂,故常排列成典型的葡萄串状,如图 5.1 所示。但在浓汁或液体培养基中,常成双或短链状排列。革兰氏染色阳性,随着菌龄衰老、死亡或被白细胞吞噬后,某些可染成革兰氏阴性。葡萄球菌无鞭毛,不形成芽胞,除少数菌株外不形成荚膜。某些抗生素(如青霉素等)可破坏细菌的细胞壁,在低渗环境中使细菌形态发生改变,如菌体膨胀或裂解死亡。

2.培养特性  葡萄球菌对营养要求不高,普通培养基上生长良好,在含血液的培养基上生长更佳,需氧或兼性厌氧,少数专性厌氧。28~38 ℃均能生长,致病菌最适温度为 37 ℃,pH 为 4.5~9.8,最适为 7.4。在肉汤培养基中均匀混浊生长,在琼脂平板上形成圆形凸起、边

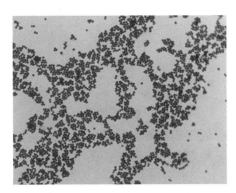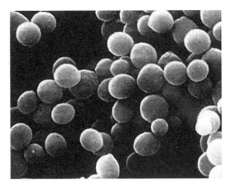

图 5.1　葡萄球菌的形态

缘整齐、表面光滑、湿润、不透明的菌落。不同菌种产生不同的脂溶性色素,呈现金黄色、白色、柠檬色等,有助于鉴别。在血琼脂平板上形成的菌落较大,多数致病菌株形成透明溶血环。耐盐性强,能在含 10%~15%氯化钠的培养基中生长。

3.生化反应　葡萄球菌的触酶试验阳性,可与链球菌相区分。葡萄球菌多能分解葡萄糖、麦芽糖、蔗糖等多种糖类,产酸不产气。致病性葡萄球菌可分解甘露醇,非致病性葡萄球菌不能分解甘露醇。

4.抗原构造　葡萄球菌抗原构造复杂,有多糖抗原、蛋白质抗原及细胞壁中其他抗原,较重要者为葡萄球菌 A 蛋白(SPA)。SPA 是存在于细胞壁中的一种表面蛋白,可与人类 IgG 的 Fc 段非特异性结合,但 IgG 的 Fab 段仍可与特异性抗原结合。临床上 SPA 可作为免疫学及实验室诊断技术中的应用试剂,用含 SPA 的葡萄球菌作载体与 IgG 的 Fc 段结合,Fab 段与相应细菌抗原结合后,可使金黄色葡萄球菌发生肉眼可见的凝集现象。目前这种简易、快速的协同凝集试验已广泛应用于多种微生物抗原的检测。SPA 还可发挥抗吞噬作用,SPA 与 IgG 抗体 Fc 段结合后,IgG 抗体 Fc 段不能与吞噬细胞表面的 Fc 受体结合,使吞噬细胞的激活受阻,在金黄色葡萄球菌感染中起重要作用。

5.分类　根据色素、生化反应等不同,葡萄球菌可分为金黄色葡萄球菌、表皮葡萄球菌和腐生葡萄球菌 3 种。其中金黄色葡萄球菌多为致病菌,表皮葡萄球菌为条件致病菌,腐生葡萄球菌一般不致病。三者的主要特征见表 5.1。

表 5.1　3 种葡萄球菌的主要生物学性状比较

| 性　状 | 金黄色葡萄球菌 | 表皮葡萄球菌 | 腐生葡萄球菌 |
| --- | --- | --- | --- |
| 菌落色素 | 金黄色 | 白色 | 白色或柠檬色 |
| 血浆凝固酶 | + | − | − |
| α 溶血素 | +(透明溶血环) | − | − |
| SPA | + | − | − |
| 甘露醇发酵 | + | − | − |
| 致病性 | 强 | 弱或无 | 无 |

6.抵抗力  在无芽胞菌中抵抗力最强。在干燥的浓汁、痰液中可以存活 2~3 个月;加热 60 ℃1 h 或 80 ℃30 min 才被杀死;耐盐性强,对龙胆紫敏感;对青霉素、红霉素和庆大霉素敏感,但容易产生耐药性,目前对青霉素 G 耐药的金黄色葡萄球菌已高达 90%以上。

**(二)致病性与免疫性**

1.致病物质  金黄色葡萄球菌侵袭力强,可产生多种毒素及胞外酶。

(1)血浆凝固酶:简称凝固酶,是一种能使含有肝素或枸橼酸钠抗凝剂的人或兔血浆凝固的酶类物质。绝大多数致病株能产生,是鉴别葡萄球菌有无致病性的重要指标。凝固酶有两种:一种是分泌到菌体外的能使液态的纤维蛋白原变成固态的纤维蛋白的游离凝固酶;另一种是结合于菌体表面的能使纤维蛋白沉积于菌体表面的结合凝固酶。两种都能阻碍吞噬细胞对细菌的吞噬和杀灭,保护细菌免受杀菌物质的杀伤。葡萄球菌感染的病灶局限、浓汁黏稠。

---

**知识链接**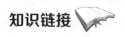

### 凝固酶阴性葡萄球菌(CNS)

血浆凝固酶试验为阴性的葡萄球菌称 CNS,常为人体的正常菌群。但近年来的临床和实验室检测结果证实 CNS 已经成为医源性感染的常见病原菌,而且耐药菌株也日益增多。人类 CNS 感染中以表皮葡萄球菌的感染最为常见,主要引起泌尿系感染、器械检查尿道后的膀胱炎、细菌性心内膜炎、败血症等,此外心脏起搏器安装、置换人工瓣膜、长期腹膜透析、静脉滴注等亦可造成 CNS 的感染。另外,耐甲氧西林葡萄球菌(MRSA)在全球范围内不断增加。

---

(2)溶血素:葡萄球菌能产生 α、β、γ、δ、ε 这 5 种溶血素,对人致病的主要是 α 溶血素。α 溶血素是外毒素,成分是蛋白质,除对红细胞有溶血作用外,还对白细胞、血小板、肝细胞、成纤维细胞、血管平滑肌细胞等有损伤作用。

(3)杀白细胞素:除溶血素外的另一种破坏白细胞的毒素称为杀白细胞素,只攻击中性粒细胞和巨噬细胞。含 F 和 S 两种蛋白质,两者协同作用,导致细胞通透性增加,钾离子丢失,最终细胞死亡。

(4)肠毒素:为可溶性蛋白质,较耐热,100 ℃30 min 仍能保持部分活性,也不受胃肠液中蛋白酶的影响。误食污染肠毒素的食物后,作用于肠道神经受体,传入中枢刺激呕吐中枢,引起以呕吐为主要症状的急性胃肠炎,即食物中毒。

(5)表皮剥脱毒素:也称表皮溶解毒素,裂解表皮组织的棘状颗粒层,使表皮与真皮脱离,引起剥脱性皮炎,即烫伤样皮肤综合征,多见于新生儿及婴幼儿。

(6)毒性休克综合征毒素 1(TSST-1):增加机体对内毒素的敏感性,导致高热、呕吐、腹泻、肌痛、猩红热样皮疹,毛细血管通透性增强,多个器官功能紊乱,引起毒性休克综合征。

2.所致疾病  金黄色葡萄球菌可引起侵袭性疾病、毒素性疾病及菌群失调症。

(1)侵袭性疾病:通过多种途径侵入机体,引起化脓性感染,包括:①皮肤软组织感染:如疖、痈、毛囊炎、麦粒肿、蜂窝组织炎、伤口化脓等,感染的特点是病灶局限、脓汁黏稠。②内脏器官感染:如肺炎、中耳炎、脑膜炎和心内膜炎等。③全身感染:外力挤压疖、痈,或过早切开未成熟脓肿,细菌由淋巴和血流向全身扩散,引起败血症、脓毒血症等。

（2）毒素性疾病:①食物中毒:进食葡萄球菌肠毒素污染的食物 1~6 h 后出现恶心、呕吐、腹泻等症状,以呕吐最为突出,多数病人 1~2 d 内自行恢复,预后良好。②烫伤样皮肤综合征:由表皮剥脱毒素引起,多见于幼儿及免疫功能低下者,发病初期皮肤出现弥漫性红斑,1~2 d 表皮起皱,继而出现水泡,形似烫伤,最后表皮上层脱落。③毒性休克综合征:由TSST-1 引起,表现为突发高热、呕吐、腹泻、猩红热样皮疹,严重者可出现心、肾功能衰竭、低血压,出现休克。

（3）菌群失调症:主要引起葡萄球菌性肠炎(又称假膜性肠炎),正常人群中约有 10%~15% 的肠道中寄生有少量金黄色葡萄球菌,由于长期使用广谱抗生素,杀伤肠道中不耐药的优势菌如大肠埃希菌,使耐药的金黄色葡萄球菌大量繁殖产生肠毒素,引起以腹泻为主的临床症状。

**3.免疫性**　正常人群对金黄色葡萄球菌有一定的天然免疫力,只有当皮肤黏膜受创伤后,或患有慢性消耗性疾病以及其他病原体感染导致宿主免疫力降低时,才易导致金黄色葡萄球菌感染。感染后可获得一定的免疫力,但难防止再次感染。

**（三）微生物学检查法**

**1.标本采集**　根据疾病类型不同采取不同标本。如化脓性病灶采取脓液;败血症取血液;食物中毒采取患者剩余食物或呕吐物等。

**2.直接涂片检查**　制备标本涂片革兰氏染色后油镜下观察。根据细菌形态、排列方式及染色性,可作出初步诊断。但涂片镜检不能区别致病菌与非致病菌。

**3.分离培养与鉴定**　将标本接种到血琼脂平板上,37 ℃培养 18 h 后可长出典型的菌落。若要观察溶血现象及色素,需要延长培养时间,最佳温度是室温。培养基中加入7.5% NaCl,可抑制除金黄色葡萄球菌外的其他杂菌的生长,有利于分离出金黄色葡萄球菌。

**4.食物中毒的检测**　取患者呕吐物或剩余食物作为标本,接种于肉汤培养基,孵育后取滤液注射于 6~8 周龄的幼猫腹腔,如注射后 4 h 内幼猫出现呕吐、腹泻、体温升高或死亡等现象,提示有肠毒素存在的可能。

**5.药敏试验**　金黄色葡萄球菌易产生耐药性变异。约 90% 的金黄色葡萄球菌产生 β-内酰胺酶,成为青霉素类药物耐的药菌株。故对临床分离出的葡萄球菌标本,药敏试验应作为一项常规检测,以便挑选出细菌敏感的药物。

**（四）防治原则**

注意个人卫生,及时处理皮肤创伤,切忌挤压疖,特别是“危险三角区”;加强食品卫生管理;严格无菌操作,防止医源性感染;合理使用抗生素,根据药敏试验选择药物。

## 二、链球菌属

链球菌属( *Streptococcus* )在生长过程中成对或成链状排列,广泛分布于自然界,大多数为人体正常菌群,寄生部位以上呼吸道为主,少数为致病性链球菌,可引起人类多种疾病。

**（一）生物学性状**

**1.形态与染色**　单个菌体呈球形或卵圆形,直径约为 1 μm。排列成链状或成双排列,链的长短受环境因素影响而不同,如图 5.2 所示。

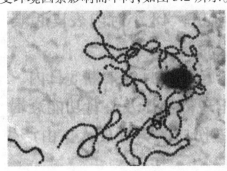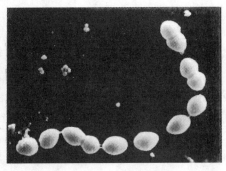

图 5.2　链球菌的形态

革兰氏染色阳性,随着培养时间的延长或菌体死亡,可表现革兰氏阴性。无鞭毛,不形成芽胞。A 族链球菌有丝状 M 蛋白,外包裹磷壁酸的菌毛结构。大多数 A 族链球菌培养早期(2~4 h)可形成透明质酸荚膜,随培养时间延长,由于细菌产生的透明质酸酶而将其降解后消失。

2.培养特性　营养要求较高,需在培养基中加入血液或组织液才能生长,需氧或兼性厌氧,多数有致病作用的溶血性链球菌最适生长温度为 37 ℃,最适 pH7.4~7.6。在血清肉汤培养基中生长时易形成长链状,管底呈絮状沉淀。在血琼脂平板上形成圆形隆起、表面光滑、灰白色半透明或不透明的细小菌落,多数菌株菌落周围有 β 溶血现象。

3.生化反应　链球菌能发酵简单的糖类,产酸不产气。不分解菊糖,不被胆汁溶解,这两种特性可用来鉴定甲型溶血性链球菌和肺炎链球菌。

4.抗原构造　链球菌抗原构造较复杂,主要有:①核蛋白抗原:或称 P 抗原,无特异性,各种链球菌均相同。②多糖抗原:或称 C 抗原,存在于多数链球菌的细胞壁中,是链球菌分群的依据。③蛋白质抗原:或称表面抗原,是链球菌细胞壁的蛋白成分,位于 C 抗原外层,A 族链球菌有 M、T、S 和 R 四种,与致病性有关的是 M 蛋白质。

5.分类

(1)溶血现象分类:根据链球菌在血琼脂平板上溶血现象可分 3 类:①甲型溶血性链球菌:菌落周围有狭窄草绿色溶血环,称为甲型溶血或 α 溶血,多为条件致病菌。细菌产生的过氧化氢使血红蛋白氧化成正铁血红蛋白出现草绿色。②乙型溶血性链球菌:菌落周围有宽大透明的无色溶血环,红细胞完全破坏,称为乙型溶血或 β 溶血,致病力强,常引起人或动物多种疾病。③丙型溶血性链球菌(γ 型):不产生溶血素,菌落周围无溶血环,一般情况下不致病。

(2)抗原结构分类:根据链球菌细胞壁中多糖抗原不同分为 A~H 及 K~V 等 20 个血清群。对人有致病作用的链球菌 90%属于 A 群。同群链球菌因蛋白质抗原不同,又可分若干型,如 A 群链球菌根据 M 蛋白不同,可分为 80 多个型。

6.抵抗力　多数链球菌抵抗力不强,60 ℃30 min 可被杀死,对一般消毒剂敏感。A 群链球菌对青霉素、红霉素、氯霉素、四环素和磺胺药极敏感,极少有耐药株发现。

**(二)致病性和免疫性**

1.致病物质　A 群链球菌有较强的致病力,可产生多种胞外酶和外毒素。

（1）脂磷壁酸（LTA）：围绕在 M 蛋白外层，与 M 蛋白共同构成 A 群链球菌的菌毛结构，人类多种细胞膜上均有 LTA 受体，LTA 与细胞表面受体结合，增强细菌对宿主细胞的黏附性。

（2）M 蛋白：是 A 群链球菌主要的毒力因子。毒性作用一方面表现为抗吞噬及抗吞噬细胞内的杀菌作用；另一方面 M 蛋白可诱发抗体的变态反应。提纯的 M 蛋白与心肌组织有交叉反应，推断 M 蛋白是风湿热的重要致病因子。M 蛋白与其相应抗体形成免疫复合物可引起急性肾小球肾炎等超敏反应性疾病。

（3）致热外毒素：亦称红疹毒素、猩红热毒素。化学成分为蛋白质，直接作用于下丘脑引起发热、皮肤红疹，是猩红热的主要致病毒素。

（4）溶血素：根据对氧的敏感性分为两种：①链球菌溶血素 O（SLO）：是一种含有—SH 的蛋白质，对氧敏感，遇氧时—SH 被氧化成—S—S—，失去溶血活性，还原后溶血能力恢复。SLO 的—SH 与细胞膜上的胆固醇结合使膜出现微孔，导致细胞溶解，对红细胞溶解作用最强，对中性粒细胞、血小板及心肌组织等也有毒性作用。抗原性强，可刺激机体产生相应抗体。风湿热患者血清中抗链球菌溶血素 O（ASO）抗体效价明显升高，因此测定 ASO 抗体效价可作为风湿热及活动性的辅助诊断。②链球菌溶血素 S（SLS）：为小分子糖肽，对氧稳定，无抗原性。乙型溶血性链球菌在血琼脂平板上菌落周围完全透明的溶血环由 SLS 所致。对白细胞、血小板和多种组织细胞有破坏作用。

（5）侵袭性酶：与致病性相关的酶主要有：①透明质酸酶：能够分解细胞间质的透明质酸，有利于细菌在组织中的扩散，故又称为扩散因子。②链激酶（SK）：亦称为溶纤维蛋白酶，可使血浆中的纤维蛋白酶原转变成纤维蛋白酶，溶解血块或阻止血浆凝固，增强细菌扩散能力。③链道酶（SD）：亦称链球菌 DNA 酶，可降解黏稠的 DNA，使脓液稀薄，有利于细菌扩散。链球菌感染的病灶扩散、脓汁稀薄。

2.所致疾病　人类约 90% 的链球菌感染由 A 群链球菌引起，引起的疾病有 3 种类型。

（1）化脓性感染：①局部皮肤及皮下组织感染：丹毒、淋巴管炎、蜂窝组织炎、痈、脓疱疮等，感染的特点是病灶扩散、脓汁稀薄。②其他系统感染：扁桃体化脓、咽炎、鼻窦炎、中耳炎、产褥热等。

（2）中毒性疾病：由产生致热外毒素的 A 群链球菌感染引起的呼吸道传染病称为猩红热，临床特征有发热、咽炎、全身弥漫性鲜红皮疹，疹退后出现明显脱屑。此病一年四季都有发生，尤以冬春之际发病较多，多发于 10 岁以下的儿童。

（3）超敏反应性疾病：①风湿热：常继发于 A 群链球菌感染的咽炎或扁桃体炎，由多型别引起，潜伏期 2~3 周，易感人群为 10 岁以下的儿童，临床表现以关节炎、心肌炎为主。致病机制一方面是链球菌与心肌瓣膜、肾小球基膜和关节组织有共同抗原性，针对链球菌的抗体发生交叉反应，属于 II 型超敏反应；另一方面是 M 蛋白与相应抗体结合形成中等大小免疫复合物，沉积于心瓣膜和关节滑膜腔上，发生 III 型超敏反应。②急性肾小球肾炎：典型的临床表现为链球菌引上呼吸道或皮肤感染后约 3 周，出现血尿、蛋白尿、浮肿、尿素氮滞留、血清补体水平下降。大部分人可康复，少数病例可转变为慢性肾小球肾炎、肾功能衰竭。

甲型溶血性链球菌感染所致疾病主要为龋齿和心内膜炎。

（1）龋齿：是一种常见病，与变异链球菌关系密切。变异链球菌可分解蔗糖产生高分子量、黏性很大的不溶性物质,如葡聚糖或果聚糖,将口腔中众多的菌群黏附于牙齿表面形成菌斑。其中乳杆菌进一步发酵多种糖类产生大量的酸,导致牙齿釉质及牙齿脱钙,形成龋齿。

(2)亚急性心内膜炎:甲型溶血性链球菌常为上呼吸道中寄生的正常菌群。当拔齿或扁桃体摘出时,可侵入血流,若心脏瓣膜有缺损时,可引起亚急性心细菌性内膜炎。

3.免疫性 感染链球菌后可获得一定的免疫力,主要是抗 M 球蛋白抗体,可增强吞噬细胞的吞噬作用。因其型别多,各型之间无交叉免疫力,故常发生反复感染。链球菌感染后机体可获得抗链球菌溶血素 O(ASO)抗体,此抗体可阻断由溶血素 O 引起的溶血现象,但对链球菌的再次感染无保护作用。

(三)微生物学检查

1.标本采集 根据不同疾病采取不同标本。伤口的脓液,咽喉、鼻腔等病灶的棉拭,败血症时取血液等。检测抗体时取血清。

2.直接涂片镜检 脓液标本可直接涂片,革兰氏染色后镜检。脓液标本镜下观察时,细菌常呈双或单个形式存在,而不是呈典型的链状。

3.培养 链球菌分离培养常采用血琼脂平板,培养时加入 10% 二氧化碳,有助于形成典型的溶血现象。对败血症病人先取血液作肉汤增菌培养再作分离培养。

4.抗链球菌溶血素 O 试验 抗链球菌溶血素 O 试验简称抗 O 试验,将 SLO 制成抗原,检测患者血清中 ASO 的血清学试验。正常人群 ASO 效价小于 250,风湿热或急性肾小球肾炎患者 ASO 多明显高于正常人,效价 ≥400。

(四)防治原则

患者、隐性感染者、恢复期带菌者是乙型溶血性链球菌感染的传染源。对患者和带菌者应及时治疗,以减少传播机会。空气、器械、辅料等应注意消毒处理。对乙型溶血性链球菌引起的呼吸道、皮肤感染应早期诊断,早期治疗,可有效防止风湿热或肾小球肾炎等并发症的发生。青霉素 G 是治疗的首选药物,剂量要给足。

### 三、肺炎链球菌

肺炎链球菌(*Streptococcus pneumoniae*)俗称肺炎球菌。常居寄于人类上呼吸道,多数不致病,仅少数引起大叶性肺炎等疾病。

(一)生物学性状

1.形态与染色 肺炎链球菌常成双排列,菌体呈矛头状,宽端相对,尖端向外。在痰、脓液标本中可呈单个或短链状。无鞭毛,不形成芽胞,有毒株在体内形成厚荚膜。革兰氏染色阳性,菌体衰老时或产生自溶酶将细菌裂解后,革兰氏染色阴性。普通染色时荚膜不容易着色,表现为菌体周围透明环,如图 5.3 所示,需要特殊染色才着色。

2.培养特性 肺炎链球菌对营养要求较高,需在含血液或血清的培养基中生长,需氧或兼性厌氧。在血琼脂平板上形成小圆形、隆起、表面光滑、湿润的菌落,菌落周围形成 α 溶血环,与甲型溶血性链球菌相似。随着培养时间延长,细菌产生的自溶酶裂解细菌,使菌落中央凹陷,边缘隆起成"脐状"。胆汁或脱氧胆酸盐可激活自溶酶加速菌体自溶,甲型溶血性链球菌不产生自溶酶,胆汁溶菌试验鉴别甲型溶血性链球菌和肺炎链球菌。液体培养基中呈均匀混浊生长,后期自溶变澄清。

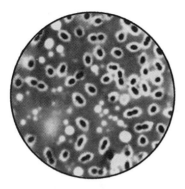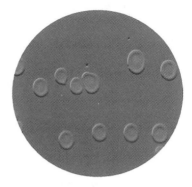

**图 5.3　肺炎链球菌的形态与菌落**

3.生化反应　大多数新分离出的肺炎链球菌可发酵菊糖、对奥普托欣(Optochin)敏感,故菊糖发酵试验、奥普托欣药敏试验在鉴别肺炎球菌与甲型溶血性链球菌时有一定的参考价值。

4.抗原构造与分型

(1)荚膜抗原:属于多糖,存在于肺炎链球菌荚膜中,根据荚膜多糖抗原的不同将肺炎球菌分为 84 个血清型。

(2)菌体抗原:包括①C 多糖:存在于肺炎链球菌细胞壁中,具有种特异性,为各型菌株所共有。C 多糖可被血清中 C-反应蛋白沉淀。②M 蛋白:具有型特异性,M 蛋白刺激机体产生的相应抗体无保护作用。

5.抵抗力　肺炎链球菌的抵抗力较弱,56 ℃经 15～30 min 即被杀死;对一般消毒剂敏感。有荚膜株抗干燥力较强。对青霉素、红霉素、林可霉素等敏感。

**(二)致病性与免疫性**

1.致病物质

(1)荚膜:是肺炎链球菌的主要致病因素。无荚膜的变异株无毒力,感染实验动物如鼠、兔等,很快被吞噬细胞吞噬并杀灭。有荚膜的可抵抗吞噬细胞的吞噬,有利于细菌在宿主体内定居并繁殖。

(2)肺炎链球菌溶血素:高浓度时对实验动物有致死性,对人的致病机理尚待确定。

(3)紫癜形成因子:注入家兔皮内,可产生紫癜及出血点并伴有内脏出血。紫癜形成因子与人类肺炎球菌感染间的关系尚不明确。

2.所致疾病

(1)大叶性肺炎:肺炎链球菌肺炎常突然发病,表现为高热、寒战、胸膜剧烈疼痛、咳铁锈色痰。其病理表现主要是最初肺泡内有大量纤维蛋白渗出液,继之是红细胞和白细胞向肺泡渗出,最终导致病变部位肺组织实变。病变通常仅累及单个肺叶,故又称为大叶性肺炎。

(2)继发性感染:肺炎链球菌也可侵入机体的其他部位,引起继发性胸膜炎、中耳炎、心内膜炎及化脓性脑膜炎等。

3.免疫性　肺炎链球菌感染后机体可建立较牢固的型特异性免疫,同型病菌的再次感染少见。

（三）微生物学检查

1.标本采集　根据感染部位不同采取不同标本,如痰液、脓液、血液、脑脊液等。

2.直接涂片镜检　痰、脓液及脑脊液沉淀物可做成标本涂片,革兰氏染色后镜检。

3.分离培养　痰或脓液接种血琼脂平板,37 ℃ 24 h 后挑选 α 溶血的可疑菌落作进一步鉴定。

4.鉴别试验　肺炎链球菌与甲型溶血性链球菌菌落相似,应加于鉴别。常用的试验有:

（1）菊糖发酵试验:大多数新分离出的肺炎链球菌可发酵菊糖,而甲型溶血性链球菌不分解菊糖,故可用于二者的鉴别诊断。

（2）胆汁溶菌试验:肺炎链球菌可产生自溶酶。胆汁可激活自溶酶,加速菌体自溶。甲型溶血性链球菌不产生自溶酶,故加入胆汁后菌体不发生溶解。

（四）防治原则

青霉素 G 为首选治疗药物,对青霉素耐药菌株对万古霉素依然敏感。目前国外已采用23 个型别肺炎球菌荚膜多糖多价疫苗预防肺炎球菌感染,接种效果良好,疫苗对儿童、老年人、免疫功能低下人群具有一定的保护作用。

## 四、奈瑟菌属

奈瑟菌属（*Neisseria*）是一群革兰氏染色阴性,常成双排列的球菌。奈瑟菌属中脑膜炎奈瑟菌及淋病奈瑟菌是引起人类疾病的主要病原菌。

（一）脑膜炎奈瑟菌

脑膜炎奈瑟菌简称脑膜炎球菌,是流行性脑脊髓膜炎（简称流脑）的病原体。

1.生物学性状

（1）形态与染色:革兰氏染色阴性,成双排列,菌体呈肾形,直径约为 0.8 μm,凹面相对。无鞭毛,不形成芽胞,新分离菌株有荚膜和菌毛。在患者的脑脊液中,细菌多位于中心粒细胞内,形态典型。

（2）培养特性:专性需氧,营养要求高,常用巧克力血琼脂平板培养。初次分离时需5%~10%的 $CO_2$。最适温度35 ℃,低于30 ℃或高于40 ℃则不生长,最适 pH7.4~7.6。巧克力血琼脂平板上形成圆形隆起、表面有光泽、透明或半透明、直径约为 1~5 mm 的露珠样黏液型菌落,无色素形成,无溶血现象。可产生自溶酶,采集标本后不及时送检会自溶。

（3）生化反应:分解葡萄糖、麦芽糖等糖类产酸不产气,氧化酶试验阳性。

（4）抗原构造及分类:①荚膜多糖抗原:具有群特异性,据此将脑膜炎奈瑟菌分为 A、B、C…至少 13 个血清群,C 群致病力最强。②外膜蛋白抗原:具有型特异性,据此将各血清群分为若干个血清型。③脂多糖抗原:与大肠杆菌是共同抗原。

（5）抵抗力:弱,对热、寒冷、干燥及常用消毒剂均敏感。室温 3 h 即死亡,可产生自溶酶,标本应注意保温、保湿,最好床边接种。对青霉素、磺胺药等敏感,但易产生耐药性。

2.致病性和免疫性

（1）致病物质:有荚膜、菌毛和内毒素。荚膜有抗吞噬作用。菌毛可使细菌黏附于宿主细胞表面,有利于细菌入侵。内毒素是最主要的致病物质,它使机体发热、白细胞升高、皮肤黏膜瘀斑,严重时引起 DIC 和中毒性休克。

（2）所致疾病：经呼吸道感染引起流行性脑脊髓膜炎（脑膜炎）。人类是唯一的易感宿主，传染源是病人或带菌者，冬春季流行，易感者多是 15 岁以下儿童及青少年，主要通过飞沫传播。细菌侵入易感者机体首先在鼻咽部繁殖，潜伏期 1~4 d。机体抵抗力强多无症状或只表现上呼吸道炎症；抵抗力弱时细菌大量繁殖后入血引起菌血症或者败血症，病人突然恶寒、高热、恶心呕吐、皮肤出血性瘀斑。少数病人可因细菌突破血脑屏障引起脑脊髓膜化脓性炎症，病人出现剧烈头痛、喷射性呕吐、颈强直等脑膜刺激症状。严重病人可出现中毒性休克，预后不良。

（3）免疫性：机体对脑膜炎球菌感染的免疫力主要依赖于体液免疫。分泌性 IgA 抗体可阻止脑膜炎球菌侵袭呼吸道黏膜上皮细胞；血清 IgG 和 IgM 抗体在补体参与下有杀死病原菌的作用。6 个月内的婴儿可通过母乳获得 IgG 抗体，产生自然被动免疫，故很少发生感染。6 个月后来自母体抗体水平逐渐下降，婴儿对疾病易感性逐渐增强，故 6 个月至 2 岁年龄组婴儿免疫力最低，是脑膜炎球菌的易感人群。

3.微生物学检查法

（1）标本：取患者脑脊液、血液或刺破皮肤出血性瘀斑取渗出物作涂片或培养。带菌者取鼻咽拭子。标本应注意保温、保湿，最好床边接种。

（2）直接涂片镜检：脑脊液离心沉淀后，取沉淀物涂片，革兰氏染色后镜检。如果显微镜下见到中性粒细胞内、外有革兰氏阴性双球菌，可作出初步诊断。

（3）分离培养与鉴定：血液与脑脊液标本在血清肉汤培养基中增菌后，接种到巧克力色血琼脂平板上，置于含 5%~10% $CO_2$ 的环境中孵育。挑起可疑菌涂片镜检，并作生化反应及型特异性多价血清凝集试验鉴定。

4.防治原则

预防感染脑膜炎球菌的关键是尽快消除传染源、切断传播途径及提高人群免疫力。对儿童接种 A 群流脑荚膜多糖疫苗，对可疑患者早隔离早治疗，流行期间成人短期服用磺胺或磺胺滴鼻。治疗首选药物为青霉素 G 和磺胺类药。

**（二）淋病奈瑟菌**

淋病奈瑟菌简称淋球菌，是人类淋病的病原体，主要侵犯人类泌尿生殖道的黏膜上皮细胞，侵入黏膜下层，引起化脓性炎症。淋病是我国目前发病人数最多的性传播疾病。

1.生物学性状

（1）形态与染色：淋球菌形态与脑膜炎球菌相似。革兰氏染色阴性，圆形或卵圆形，直径约为 0.8 μm。常成双排列，菌体相接触面略凹陷，形似一对咖啡豆状。无鞭毛，不形成芽胞，但有菌毛，分离初期有荚膜。急性淋病患者标本涂片显微镜下观察时淋球菌多存在于中性粒细胞内，慢性淋病时则多在细胞外，如图 5.4 所示。

（2）培养特性：专性需氧，营养要求高，常用巧克力色血琼脂平板培养。最适温度为 35~

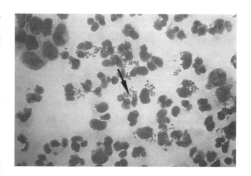

图 5.4　淋病奈瑟菌的形态

36 ℃,最适 pH 值为7.5。初次分离需提供5%~10%的$CO_2$。培养48 h 后淋球菌形成圆形、隆起、表面有光泽、无色透明或半透明,直径为1~5 mm 的光滑型菌落。

(3)生化反应:只分解葡萄糖,产酸不产气,不分解其他糖类;氧化酶试验阳性。

(4)抗原构造:①菌毛蛋白抗原:存在于有毒菌株,氨基端富含疏水性氨基酸,序列保守;近中端氨基酸序列同样保守,免疫原性不强,与吸附易感细胞有关;近羧基端氨基酸序列高度可变,使同一株细菌的菌毛蛋白表现出不同的抗原性。②脂多糖抗原:有致热作用,易发生变异,抗脂多糖抗体对再感染无保护作用。③外膜蛋白抗原:包括PⅠ、PⅡ和PⅢ这3种,PⅠ是主要的外膜蛋白,是淋球菌分型的主要基础。

(5)抵抗力:弱,不耐干燥和寒冷,对一般消毒剂敏感。在完全干燥的环境中1~2 h 即死亡,但若附着于衣裤和被褥中则能生存18~24 h,在厚层脓液或湿润的物体上可存活数天。55 ℃5 min 内即被杀死,1∶4 000 硝酸银经2 min 即死亡。对青霉素、磺胺药物、链霉素均敏感,但耐药菌株越来越多。

**2.致病性与免疫性**

(1)致病物质:主要有菌毛、脂多糖和IgA1 蛋白酶。菌毛使菌体黏附到泌尿生殖道上皮细胞上;脂多糖分子与人类细胞表面糖鞘脂分子结构相似,可使淋球菌逃避机体免疫系统的识别;淋球菌 IgA1 蛋白酶可裂解并灭活黏膜表面存在的特异性 IgA 抗体,使细菌黏附于黏膜上皮细胞表面。

(2)所致疾病:人类是淋球菌唯一的天然宿主。①淋病:成年人绝大多数通过性接触感染,也可以通过间接接触被污染的物品感染。淋球菌侵入泌尿生殖道黏膜,产生急性化脓性炎症,进而侵犯组织,形成慢性炎症及组织纤维化。男性感染一般为尿道炎,表现为尿道脓性分泌物,排尿疼痛,还可发展为附睾炎。女性感染初始部位为子宫颈内膜,继之可侵犯尿道和阴道,如不能控制感染可继续扩展至输卵管,导致输卵管纤维化、阻塞,引起不育。②新生儿淋球菌性结膜炎:感染淋球菌的孕妇分娩时,通过产道感染胎儿引起,有大量的脓性分泌物排出,故又称为脓漏眼。

(3)免疫性:人类对淋球菌无天然免疫力,普遍易感,感染后可产生特异性 IgG、IgM 和分泌性 IgA 抗体。由于淋球菌易变异,易反复感染。

**3.微生物学检查**

(1)标本:采取泌尿生殖道、眼结膜脓性分泌物。

(2)直接涂片镜检:标本制成涂片后革兰氏染色镜检,如观察到中性粒细胞内、外有大量革兰氏阴性双球菌时,具有诊断意义。

(3)分离培养与鉴定:标本采集后应注意保温保湿,尽快送检。将标本接种巧克力血琼脂平板上,置5%~10%的$CO_2$ 环境中培养1~2 d 后,挑取可疑菌落涂片染色镜检,并作生化反应及免疫学鉴定。

(4)快速诊断:主要有酶联免疫吸附试验和核酸探针试验。

**4.防治原则** 预防淋病应该取缔娼妓、杜绝不正当的两性关系。对患者及时正确地诊断,并进行彻底治疗,治疗首选青霉素 G。婴儿出生后不论产妇有无淋病,均应对新生儿立即用1%硝酸银溶液滴眼,以防新生儿淋病性眼结膜炎。

**案例分析**

患者,男性,34岁,因尿频、尿痛、尿道流脓、排尿困难就诊。取尿道脓性分泌物,涂片革兰氏染色镜检,发现中性粒细胞内有革兰氏阴性双球菌。①初步诊断是什么?②诊断依据是什么?③怎么预防和治疗?

初步诊断是淋病,尿道脓性分泌物镜检发现革兰氏阴性双球菌。广泛开展防治性病的知识教育以及防止不正当的两性关系。治疗应根据药敏试验选择高敏药物,夫妻双方同时治疗。

# 第二节　肠道杆菌

肠道杆菌(*Enteric bacilli*)是一大群寄居于肠道中、生物学性状相似的革兰氏阴性短小杆菌。随人和动物的粪便排出,广泛分布于水、土壤或腐物中。大多数是肠道正常菌群,但在宿主免疫力下降或寄居部位改变时可成为条件致病菌而引起感染。少数为致病菌,如伤寒沙门菌、痢疾志贺菌、致病性大肠埃希菌等,引起人类肠道疾病。

肠道杆菌的共同特性有:①形态结构:为中等大小的革兰氏阴性杆菌,除志贺菌外均有鞭毛,少数有荚膜或包膜,大多有菌毛,不形成芽胞。②培养特性:兼性厌氧或需氧,营养要求不高,普通琼脂平板上形成湿润,光滑、灰白色中等大小菌落。液体培养基中呈均匀混浊生长。③生化反应:活泼,分解多种糖类及蛋白质,可用于区别不同菌属和菌种的肠杆菌。乳糖发酵试验在初步鉴别肠杆菌科中致病菌和非致病菌上有重要价值,非致病菌分解乳糖,致病菌多数不能分解乳糖。④抗原构造:主要有菌体(O)抗原、鞭毛(H)抗原和荚膜或包膜抗原。O抗原存在于细胞壁脂多糖层,具有属、种特异性;H抗存在于鞭毛蛋白,不耐热。失去鞭毛的细菌则运动消失,O抗原外露,为H-O变异;荚膜或包膜抗原位于O抗原外,为多糖抗原,不同菌属有不同名称,重要的如大肠埃希菌的K抗原、伤寒沙门菌的Vi抗原。⑤抵抗力:肠杆菌科细菌对理化因素抵抗力不强,易被一般化学消毒剂杀灭。⑥变异:易变异,最常见的变异是耐药性变异,以及H-O变异。

## 一、埃希菌属

埃希菌属(*Escherichia*)有5个种,大肠埃希菌是最常见的临床分离菌。大肠埃希菌俗称大肠杆菌(图5.5),婴儿出生数小时就进驻肠道并伴随终生。当宿主免疫力下降或细菌侵入肠外组织或器官,可引起肠道外感染。致病性大肠杆菌可引起腹泻。

### (一)生物学性状

埃希菌属细菌为中等大小,革兰氏染色阴性杆菌,多数菌株有鞭毛和普通菌毛,有些菌株有性菌毛和微荚膜。在普通琼脂平板上37 ℃ 24 h后形成直径2~3 mm的圆形隆起灰白色菌落,有粪臭味。在血琼脂上某些菌株可产生β溶血,在肠道选择培养基上发酵乳糖形成有色菌落,在液体培养基中均匀浑浊生长。生化反应活泼,发酵多种糖类产酸产气;吲哚、甲基红、V-P、枸橼酸盐(即 IMViC)结果为++--,动力-吲哚-脲酶培养基(MIU)的结果常为++-,克氏双糖铁琼脂(KIA)上发酵葡萄糖产酸产气、大多数分解乳糖、不产生硫化氢。大肠埃希菌主要的抗原有 O、H 和 K 这 3 种抗原,是血清学分型的依据,表示血清型按 O∶K∶H 排列,如 O111∶K58(B4)∶H2。

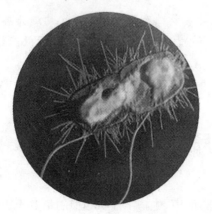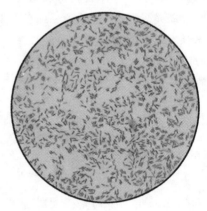

图 5.5　大肠埃希菌形态

**(二)致病性**

1.致病物质

(1)定居因子:又称黏附素,由质粒控制产生的特殊菌毛,帮助细菌黏附于肠道和泌尿生殖道上皮细胞,避免肠道蠕动、尿液冲刷而被排除。

(2)外毒素:主要有肠毒素、类志贺毒素和溶血素等。肠产毒性大肠埃希菌产生两种肠毒素:①不耐热肠毒(LT):为蛋白质,对热不稳定,65 ℃30 min 被破坏,由 A、B 两个亚单位组成,B 亚单位与小肠黏膜上皮细胞上 GM1 神经节苷脂受体结合,A 亚单位进入细胞内,激活肠黏膜细胞上的腺苷酸环化酶,使 ATP 转化为 cAMP,导致小肠液体过度分泌,肠腔积液而致泻。②耐热肠毒素(ST):对热稳定,100 ℃20 min 不被破坏。能激活肠黏膜细胞上的鸟苷酸环化酶,使 cGMP 升高,肠腔积液而发生腹泻。

(3)其他:细胞壁脂多糖中的类脂 A 具有毒性,是内毒素的毒性和生物学活性的主要成分,O 特异多糖有抵抗宿主防御屏障的作用。大肠杆菌的 K 抗原有吞噬作用。

2.所致疾病

(1)肠外感染:多为内源性感染,正常寄生在肠道的大肠杆菌一般不致病,如果侵入其他组织或器官则可引起肠道外感染,以泌尿系统感染为主,如尿道炎、膀胱炎、肾盂肾炎。也可引起腹膜炎、老年人败血症及新生儿脑膜炎等。

(2)肠道感染:引起肠道感染的大肠杆菌主要有 5 种类型(表 5.2)。

①肠产毒性大肠埃希菌(ETEC):是引起婴幼儿和旅游者腹泻的重要病原菌。临床表现为轻度腹泻,少数出现严重的霍乱样腹泻。致病物质主要是肠毒素和定居因子。

②肠致病性大肠埃希菌(EPEC):是婴幼儿腹泻的主要病原菌,传染性强,严重者可死亡。不产生肠毒素及其他外毒素,细菌在肠黏膜表面大量繁殖,导致刷状缘被破坏、微绒毛

萎缩、上皮细胞功能受损,造成严重腹泻。

③肠侵袭性大肠埃希菌(EIEC):主要侵犯较大儿童和成人。细菌不产生肠毒素,直接侵入肠黏膜上皮细胞内繁殖,释放内毒素,破坏上皮细胞而引起的炎症、溃疡,出现黏液脓血便(痢疾样腹泻),伴有里急后重,应注意与志贺菌区别。

④肠出血型大肠埃希菌(EHEC):感染以幼儿为主,食用消毒不完全的牛奶、肉类引起,污染 O157:H7 血清型菌株为主。致病物质是类志贺毒素,因能够使非洲绿猴肾细胞(Vero 细胞)出现病变,故称 Vero 毒素,肠出血型大肠埃希菌又称产志贺样毒素大肠埃希菌(STEC)、产 Vero 毒素大肠埃希菌(VTEC)。引起散发性或爆发性出血性结肠炎,症状轻重不一,轻度水泻至剧烈腹痛的血便,溶血性尿毒综合征和急性肾衰竭。

⑤肠凝聚性大肠埃希菌(EAEC):与世界各地慢性腹泻有关。产生毒素和黏附素,不侵袭细胞,引起婴儿持续性腹泻,水样便,严重者伴有脱水,偶有肚痛、发热和便血。

表 5.2　引起肠道感染的大肠埃希菌

| 菌　株 | 作用部位 | 疾　病 | 致病因素 | 常见 O 血清型 |
|---|---|---|---|---|
| ETEC | 小肠 | 旅行者和婴幼儿腹泻 | 肠毒素,定植因子 | 6、8、15、25 等 |
| EPEC | 小肠 | 婴儿腹泻 | 质粒介导的黏附作用 | 2、55、125 等 |
| EIEC | 大肠 | 水样便(似菌痢) | 质粒介导的侵袭作用 | 28、29、124 等 |
| EHEC | 大肠 | 出血性结肠炎 | 志贺毒素 Ⅰ、Ⅱ | 157、26、111 等 |
| EAEC | 小肠 | 婴儿腹泻 | 质粒介导的集聚性黏附 | 42、44、3 等 |

**(三)微生物学检查**

1.临床病原学检查

(1)标本:肠外感染取中段尿、血液、脓液、脑脊液等;腹泻患者取粪便。

(2)分离培养与鉴定:粪便直接接种肠道杆菌选择性培养基(如麦康凯、SS 等),血液需先经肉汤增菌,再转种血琼脂平板。其他标本可同时接种血琼脂平板和肠道杆菌选择性培养基。37 ℃孵育 18~24 h 后,观察菌落并涂片染色镜检,泌尿系统除确定大肠杆菌外还应计数,每毫升尿含菌量≥100 000 时,才有诊断价值。采用一系列生化反应进行鉴定,肠致病性大肠埃希菌须还需做血清学分群定型试验,必要时检测肠霉毒素。

2.卫生细菌学检查　寄居在肠道中的大肠埃希菌不断随粪便排出体外,污染周围环境和水源、食品等。样品中检出大肠埃希菌越多,表示样品被粪便污染越严重,也表明样品中存在肠道致病菌的可能性越大。因此在环境卫生和食品卫生中,细菌总数和大肠菌群数常用作被粪便污染的监测指标。如我国的卫生标准是每升饮用水中大肠菌群数不得超过 3 个,每 100 mL 瓶装汽水、果汁中大肠菌群数不得超过 5 个。

**(四)防治原则**

养成良好的个人卫生习惯,饭前便后洗手,加强饮食卫生和水源管理。尿道插管和膀胱镜检查严格无菌操作;对腹泻患者进行隔离治疗,及时纠正水和电解质平衡。大肠埃希菌对多种抗生素敏感,但耐药性普遍,治疗应在药敏试验结果下选择用药。

## 二、志贺菌属

志贺菌属(*Shigella*)由 Shiga 首先分离出该菌而得名,是人类细菌性痢疾最为常见的病原菌,俗称痢疾杆菌。

### (一)生物学性状

志贺菌为(2.0~3.0)μm×(0.5~0.7)μm 短小杆菌,无芽胞、鞭毛和荚膜,有菌毛。普通琼脂平板上形成中等大小、半透明的光滑型菌落。分解葡萄糖产酸不产气,除宋内氏志贺菌可迟缓发酵乳糖(一般需 3~4 d)外均不分解乳糖,在肠道选择培养基上形成无色半透明菌落。吲哚、甲基红、V-P、枸橼酸盐(即 IMViC)结果为-+--,动力-吲哚-脲酶培养基(MIU)的结果常为--/+-,克氏双糖铁琼脂(KIA)上发酵葡萄糖产酸不产气、大多数不分解乳糖、不产生硫化氢。志贺菌的抗原只有 O 和 K 两种抗原,无 H 抗原,O 抗原是分类的依据,是志贺菌型特异性抗原。根据 O 抗原的不同将志贺菌分为 4 群:①A 群:即痢疾志贺菌,包括 10 个血清型。②B 群:即福氏志贺菌,包括 13 个血清型。③C 群:即鲍氏志贺菌,包括 18 个血清型。④D 群:即宋内氏志贺菌,只有 1 个血清型。我国以 B 群福氏志贺菌最常见,其次为 D 群和 A 群。

### (二)致病性与免疫性

1.致病物质　志贺菌的致病物质主要是侵袭力和内毒素,有些志贺菌可产生外毒素。

(1)侵袭力:菌毛有助于细菌黏附于回肠末端和结肠黏膜上皮细胞,继而细菌穿入上皮细胞内生长繁殖,在黏膜固有层内形成感染灶,引起炎症反应,很少侵入血流。

(2)内毒素:内毒素毒性强烈,作用于肠黏膜使通透性增高,进一步促进对内毒素的吸收,引起发热、神志障碍,甚至休克等一系列症状。破坏肠黏膜形成炎症、溃疡,呈现典型的脓血便;作用于肠壁植物神经系统,使肠功能紊乱,肠蠕动失调和肠痉挛,出现腹痛,尤其是直肠括约肌痉挛最明显,出现腹痛、里急后重等症状。

(3)外毒素:A 群志贺菌Ⅰ型和Ⅱ型产生一种外毒素,称为志贺毒素,能使 Vero 细胞出现病变,也称 Vero 毒素,具有 3 种生物活性:肠毒素性、细胞毒性和神经毒性。

2.所致疾病　志贺菌常常引起细菌性痢疾;传染源是病人和带菌者,无动物宿主,急性患者排菌量大,传染性强;主要通过粪-口途径传播。人类对志贺菌较易感,少量(10~200个)菌就能引起典型的细菌性痢疾。志贺菌感染只限于肠道,一般不侵入血流,常见的感染类型有 3 种。

(1)急性菌痢:经 1~3 d 的潜伏期,突然发病。常有发热、腹痛、里急后重、排脓血黏液便。治疗及时,预后良好。但在体弱的老人或儿童因水分和电解质丧失,可导致脱水、酸中毒,有的还可引起溶血性尿毒综合征,甚至死亡。

(2)中毒性菌痢:小儿多见,常无明显消化道症状,主要表现为全身中毒症状,如高热、DIC、多器官衰竭、脑水肿,病情凶险,死亡率高。

(3)慢性菌痢:常因急性菌痢治疗不彻底,造成反复发作、迁延不愈,病程超过两个月以上视为慢性痢疾。症状不典型易误诊,主要表现腹部不适,粪便常有黏液。

部分感染者可以成分带菌者,有健康带菌、慢性带菌和恢复期带菌 3 种类型,前者为痢疾的主要传染源,不能从事饮食业及保育工作等。

3.免疫性　志贺菌感染局限于肠黏膜层,一般不侵入血流,故抗感染免疫主要靠消化道黏膜表面的分泌型 IgA。志贺菌血清型多样,病愈后可再感染其他型别的细菌。

（三）微生物学检查

1.标本　挑取粪便的脓血或黏液部分,中毒性菌痢的患者可取肛拭子。

2.分离培养与鉴定　标本接种于肠道鉴别或选择培养基上,37 ℃孵育 18~24 h,挑取无色半透明可疑菌落做生化反应和药敏试验,必要时做血清学试验确定菌群(种)和菌型。

3.快速诊断法

（1）免疫荧光球菌法:标本接种荧光素标记的志贺菌免疫血清液体培养基中,37 ℃孵育4~8 h。若标本中含有相应型别的志贺菌,繁殖后与荧光素标记的抗体发生反应凝集成小球,在荧光显微镜下易于检出。

（2）协同凝集试验:用志贺菌的 IgG 抗体与富含 A 蛋白的葡萄球菌结合,测定粪便上清液中细菌的可溶性抗原。

（3）其他:临床上还可乳胶凝集试验、分子生物学方法(PCR、基因探针)对菌痢进行快速诊断。

（四）防治原则

加强食品、饮水、粪便等的卫生管理,防蝇灭蝇,避免病从口入。特异性预防采用多价减毒活疫苗,如福氏和宋内依赖链霉素变异株制备的多价活疫苗。对病人及带菌者要进行早诊断、早隔离、早治疗。治疗可用诺氟沙星、庆大霉素、小檗碱等,但易产生多重耐药菌株,给防治工作带来很大困难,用药前应做药敏试验,减少盲目用药、提高疗效。

## 三、沙门菌属

沙门菌属(*Salmonella*)由 Salmon 首先分离出该菌贡献较大而命名,是一大群生化反应和抗原构造相似的革兰氏阴性杆菌。型别繁多,仅少数沙门菌对人致病,主要有伤寒沙门菌(俗称伤寒杆菌)和甲、乙、丙副伤寒沙门菌(俗称副伤寒杆菌);有些沙门菌对动物致病,如猪霍乱沙门菌、鼠伤寒沙门菌等,但它们传染给人,也可使人致病。

（一）生物学性状

沙门菌的大小为(1.0~4.0) μm×(0.6~2.0) μm,革兰氏染色阴性。大多数有周鞭毛、能运动,多数有菌毛,不产生芽胞,一般无荚膜。兼性厌氧,普通培养基中形成中等大小、无色半透明光滑型菌落。不分解乳糖能发酵葡萄糖,伤寒杆菌分解葡萄糖产酸不产气,其他沙门菌分解葡萄糖产酸产气。吲哚、甲基红、V-P、枸橼酸盐(即 IMViC)结果为 -+-+,动力-吲哚-脲酶培养基(MIU)的结果常为 +--,克氏双糖铁琼脂(KIA)上发酵葡萄糖产酸产气或不产气、不分解乳糖、产生硫化氢。

沙门菌主要有 O 抗原和 H 抗原,有的菌株还有 Vi 抗和 M 抗原。O 抗原有 58 种,用阿拉伯数字依次表示;每种沙门菌血清型含一种或多种 O 抗原,凡是含有相同 O 抗原的沙门菌归为一组,有 42 组(或群),用 A、B、C…Z 和 O16~O67 表示,每群都有群特异性抗原,如 A 群 O2、B 群 O4、D 群 O9 等。H 抗原是定型的依据,有Ⅰ、Ⅱ两相;Ⅰ相为特异性抗原,用 a、b、c…表示;Ⅱ相为共同抗原,用 1、2、3…表示;只有一相者称为单相菌,两相都有者称为双相菌。沙门菌的表面抗原有 Vi 抗原和 M 抗原;Vi 抗原与毒力有关,M 抗原又称黏液抗原,两者都可阻止 O 抗原与相应抗体发生凝集。

**（二）致病性与免疫性**

**1.致病物质**

（1）侵袭力：菌毛可黏附于肠黏膜的上皮细胞；Vi 抗原具有微荚膜功能，能够抵抗吞噬作用，使其具有一定的侵袭力。

（2）内毒素：内毒素毒性作用较强，可引起发热、白细胞减少、中毒性休克。内毒素可激活补体系统释放趋化因子，吸引白细胞，导致肠道局部炎症反应。

（3）肠毒素：某些沙门菌可产生肠毒素，引起水样泻。

**2.所致疾病**

（1）肠热症：即伤寒和副伤寒，主要由伤寒杆菌和甲、乙、丙副伤寒杆菌引起。传染源为患者或带菌者。细菌经口侵入，到达小肠上部，通过菌毛吸附在小肠黏膜上皮细胞表面，继而穿入黏膜上皮细胞侵入肠壁淋巴组织，经淋巴管至肠系膜淋巴结中繁殖，经胸导管进入血流，引起第一次菌血症（病程第一周）。细菌随血流致骨髓、肝、脾、肾、胆囊等脏器中繁殖，再次入血，引起第二次菌血症。此时症状明显，即发病的第 2~3 周，患者出现持续高热、相对缓脉、肝脾肿大及伴随全身中毒症状，部分患者可以出现皮疹。病程 2~3 周后，胆囊中细菌随胆汁排至肠道，一部分细菌随粪便排出，一部分细菌再次侵入已致敏的肠壁淋巴结，引起迟发型超敏反应，导致局部组织坏死，甚至引起肠穿孔。肾脏中细菌随尿排出。第 4 周进入恢复期。

（2）食物中毒（急性胃肠炎）：食入未煮熟的病畜或者病禽的肉类、蛋类以及奶制品而感染，多由鼠伤寒沙门菌、猪霍乱沙门菌、肠炎沙门菌等引起。潜伏期短，一般为 6~24 h，有发热、恶心、呕吐、腹痛、腹泻等症状。多见于老人、婴儿和体弱者。

（3）败血症：多由鼠伤寒沙门菌、猪霍乱沙门菌、肠炎沙门菌和丙型副伤寒沙门菌等引起。病菌由肠道侵入血液，引起高热、寒战、贫血等症状，肠道症状少见。多见于儿童及免疫力低下的成人。

**3.免疫性** 伤寒和副伤寒病后有牢固的免疫力，很少再感染，主要依靠细胞免疫发挥作用。肠道局部 sIgA 对病原菌的侵入有抵抗作用。

**（三）微生物学检查**

**1.标本** 肠热症应该根据病程采取标本，一般发病第 1 周取血，第 2~3 周取粪便或尿液，疾病全程可取骨髓。食物中毒的患者可取呕吐物及剩余食物。

**2.分离培养与鉴定** 血液和骨髓需要先增菌，然后再划线接种于血琼脂平板；粪便和离心后的尿沉淀物等直接接种于肠道鉴别培养基或 SS 选择培养基。37 ℃孵育 18~24 h，挑取无色半透明可疑菌落，做生化反应。血清学试验可确定菌群类型和血清型。

**3.血清学试验** 肠热症临床标本阳性分离率低，血清学诊断有辅助诊断意义，肥达试验采用广泛。

肥达试验（Widal test）是用已知的伤寒沙门菌菌体（O）抗原和鞭毛（H）抗原，以及甲、乙型副伤寒沙门菌的鞭毛（H）抗原与患者血清作定量凝集试验，测定患者血清中有无相应抗体及抗体效价的动态变化。肥达试验的结果判断时应该考虑以下 4 种情况：①正常人抗体水平：正常人因隐性感染或预防接种，血清中可含一定量的抗体。一般 O 凝集价≥1∶80、H

凝集价≥1：160、副伤寒 H 凝集价≥1：80 才有诊断意义。②动态观察：抗体在发病 1 周后才出现,逐渐增加。病程中应逐周复查,若抗体效价呈增长趋势便有诊断意义,若病程第 3 周凝集价仍在 1：80 以下,感染伤寒可能性不大。③O 与 H 抗体在诊断上的意义：IgM 类 O 抗体出现较早,持续约半年。IgG 类 H 抗体出现较晚,持续时间长达数年。因此若 O、H 凝集价均超过正常值则伤寒或副伤寒可能性大;若两者均低则可能性甚小;若 H 凝集价高而 O 不高可能是预防接种或曾感染过伤寒杆菌所致;若 O 凝集价高而 H 不高可能是感染的早期。④少数病例整个病程中,抗体效价始终不高,其原因可能是发病早期曾用大量抗生素治疗或患者的免疫功能低下所致。

### (四)防治原则

加强饮水、食品卫生监督和管理,以切断传播途径。及时发现病人,隔离治疗。对肠热症的特异性预防曾用伤寒沙门菌与副伤寒沙门菌的死疫苗,虽有一定的保护作用,但副作用大,常引起局部和全身反应。现用 Ty21a(尿苷二磷酸半乳糖-4-差向异构酶缺失突变株)口服减毒活疫苗,经国内外试用效果好,安全、稳定,有效期至少 5 年。治疗伤寒可选用环丙沙星、氯霉素等,对分离到的细菌进行药敏试验是选择抗菌药物的最佳方法。

---

**案例分析**

患者,女性,19 岁。发热 10 d,腹胀、食欲不振、乏力。查体：体温 38.5 ℃,相对缓脉,胸前有玫瑰疹。肝脾略大,实验室检查：白细胞 $4.1×10^9/L$,中性粒细胞 0.70,淋巴细胞 0.04。血、粪标本均未培养出致病菌。肥达试验结果为：O 凝集效价为 1：640,H 凝集效价为 1：320。①该患者患何种疾病? 由何种病原体引起? ②指出病原体的传播途径。③肥达试验的结果是什么意义?

患者可能患伤寒,由伤寒沙门菌引起,通过粪-口传播。伤寒沙门菌的 O 或 H 抗原与患者血清中的抗体发生凝集反应,能看到凝集块的最高稀释倍数称效价。

---

## 四、其他菌属

### (一)变形杆菌属

变形杆菌属(Proteus)是一群运动活泼、产生 $H_2S$、苯丙氨酸和脲酶阳性的革兰氏阴性杆菌,广泛分布于自然界以及人和动物的肠道中,与医学关系密切的是普通变形杆菌、奇异变形杆菌。

革兰氏阴性杆菌的大小为(1.0~2.0) μm×(0.4~0.6) μm,两端钝圆。具有多形性,可呈球状或丝状。有鞭毛和菌毛,无芽胞和荚膜。在普通培养基上常呈扩散生长,形成以接种中心为圆心的厚薄交替、同心圆型分层的波纹状菌苔,称为迁徙生长现象,如图 5.6 所示。如果在培养基中加入 0.1% 石炭酸或将培养基中的琼脂含量提高到 5%,可抑制其扩散生长而获得单个菌落。在肠道选择培养基上形成圆形、半透明无色菌落。产 $H_2S$ 的菌种在 SS 培养基上菌落中心为黑色,与沙门菌属十分相似。能迅速分解尿素,培养物有特殊的臭味。

普通变形杆菌 $X_{19}$、$X_2$ 和 $X_K$ 的 O 抗原($OX_{19}$、$OX_2$、$OX_K$)与某些立克次体有共同抗原成分,临床上常用变形杆菌 $OX_{19}$、$OX_2$、$OX_K$ 代替立克次体与斑疹伤寒或恙虫病患者血清作凝集试验,即外斐(Weil-felix)试验,协助诊断这些立克次体病。

变形杆菌属为条件致病菌,是医院感染的常见病原菌。普通变形杆菌和奇异变形杆菌可引起人体多个部位感染,如泌尿系统感染、创伤感染、慢性中耳炎、肺炎、腹膜炎和败血症等,有的菌株可引起食物中毒、婴幼儿腹泻。尿素酶能分解尿素产生氨,使尿液 pH 升高,有助膀胱结石和肾结石的形成。

### (二)克雷伯菌属

克雷伯氏菌属(Klebsiella)为革兰氏阴性杆菌,主要有肺炎克雷伯氏菌、臭鼻克雷伯氏菌和鼻硬结克雷伯氏菌,其中肺炎克雷伯氏菌致病性强,是重要的条件致病菌和医源性感染菌。大小为(1~2) μm×(0.5~0.8) μm,单独、成双或短链状排列。无芽胞和鞭毛,有较厚的荚膜,多数有菌毛。营养要求不高,有普通琼脂培养基上形成较大的灰白色黏液菌落,以接种环挑之,易拉成丝,有助鉴别,如图 5.7 所示。在肠道杆菌选择性培养基上能发酵乳糖,呈现有色菌落。分解葡萄糖产酸产气,分解乳糖,不产生硫化氢。有 O 抗原与 K 抗原,K 抗原是分型的主要依据,利用荚膜肿胀试验将克雷伯菌属本分为 82 个血清型。

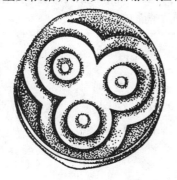

图 5.6　迁徙生长现象

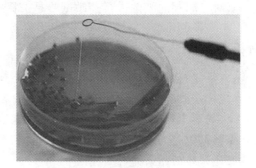

图 5.7　拉丝现象

肺炎克雷伯氏菌简称肺炎杆菌,存在于人体的肠道、呼吸道,引起支气管炎、肺炎,泌尿系统和创伤感染,甚至败血症、脑膜炎、腹膜炎等。臭鼻克雷伯氏菌简称臭鼻杆菌,引起慢性萎缩性鼻炎,有恶臭,以及败血症、泌尿系统感染等。鼻硬结克雷伯氏菌简称鼻硬结杆菌,引起慢性肉芽肿性病变,侵犯鼻咽部,使组织发生坏死。

# 第三节　弧菌属

弧菌属(Vibrio)细菌是一大群菌体短小、弯曲呈弧状的革兰氏阴性菌。广泛分布于自然界,以水中最多。大部分为非致病菌,对人致病的主要有霍乱弧菌和副溶血性弧菌,分别引起霍乱和食物中毒。

## 一、霍乱弧菌

霍乱弧菌(V.cholera)是烈性肠道传染病霍乱的病原菌,霍乱在人类历史上发生过多次世界性大流行,属国际检疫传染病。

**（一）生物学性状**

1.形态与染色　从病人新分离的霍乱弧菌形态典型,弯曲成弧状或逗点状,如图5.8所示,培养久后易失去弧状呈杆状,与肠道杆菌难区别。革兰氏染色阴性,单端单根鞭毛,运动活泼。悬滴法镜下观察,细菌呈典型的"鱼群"样穿梭运动,首尾相接、平行排列。有菌毛,无芽胞,O1群无荚膜,非O1群有多糖荚膜。

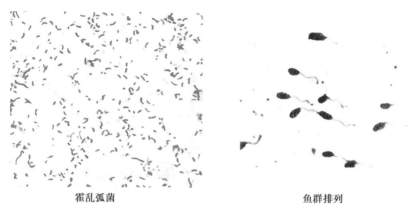

霍乱弧菌　　　　　　　　鱼群排列

**图5.8　霍乱弧菌的形态与鱼群排列**

2.培养特性　兼性厌氧,营养要求不高,耐碱不耐酸,pH 8.8～9.2碱性蛋白胨水中生长良好,常用于首次增菌培养。在无盐环境中生长,其他致病性弧菌不生长,可用于鉴别。在硫代硫酸盐-枸橼酸盐-胆盐-蔗糖琼脂培养基(TCBS)上培养,发酵蔗糖产酸使菌落呈黄色,故可作为霍乱弧菌的选择性培养基。

3.生化反应　氧化酶阳性、触酶阳性、能还原硝酸盐。分解葡萄糖、甘露醇、蔗糖产酸不产气,迟缓发酵或不发酵乳糖,产生靛基质,霍乱红反应阳性。

4.抗原构造与分型　霍乱弧菌有O抗原和H抗原,H抗原无特异性,霍乱弧菌所共有,O抗原有群、型的特异性,是分群、分型的基础。根据O抗原不同,将霍乱弧菌分为155个血清群,其中O1群、O139群引起霍乱。O1群有两个生物型,即古典生物型和EL Tor生物型。

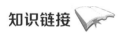

**知识链接**

### 霍乱弧菌的分型

霍乱为古老且流行广泛的烈性肠道传染病,我国是甲类法定传染病,属于国际检疫传染病。主要表现为剧烈呕吐,腹泻,失水,死亡率甚高。自1817年以来全球发生了7次世界性大流行,前6次均起源于印度恒河三角洲,1961年第7次起源于印度尼西亚苏拉威西岛,1992年爆发在印度和盂加拉湾附近。1905年埃及西奈半岛EL Tor(埃尔托)检疫站分离出新的致病弧菌,并命名EL Tor弧菌。前6次由霍乱弧菌的古典生物型引起,第7次由EL Tor生物型引起,1992年由O139引起。根据O抗原不同将霍乱弧菌分为155个血清群,表示为O1、O2…O155,其中O1、O139引起霍乱,其他只引起人类胃肠炎。能够与O1诊断血清凝集者称O1群,不能凝集者称非O1群(不凝集弧菌),

古典生物型和 EL Tor 生物型属于 O1 群。O139 既不被 O1 群抗血清所凝集,也不被其他群抗血清凝集,目前认为它可能是 ELTor 生物型菌株 O 抗原的变异株。O1 群根据菌体抗原含有 A、B、C 这 3 种抗原因子的不同又可分为小川型、稻叶型和彦岛型。

表 5.3  O1 群霍乱弧菌的特点

| 血清型 | O1 多克隆抗体 | O1 单克隆抗体 | | | 出现频率 | 流　行 |
| --- | --- | --- | --- | --- | --- | --- |
| | | A | B | C | | |
| 小川型 | + | + | + | − | 常见 | 是 |
| 稻叶型 | + | + | − | + | 常见 | 是 |
| 彦岛型 | + | + | + | + | 极少见 | 未知 |

5.抵抗力　耐碱不耐酸,在正常胃酸中仅能够存活 4 min。100 ℃煮沸 2 min 能够杀死细菌。漂白粉和水以 1∶4 比例处理病人排泄物或呕吐物 1 h 可达消毒目的。

**(二)致病性和免疫性**

1.致病物质

(1)鞭毛与菌毛:霍乱弧菌进入小肠后,依靠活泼的鞭毛运动穿过黏膜表面的黏液层,菌毛黏附于肠壁上皮细胞的刷状缘微绒毛上,并在其上繁殖。

(2)霍乱肠毒素:化学成分是蛋白质,对蛋白酶敏感,由 A、B 亚单位组成。B 亚单位与小肠黏膜细胞 GM1 神经节苷脂受体结合,促进 A 亚单位进入细胞,A 亚单位作用于腺苷环化酶,使细胞内 ATP 转变为 cAMP,胞内 cAMP 浓度增高,促进小肠黏膜细胞的分泌功能,结果肠液大量分泌,导致严重的腹泻和呕吐。

2.所致疾病　在自然情况下,人类是霍乱弧菌的唯一易感者。传染源是患者和带菌者。通过污染的水源或食物经口感染。在吞食细菌后 2~3 d 突然剧烈腹泻及呕吐,粪便呈"米泔水"样。由于水、电解质大量丢失,病人严重脱水,微循环障碍,代谢性酸中毒,重者可因肾衰竭而死亡。未以治疗死亡率高达 60%。霍乱弧菌古典生物型所致疾病较埃托生物型严重。

3.免疫性　病后可获得牢固免疫力,主要是肠道局部黏膜的 sIgA 起保护作用。

**(三)微生物学检查**

1.标本　标本取患者"米泔水"样便、呕吐物或肛门拭子。采集标本应及时接种于碱性蛋白胨水中增菌,不能及时接种放入 Cary-Blair(卡-布)保存液中由专人运送。

2.直接涂片镜检　标本用悬滴法显微镜下观察有无鱼群样穿梭运动的细菌;革兰氏染色显微镜观察是否有呈鱼群状排列的革兰氏阴性弧菌,可作初步诊断。

3.分离培养与鉴定　标本经过碱性蛋白胨水增菌后,用 TCBS 琼脂或碱性琼脂平板分离培养,挑取可用菌落进行鉴定。

4.快速诊断方法　可用荧光菌球试验,协同凝集试验等快速诊断霍乱弧菌。

### (四)防治原则

及时发现、早隔离、早治疗患者,严格处理患者吐泻物;加强国境检疫,做好疫情报告,必要时实行疫区封锁;加强饮水、食品、粪便等的卫生管理。养成良好的饮食卫生习惯,不生食贝壳类海产品等。接种霍乱疫苗,提高人群免疫力。治疗以补液和纠正水、电解质紊乱为主,同时用抗生素治疗。

## 二、副溶血性弧菌

副溶血性弧菌(*V. parahemolyticus*)是一种嗜盐性弧菌。存在于海水、海底沉积物、海产品(如鱼类、贝类、海带)中,是我国大陆沿海地区食物中毒中常见的病原菌。

### (一)生物学性状

副溶血性弧菌常呈弧状、杆状、丝状等多形态,革兰氏染色阴性。无芽胞和荚膜,菌体一端有单鞭毛,运动活泼。营养要求不高,具有嗜盐性,在含 3.5% NaCl,pH7.7~8.0 培养基中生长最好,无盐或 NaCl 高于 8%不生长。能发酵葡萄糖、甘露醇产酸不产气;不发酵蔗糖和乳糖;分解色氨酸产生靛基质。在 TCBS 培养基上形成绿色菌落,与霍乱弧菌相区别。在 SS 平板上不生长,若能生长则菌落较小、扁平、无色半透明,有辛辣味,不易挑起,挑起时呈黏丝状。几乎所有自粪便中分离的致病菌株都能溶解人和兔红细胞,不溶解马红细胞,称为神奈川(Kanagawa)现象。抵抗力弱,在自然界淡水中生存不超过 2 d,而在海水中可存活 47 d 以上。不耐高温,80 ℃1 min 或 56 ℃5 min 即可杀灭。对酸敏感,在 2%醋酸中或 50%的食醋中 1 min 即可死亡。

### (二)致病性与免疫性

人因食用未煮熟的海产品如蟹类、鱼、黄泥螺等或污染本菌的盐渍食物而感染。潜伏期 2~26 h,最短 1 h。主要症状有腹痛、腹泻、呕吐和发热等,粪便多为水样或糊状,少数为黏液血便。病程 1~7 d,一般恢复较快,病后免疫力不强,可重复感染。

### (三)微生物学检查

取患者粪便或呕吐物,直接分离培养于 SS 琼脂平板、3.5% NaCl 琼脂平板或 TCBS 培养基,出现可疑菌落后作生化反应和耐盐试验,最后用神奈川试验和诊断血清鉴定。现在也用基因探针或 PCR 等直接检测耐热毒素基因进行快速诊断。

### (四)防治原则

对加工海产品的器具必须严格清洗、消毒。海产品一定要烧熟煮透,加工过程中生熟用具要分开。海蜇等海产品食用前必用冷开水反复冲洗,并用食醋调味杀菌。治疗主要为及时补充液体和电解质,采用庆大霉素、复方新诺明、吡哌酸、氟哌酸等。

(吴增辉)

# 第四节  厌氧性细菌

厌氧性细菌(*Anaerobic bacteria*)是一大群必须在无氧条件下才能生长繁殖的细菌,包括厌氧芽胞梭菌和无芽胞厌氧菌两大类。厌氧芽胞梭菌是专性厌氧菌,革兰氏染色阳性,因芽胞大于菌体使菌体膨大呈梭状,故名,主要分布于土壤、人和动物肠道中,大多为腐生菌,少数为致病菌,侵袭力不强但能产生强烈的外毒素,主要引起外源性创伤感染。无芽胞厌氧菌存在于人体口腔、上呼吸道、肠道和泌尿生殖道等处,大多数是正常菌群,可作为条件致病菌引起内源性感染。

## 一、破伤风梭菌

破伤风梭菌(*C.tetani*)是引起破伤风的病原菌,寄生于人和动物的肠道内,经粪便污染土壤,芽胞在土壤中能长期存活,当机体受到创伤并被泥土污染或分娩剪断脐带时未严格消毒,本菌侵入伤口发芽繁殖,释放外毒素引起破伤风。

### (一)生物学性状

1.形态结构  革兰氏阳性杆菌,大小为(2.1~18)μm×(0.5~1.7)μm。芽胞球形,位于菌体顶端,使菌体呈鼓槌状或火柴头状,是本菌形态的特征,如图 5.9 所示。无荚膜,有周鞭毛。

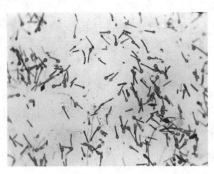
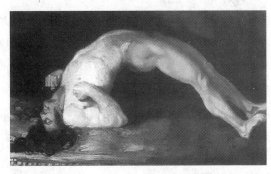

图 5.9  破伤风梭菌

2.培养特性  专性厌氧,营养要求较高。在普通培养基上不易生长,在血平板上呈薄膜状生长、菌落灰白色、边缘疏松、似羽毛状,伴有 β 溶血环。常用疱肉培养基培养,生长后肉汤变浑浊,肉渣被消化变黑,有腐败臭味。一般不发酵糖类,能液化明胶,不能还原硝酸盐。

3.抵抗力  繁殖体对青霉素类抗生素敏感,芽胞的抵抗力强,在土壤中可以存活数十年,能够耐煮沸 1 h 以上,干热 150 ℃ 1 h 可杀灭。

### (二)致病性与免疫性

1.致病条件  泥土、人和动物粪便中存在破伤风梭菌及芽胞,可通过创伤侵入机体,致病的重要条件是伤口的厌氧环境。窄而深的伤口,混有泥土和异物;大面积创伤,坏死组织多,局部组织缺血;伴有需氧菌或兼性厌氧菌的混合感染。这些因素可造成厌氧环境,利于破伤风梭菌生长繁殖并产生毒素,引起破伤风。新生儿主要是由于接生用具未进行彻底灭菌,破伤风梭菌或芽胞感染脐带残端而发病,引起脐风。

2.致病物质 破伤风梭菌侵袭力弱,只在入侵局部繁殖,能够产生破伤风痉挛毒素和破伤风溶血毒素。由质粒编码的破伤风痉挛毒素是引起破伤风的致病物质,属神经毒素,毒性很强,每毫克纯化的晶体毒素可杀死 2 000 万只小鼠,对人致死量小于 1 μg,化学成分是蛋白质,不耐热,65 ℃30 min 即被破坏。由于毒素可被胃肠道中的蛋白酶分解,故在胃肠道内无致病作用。破伤风溶血毒素可溶解红细胞、粒细胞、巨噬细胞、血小板和成纤维细胞等,但在破伤风的发病过程中其作用尚不清楚。

3.所致疾病 破伤风梭菌引起破伤风,新生儿发病俗称脐风。潜伏期可从几天到几周,这与原发感染部位距离中枢神经系统的远近有关。破伤风梭菌侵入伤口后仅在局部生长繁殖,合成并释放痉挛毒素,可由末梢神经沿轴索从神经纤维间隙逆行至脊髓前角细胞,上达脑干。也可经林巴液或血液到达中枢神经系统。毒素与脊髓及脑干抑制性神经细胞突触末端的神经节苷脂结合,封闭脊髓抑制性突触,从而阻止抑制性中间神经元和 Renshaw 细胞释放抑制性介质,并阻止抑制性神经元的反馈调节,使肌肉活动的兴奋与抑制失调。当受到外界刺激时导致屈肌、伸肌同时发生强烈收缩,骨骼肌出现强烈痉挛,如图 5.10 所示。出现破伤风特有的角弓反张、牙关紧闭、哭笑面容等症状,严重者出现呼吸肌痉挛,导致呼吸困难,发生窒息死亡。

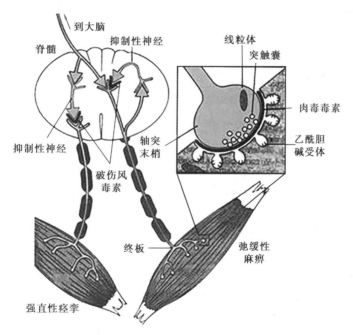

图 5.10 破伤风痉挛毒素与肉毒毒素作用机制示意图

4.免疫性 破伤风的免疫属于体液免疫,主要是抗毒素的中和作用,阻断毒素进入易感细胞。病愈后一般不会获得牢固免疫力。

### (三)微生物学检查

破伤风的临床症状比较典型,但伤口直接涂片镜检和分离培养阳性率很低,因此临床一般不采取标本进行微生物学检查。依据典型的症状和病史不难做出诊断。

### (四)防治原则

由于破伤风治疗效果不佳,应以预防为主。

1.特异性预防 要采取针对性的特异性预防措施。对3~6个月的儿童采用含有百日咳死疫苗、白喉类毒素和破伤风类毒素的百白破三联疫苗进行免疫。对平时容易受伤的战士、建筑工人等接种破伤风类毒素,对可能感染的受伤者应加强一次破伤风类毒素。

2.及时正确地处理伤口 伤口内的一切坏死组织、异物等均必须清除,可以用3%的过氧化氢(双氧水)消毒伤口,防止伤口形成厌氧微环境。

3.破伤风抗毒素治疗 对严重污染的伤口及未经过基础免疫者,应立即肌肉注射破伤风抗毒素(TAT)1 500~3 000 U作紧急预防。实践证明同时注射抗毒素和类毒素,即一臂注射抗毒素,另一臂注射类毒素,6~12周后加强注射类毒素,预防效果好,互不干扰。对已发生破伤风的病人需用TAT治疗,治疗原则是:早期、足量、皮试、联合。因为毒素一旦与神经组织结合抗毒素即失去中和作用。一般须用TAT10万~20万U。TAT是马血清制品,注射前须作皮肤试验,预防过敏反应发生,必要时采用脱敏疗法。近年来使用人抗破伤风免疫球蛋白,其疗效优于TAT,且不引起过敏反应。

4.药物治疗 在特异治疗同时联合使用青霉素、红霉素等抗生素既可抑制破伤风梭菌在伤口中生长繁殖,又可抑制其他细菌的混合感染。

## 二、肉毒梭菌

肉毒梭菌(*C. botulinum*)主要存在于土壤中,偶尔存在于动物粪便中。污染食物后产生肉毒毒素,食入后引起运动神经末梢麻痹型中毒,最常见的是肉毒中毒和婴儿肉毒病。

### (一)生物学性状

1.形态结构 革兰氏阳性粗大杆菌,大小为(4~6)μm×(1~1.2)μm,芽胞呈椭圆形,比菌体宽,位于近极端,使菌体呈网球拍状,如图5.11所示。有周身鞭毛,无荚膜。

2.培养特性与分型 严格厌氧,可在普通培养基上生长。能产生脂酶,在卵黄培养基上菌落周围出现混浊圈。血琼脂平板上菌落较大而不规则、有β型溶血环。在疱肉培养基中可消化肉渣,使肉渣变黑,有腐败的臭味。

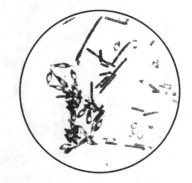

图5.11 肉毒梭菌

3.抵抗力 芽胞抵抗力很强,干热180 ℃ 5~15 min,湿热100 ℃ 5 h,高压蒸气121 ℃ 30 min才能杀死芽胞。肉毒毒素不耐热,煮沸1 min即失去毒性,但对酸的抵抗力特别强,正常胃液作用24 h仍不被破坏。

### (二)致病性

1.致病物质 致病物质是肉毒毒素,是嗜神经毒素,在已知毒素中毒性最强,毒性比氰化钾强 1 万倍,1 mg 纯化结晶的肉毒毒素能杀死 2 亿只小鼠,0.1 μg 能使人致死。根据肉毒毒素的抗原性不同分为 A、B、Cα、Cβ、D、E、F、G 共 8 型,引起人类中毒的是 A、B、E、F 共 4 型,我国报道的中毒多为 A 型,其次为 B、E 型。与典型的外毒素不同,肉毒毒素并非由活菌释放,而是在细菌内产生无毒的前体毒素,待细菌死亡自溶后游离出来,经肠道中的胰蛋白酶或细菌产生的蛋白酶激活后才具有毒性,且能够抵抗胃酸和消化酶的破坏。肉毒毒素由肠道吸收入血,作用于颅脑神经核和外周神经末梢、肌肉神经接头处及自主神经末梢,阻碍乙酰胆碱释放,影响神经冲动传递,导致肌肉松弛性麻痹,如图 5.10 所示。

2.所致疾病

(1)食物中毒:某些食品如发酵豆制品(豆豉、豆瓣酱、臭豆腐)、罐头、火腿、香肠等在制作过程中被肉毒梭菌芽胞污染,产生肉毒毒素,食用时未充分加热,引起食物中毒。与其他细菌引起的食物中毒不同,胃肠道症状很少见,主要是神经末梢麻痹症状,如眼睑下垂、斜视、吞咽困难,严重者因呼吸肌和心肌麻痹而死亡。

(2)婴儿肉毒病:1 岁以下婴儿由于肠道内缺少抵抗肉毒梭菌的正常菌群,食入肉毒梭菌芽胞污染的食物,如蜂蜜后细菌芽胞在适宜的环境中发芽、繁殖,产生毒素而引起婴儿食物中毒,即婴儿肉毒病。表现为便秘、吮乳无力、吞咽难困、眼睑下垂、全身肌张力减退,严重者呼吸肌麻痹而猝死。

弄清了肉毒毒素的结构与功能以及作用机制后,临床上用肉毒毒素治疗神经肌肉紊乱性疾病(如面部肌肉痉挛、眼睑痉挛、斜视等),用它来麻痹肌肉神经达到停止肌肉痉挛的目的。利用肉毒杆菌(商品名 Botox 美容除皱剂)毒素消除皱纹的整容手术应运而生。

(三)微生物学检查

1.分离培养 将患者的粪便或剩余的食物标本煮沸 1 h,杀灭其所有无芽胞的杂菌后再进行厌氧培养分离本菌。

2.肉毒毒素检测 将培养物滤液或可疑的食物、呕吐物用生理盐水制成悬液,分成两份,其中一份加入抗毒素血清作为对照组,分别注入小鼠腹腔,观察小鼠发病情况,若有毒素,小鼠出现四肢麻痹、呼吸困难,24 h 内死亡,而对照组小鼠得到了保护,表明有相应毒素存在。

(四)防治原则

要加强食品卫生的管理和监督。个人防护重在加热消毒食品,破坏肉毒毒素使其毒性消失。对病人应尽早迅速注射 A、B、E 三价抗毒素血清,同时要加强护理和对症治疗,尤其是维持呼吸功能,降低死亡率。

### 三、产气荚膜梭菌

产气荚膜梭菌(C. perfringens)广泛存在于土壤、人和动物肠道中,是引起气性坏疽的主要病原菌,也可引起食物中毒。

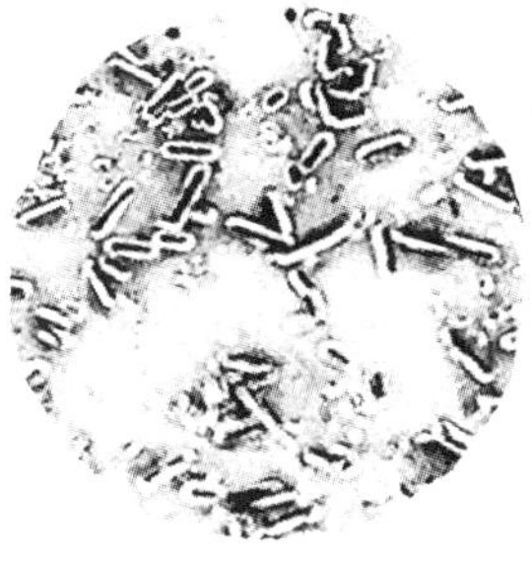

#### (一)生物学性状

1.形态结构 革兰氏阳性粗大杆菌,大小为(3~19) μm×(0.4~2.4)μm,两端钝圆,芽胞椭圆形,位于菌体的次极端,小于菌体,如图 5.12 所示。在人或动物创伤组织中能形成明显

图 5.12 产气荚膜梭菌

的荚膜,但在组织或普通培养基中荚膜很少形成。无鞭毛。

2.培养特性　厌氧生长,但不十分严格。在疱肉培养基中生长时肉渣不被消化呈粉红色。在血琼脂平板上多数菌株有双层溶血环,内环由 θ 毒素引起完全溶血,外环由 α 毒素引起不完全溶血。产气荚膜梭菌生化反应活泼,能分解多种糖类(如葡萄糖、乳糖、麦芽糖、蔗糖)产酸产气。在牛乳培养基中能分解乳糖产酸使酪蛋白凝固,产生大量气体将凝固的酪蛋白冲成蜂窝状,气势凶猛,此现象称为汹涌发酵,是鉴别本菌的一种特征。

3.分型　根据外毒素的抗原性不同,将本菌分为 A、B、C、D、E 共 5 个血清型。对人致病的主要是 A 型,引起气性坏疽和食物中毒。C 型中的某些菌株些可引起坏死性肠炎。

**(二)致病性**

1.致病物质　致病物质有外毒素、侵袭性酶和荚膜。主要有:①α 毒素(卵磷脂酶):分解细胞膜上的磷脂,能损伤多种细胞的细胞膜,引起溶血、组织坏死,血管内皮细胞损伤,使血管通透性增高,造成水肿。还可作用于心肌,引起血压下降及心率减慢,休克是气性坏疽死亡的主要原因。②κ 毒素(胶原酶):能分解肌肉及皮下组织中的胶原蛋白,造成局部组织崩解。③μ 毒素(透明质酸酶):能分解细胞间质中的透明质酸,使局部组织疏松,有利于细菌扩散。④γ 毒素(DNA 酶):能使细胞 DNA 分解,降低坏死组织的黏稠度。⑤θ 毒素:溶血和破坏白细胞的作用。有些菌株能产生肠毒素引起食物中毒。

2.所致疾病

(1)气性坏疽:多见于大面积创伤所造成的软组织损伤及开放性骨折等。产生的毒素及侵袭性酶损伤局部组织,分解组织中糖类产生大量气体造成气肿,并因气肿挤压软组织和血管,影响血液供应,促进组织坏死,气味恶臭。严重者表现为组织的剧烈肿胀,水气夹杂,触摸时有捻发感。若不及时治疗,可因毒血症而死亡,死亡率高达30%以上。

(2)食物中毒:A 型某些菌株能产生肠毒素,成分为蛋白质,100 ℃立即被破坏,但能耐受消化道蛋白酶的作用。潜伏期短,大约 10 h,出现剧烈腹痛、腹胀、腹泻,1~2 d 后可自愈。

(3)坏死性肠炎:由 C 型产气荚膜梭菌产生的 β 毒素引起。潜伏期短,发病急,有腹痛、腹泻、血便,可并发周围循环衰竭、腹膜炎等,病死率高达 40%。

**(三)微生物学检查**

1.标本　取病变部位的分泌物或坏死组织,食物中毒时可取剩余的食物或粪便标本。

2.直接涂片镜检　将分泌物或坏死组织涂片革兰氏染色,根据本菌形态结构和染色特点作出初步报告,是极有价值的快速诊断方法。

3.分离培养　将标本接种于血琼脂平板、疱肉培养基或牛奶培养基上厌氧培养,观察生长情况,取培养物涂片镜检,必要时取细菌培养液 0.5~1 mL 静脉注射小鼠,10 min 后将小鼠处死,置 37 ℃经 5~8 h,若动物躯体膨胀,取肝或腹腔渗出液涂片镜检或分离培养。

**(四)防治原则**

预防主要是对伤口进行及时的清创、扩创处理,局部用 $H_2O_2$ 冲洗及湿敷等消除局部厌氧环境。治疗则对感染局部施行手术,切除坏死组织,必要时甚至采取截肢手术,防止病变扩散,并使用大剂量青霉素等抗生素治疗。感染早期可用多价抗毒素血清,近年来用高压氧舱法治疗,提高血液和组织液中的含氧量,抑制细菌生长繁殖及毒素的产生。

## 四、无芽胞厌氧菌

### (一)生物学性状

无芽胞厌氧菌种类繁多,包括革兰氏染色阳性及阴性的杆菌和球菌,共有 23 个属,其中与人类疾病相关的主要有 10 个属,即:类杆菌属、普雷沃菌属、卟啉细胞菌属、梭杆菌属、韦荣菌属、丙酸杆菌属、双歧杆菌属、真杆菌属、放线菌属和消化链球菌属。主要寄生在人和动物体内,尤以口腔、肠道和阴道内最多见。

### (二)致病性

1.致病条件 无芽胞厌氧菌为条件致病菌,下述条件可引起感染:①寄居部位改变:如手术、拔牙、穿孔或多次插管等,细菌侵入非正常部位。②菌群失调:如长期应用抗生素,杀死了敏感细菌,造成无芽胞菌大量繁殖。③机体免疫力下降:如患慢性消耗性疾病、婴幼儿、老年人、烧伤、手术、化疗、放疗、使用激素或免疫抑制剂等。④局部厌氧环境形成:如局部水肿、组织损伤坏死,异物压迫致使局部组织供血不足、有需氧菌混合感染等,均有利于厌氧菌的生长而引起感染。

2.致病物质 无芽胞厌氧菌的致病力弱,细菌种类不同,致病物质也不完全相同。与致病有关的因素有:①细菌表面的结构:如荚膜和菌毛等。②侵袭性酶:有些细菌能产生胶原酶、IgA 分解酶、透明质酸酶、DNA 酶等。③毒素:脆弱类杆菌的某些菌株能产生肠毒素,革兰氏阴性厌氧菌有内毒素,但脂质含量 A 较少,故毒性较弱。

3.感染特征 无芽胞厌氧菌的感染多为慢性感染,有下列特征可考虑无芽胞厌氧菌感染,进行厌氧培养以求确诊:①发生在口腔、鼻腔、胸腔或肛门会阴附近的慢性炎症、脓肿。②分泌物为血性或黑色,有恶臭。③分泌物直接涂片可见细菌,但常规细菌培养法结果阴性。④氨基糖甙类抗生素(如链霉素、卡那霉素、庆大霉素)长期治疗无效者。

4.所致疾病 无芽胞厌氧菌的感染为内源性感染,无特定病型,大多为慢性化脓性感染,形成局部炎症、脓肿、组织坏死,如口腔、鼻窦、胸腔、腹腔和肛门会阴附近的炎症、女性生殖道和盆腔感染等。细菌也可侵入血流引起菌血症、败血症。感染部位也可遍及全身,其中以肺部、腹腔感染的发生率为最高,约占细菌感染的 80%～90%,前者以产黑色素类杆菌及梭杆菌的感染为主,后者以脆弱类杆菌的感染为主。

### (三)微生物学检查

1.标本采集 采集标本时应该避免正常菌群的污染,从感染中心或深部采取标本,如采取胆汁、血液、心包液、胸腔或腹腔积液、深部脓肿或手术切除的标本。厌氧菌对氧敏感,标本应尽量避免接触空气,立即接种,或放入厌氧标本收集瓶中迅速送检。

2.直接涂片镜检 将采集的标本直接涂片染色镜检,观察细菌形态、染色及菌量,为进一步培养以及初步诊断提供依据。

3.分离培养与鉴定 分离培养是鉴定无芽胞厌氧菌感染的关键步骤。标本应立即接种相应的培养基,最常用的培养基是以牛心脑浸液为基础的血平板。置 37 ℃厌氧培养2～3 d,如无菌生长,继续培养 1 周。如有菌生长则进一步利用有氧和无氧环境分别传代培养,证实为专性厌氧菌后,再经生化反应进行鉴定。

**(四)防治原则**

目前尚无特异性预防方法,主要避免正常菌群侵入不应存在的部位和防止局部出现厌氧环境。注意清洗创面,去除坏死组织和异物,保持局部良好的血液循环是预防厌氧菌感染的重要措施。大多数无芽胞厌氧菌对甲硝唑、青霉素、头孢菌素等敏感,而对氨基糖甙类及四环素族不敏感。但要注意耐药菌株的出现,最常见的脆弱类杆菌可产生 β-内酰胺酶,能破坏青霉素及头孢菌素,故治疗时进行耐药性测定,以指导正确选用抗生素。

# 第五节　分枝杆菌属

分枝杆菌属(*Mycobacterium*)是一类菌体细长、略弯曲的杆菌,因有分枝生长的趋势而得名。分枝杆菌属主要特点是细胞壁含有大量脂质,主要是分枝菌酸,一般不易着色,因此采用抗酸染色法染色,能抵抗强脱色剂盐酸乙醇的脱色,故又称为抗酸杆菌。分枝杆菌属的种类较多,对人有致病作用的主要有结核分枝杆菌和麻风分枝杆菌。

## 一、结核分枝杆菌

结核分枝杆菌(*Mycobacterium tuberculosis*)简称结核杆菌。1882 年由 Koch(郭霍)首先发现并证明结核杆菌为结核的病原菌。结核病曾长期在许多国家和地区流行,夺去了数亿人的生命。目前结核病仍是重要的传染病之一,可侵犯全身各个器官。

**(一)生物学性状**

1.形态与染色　细长稍弯的杆菌,大小为(1.0~4.0) μm× 0.4 μm。在痰或组织标本中常单个存在,呈分枝状或聚集成团。在陈旧培养物或药物治疗后可变成 L 形,呈球状、丝状等,如图 5.13 所示。细胞壁含有大量的脂质,不容易着色,常采用抗酸染色法染色,被染成红色。无芽胞和鞭毛,电镜下观察发现细胞壁外有一层荚膜。

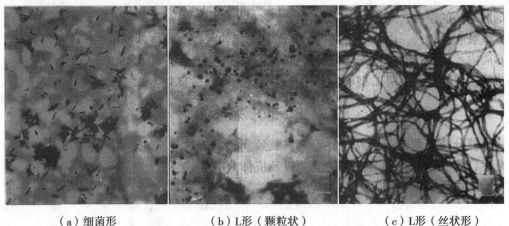

| （a）细菌形 | （b）L形（颗粒状） | （c）L形（丝状形） |

图 5.13　结核杆菌的形态

2.培养特性　专性需氧菌,5%~10%二氧化碳可以促进生长。营养要求高,常采用含有蛋黄、甘油、马铃薯、孔雀绿等的罗氏(L-J)培养基培养,最适宜温度为 37 ℃,pH6.5~6.8,生长缓慢,约 18~24 h 分裂 1 次,经 2~4 周出现表面干燥、乳白色或淡黄色、不透明的粗糙菌落,呈菜花状。在液体培养基中生长时形成褶皱的菌膜。

3.抵抗力　结核分枝杆菌由于含有大量脂质,对理化因素,尤其对干燥的抵抗力特别强,在干燥的痰中可存活 6~8 个月,尘埃中保持传染性达 8~10 d。对酸碱、染料有较强的抵抗力,对湿热、酒精及紫外线敏感。

4.变异性　结核分枝杆菌的变异比较广泛,可发生形态、菌落、毒力和耐药性等变异。卡介苗(BCG)就是 1908 年卡尔梅特(Calmette)和介兰(Guerin)两人将有毒的牛型结核分枝杆菌培养在含甘油、胆汁、马铃薯的培养基中,经 13 年 230 次传代获得减毒菌株,制备成疫苗,广泛用于预防结核病。

**(二)致病性与免疫性**

1.致病物质　结核分枝杆菌不产生内毒素与外毒素,也不产生侵袭性酶,致病性主要与菌体某些成分对机体的刺激,菌体在组织细胞内大量繁殖引起的炎症、代谢产物的毒性以及菌体成分造成的免疫损伤等有关。

(1)荚膜:主要成分为多糖。具有抗吞噬能力,同时抑制吞噬体与溶酶体融合,保护细菌。黏附作用可增加细菌对组织细胞的吸附。

(2)脂质:含量占细胞壁干重的 60% 左右,毒性成分主有:①磷脂:能刺激单核细胞增生,抑制蛋白酶对组织的分解,导致形成结核结节和干酪样坏死。②分枝菌酸:与分枝杆菌的抗酸性有关,能减弱溶酶体酶、抗体及其他杀菌物质的杀伤作用。③索状因子:因能够使结核杆菌在液体培养基中相互粘连成索状而得名。能破坏细胞线粒体膜和氧化磷酸化过程,抑制粒细胞游走,引起慢性肉芽肿。④蜡质 D:可刺激机体产生迟发型超敏反应。⑤硫酸脑苷脂:能抑制吞噬细胞中的吞噬体与溶酶体融合,有助于结核分枝杆菌在吞噬细胞内长期存活。

(3)蛋白质:具有多种蛋白质,结核菌素是其中主要的蛋白质。结核菌素与蜡质 D 结合能刺激机体出现迟发型超敏反应。蛋白质可刺激机体产生抗体,但结核分枝杆菌属于胞内寄生菌,抗体对机体无保护作用。

2.所致疾病　传染源主要是结核病人。可以通过呼吸道、消化道或损伤的皮肤等多种途径侵入易感机体,引起多种组织器官的结核病,以肺结核最为多见。肺结核起病缓慢,病程长,出现低热、盗汗、食欲不振、体重下降、咳嗽、咳血等症状。

(1)肺结核:由于感染结核分枝杆菌的毒力、数量和感染者的免疫状态不同,肺结核分为原发感染和继发感染两大类。

①原发感染:多见于儿童。当含有结核杆菌的飞沫或尘埃经呼吸道侵入肺泡后,立即被巨噬细胞吞噬。因为菌体丰富的脂质能抑制吞噬体与溶酶体的融合,所以能抵抗巨噬细胞的吞噬。结核杆菌在巨噬细胞内缓慢增殖导致裂解死亡,释放大量的结核杆菌在肺泡中引起炎症,即原发病灶,多见于肺上叶下部和下叶上部。结核杆菌可以经过淋巴管扩散至肺门淋巴结,引起肺门淋巴结肿大。原发灶、淋巴管炎和肿大的肺门淋巴结称为原发综合征。感染 3~6 周,机体可产生特异性细胞免疫,同时出现迟发型超敏反应,形成干酪样坏死与结核

结节,X线检查见哑铃型阴影。90%以上的原发感染可经纤维化或钙化而自愈,但病灶内常有少量的结核杆菌长期潜伏,一方面能刺激机体产生免疫,另一方面可作为以后内源性感染的来源。

②继发感染:多发生于成年人。可由原发感染病灶内残存的结核杆菌增殖引起(内源性感染),也可由从外界新吸入的结核杆菌引起(外源性感染)。由于机体已经形成对结核杆菌的特异性细胞免疫,对再次侵入的结核杆菌有较强的局限能力,故病灶多局限,很少累及邻近的淋巴结。干酪样坏死病灶若被纤维素包围可逐渐钙化而痊愈,若发生液化形成空洞,结核杆菌排入邻近支气管,释放大量结核杆菌至痰中,传染性极强。

(2)肺外结核:少数患者结核杆菌可以经过血液、淋巴循环扩散,痰液中的结核杆菌被咽入消化道等均能引起各种肺外结核,如结核性脑膜炎、泌尿生殖系统结核、骨与关节结核、淋巴结结核、肠结核病及结核性腹膜炎等,免疫力极度低下的病人(如 AIDS 患者)甚至可发展为全身播散性结核。近年来发现,肺外结核标本中结核分枝杆菌 L 形检出率较高,应引起临床足够的重视,避免漏诊或误诊。

3.免疫性与超敏反应

(1)免疫性:机体感染结核杆菌后,虽能产生抗体,但无保护作用。抗结核免疫主要是细胞免疫,T 细胞不能直接和胞内菌作用,必须先与感染细胞反应,导致细胞崩溃释放出结核杆菌。结核的免疫属于传染性免疫,或有菌免疫,即只有当结核分枝杆菌在体内存在时才有免疫能力,当体内细菌消失,抗结核免疫也随之消失。

(2)超敏反应:在结核杆菌感染时,细胞免疫和迟发型超敏反应同时存在,可用郭霍现象解释。将一定量的结核杆菌初次注入健康豚鼠皮下,10～14 d 后局部发生溃疡,深而不愈,附近淋巴结肿大,结核杆菌扩散至全身,表现为原发感染的特点。若用同量结核杆菌再次对已感染过的豚鼠进行皮下注入,1～2 d 内局部迅速出现溃疡,但溃疡较浅而易愈合,附近淋巴结不肿大,结核杆菌也很少扩散,表现为原发后感染的特点。由此可见原发感染时机体尚未形成特异性免疫,故不出现超敏反应;而原发后感染机体已产生了一定的免疫力,所以溃疡发生快。郭霍现象说明在产生免疫的同时伴有超敏反应的参与。近年来研究发现结核分枝杆菌诱导机体产生免疫与超敏反应的物质不同,如将结核菌素蛋白与蜡质 D 同时注入机体,可使机体产生迟发型超敏反应但不产生有效免疫,若用结核杆菌核糖核酸(rRNA)注入机体,则能产生对结核杆菌的免疫而不发生迟发型超敏反应。

4.结核菌素试验　结核杆菌感染时细胞免疫和迟发型超敏反应同时存在,因此通过测定机体对结核杆菌有无超敏反应即可判断机体对结核杆菌有无免疫力,常用结核菌素进行皮肤试验。

(1)结核菌素试剂:以往用旧结核菌素(OT),结核杆菌的甘油肉汤培养基中的培养物经杀菌、过滤、浓缩制成,主要成分是结核杆菌蛋白。目前采用纯蛋白衍生物(PPD)有两种,人结核杆菌制成的 PPD-C 和卡介苗制成的 BCG-PPD。每 0.1 mL 含 5 单位。

(2)方法和结果:取两种 PPD 各 5 个单位注入受试者前臂掌侧皮内,48～72 h 观察局部出现的红肿硬结。直径小于 5 mm 为阴性,5～15 mm 为阳性,大于 15 mm 为强阳性。两侧红肿,若 PPD-C 侧大于 BCG-PPD 侧时为感染,反之则可能为卡介苗接种所致。

(3)意义:阳性表明曾感染过结核杆菌或卡介苗接种成功,有免疫力,不一定有结核病。

强阳性者可能患有活动性结核,应进一步检查。阴性表明未感染过结核杆菌,无免疫力,但感染初期、老年人、严重结核病患者、结核病患者同时患有其他传染病或使用免疫抑制剂,致免疫功能受抑制时,均可暂时呈阴性反应。

（4）应用:①选择卡介苗接种对象及接种效果测定,结核菌素试验阴性者应该接种BCG。②作为婴幼儿结核病的辅助诊断。③间接检测肿瘤患者细胞免疫功能。④可在未接种卡介苗的人群中作结核杆菌感染的流行病学调查。

**（三）微生物学检查**

1.标本采取　根据感染部位不可采集不同的标本,如痰、尿、粪、脑脊液、胸腔积液、血液及病变部位的分泌物或组织细胞等。为提高检出率需将标本浓缩集菌,沉淀法是将标本雍4% NaOH或6% $H_2SO_4$ 处理15 min杀死杂菌,溶解标本中的黏稠物质,然后离心沉淀;漂浮法是用饱和盐水或氨水、二甲苯漂浮集菌。

2.检查方法

（1）直接涂片镜检:标本直接涂片或集菌后涂片,抗酸染色,镜检,若发现抗酸阳性菌,可作初步诊断。也可用金胺染色后用荧光显微镜观察,此法可提高阳性率。

（2）分离培养:将标本接种于L-J固体培养基上,37 ℃培养,每周观察1次。因结核分枝杆菌生长缓慢,一般需2~6周才能长出肉眼可见的菌落。也可将标本接种于含血清的液体培养基或涂于无菌玻片上放置液体培养基中进行培养,37 ℃培养1~2周可见管底有颗粒生长,取沉淀物涂片,或取玻片培养物进行染色镜检、可快速获得结果,必要时可取培养物做生化反应或动物试验。

（3）动物试验:取集菌后的标本注入豚鼠腹股沟皮下。3~4周后发现局部淋巴结肿大,结核菌素试验阳性,即可进行解剖,观察局部淋巴结、肺、肝等器官有无结核病变,并可进行涂片检查或分离培养鉴定。

（4）快速诊断:常规的结核分枝杆菌检查须要一定量菌体,才能获得阳性结果,随着免疫学诊断技术的迅速发展,目前应用聚合酶链反应（PCR）技术快速鉴定结核分枝杆菌的DNA,每毫升几个细菌即可获得结果,而且1~2 d便可得出结论。

**（四）防治原则**

结核病的特异性预防措施是接种卡介苗（BCG）,接种对象是新生儿和结核菌素试验阴性者。结核病治疗原则是早期发现、早期治疗、联合用药、彻底治愈。目前最常用的药物是异烟肼、利福平、链霉素、乙胺丁醇等,利福平与异烟肼联合应用可减少耐药性的产生。

## 二、麻风分枝杆菌

麻风分枝杆菌（*M.leprae*）俗称麻风杆菌,是引起慢性传染病麻风的病原菌。麻风分枝杆菌的形态、染色与结核分枝杆菌相似,是典型的胞内寄生菌,患者渗出物标本涂片中可见大量麻风分枝杆菌存在于细胞内。这种细胞的胞浆呈泡沫状,称为麻风细胞,这与结核分枝杆菌区别有重要意义。

人是麻风杆菌的天然宿主,主要通过破损的皮肤、黏膜进入人体,呼吸道也是一个重要的途径,也可通过密切接触患者传播。麻风的潜伏期长、发病慢、病程长。患者血清中含有大量的抗菌抗体或抗Ig抗体组成的免疫复合物,沉淀在皮肤或黏膜下形成红斑和结节,称为麻风结节,是麻风的典型病灶,面部结节融合呈狮面状。临床上有瘤型、结核样型、界线型和未定型4种类型。人对麻风杆菌有较强的抵抗力,以细胞免疫为主。

显微镜检查可从患者鼻黏膜或皮损处取材,用抗酸性染色后检查。一般瘤型和界线类患者标本中可找到细菌在细胞内存在有诊断意义,结核样型患者中很少找到细菌,欲提高检查的阳性率也可以用金胺染色后以荧光显微镜检查。麻风病尚无特异性预防方法,由于麻风杆菌和结核杆菌有共同抗原,曾试用卡介苗来预防麻风取得一定效果。麻风病防治特别要对密切接触者作定期的检查,早发现、早隔离、早治疗。治疗药物主要有砜类、利福平、氯苯吩嗪及丙硫异烟胺,多采用两三种药联合治疗,以防止耐药性产生。

---

### 案例分析

患者,男性,20岁,咳嗽数周。1个月前开始感到疲劳,食欲减退,发热2周后咳痰中带血丝,体重减轻。入院:体温38 ℃,慢性病容,右上肺有啰音,WBC:$11\times10^9/L$。请问:①患者可能患的疾病有哪些?②需要做何种检测以便确诊?③细菌的致病物质有哪些?

患者可能患肺结核,辅助检查有胸部X线、结核菌素试验、痰涂片染色镜检和细菌培养,致病物质有荚膜、脂质和蛋白质。

---

# 第六节　其他病原性细菌

## 一、白喉棒状杆菌

典型的白喉棒状杆菌细长微弯,一端或两端膨大成棒状,排列不规则,常呈栅栏状或者V、L、Y等字形。无荚膜、鞭毛和芽胞,革兰氏染色阳性。用 Neisser 或 Albert 染色可见异染颗粒,如图5.14所示,为本菌的典型特征,鉴别细菌时有重要意义。在含有凝固血清的吕氏培养基中生长迅速,涂片镜检形态典型且异染颗粒明显。在含亚碲酸钾血琼脂平板上培养,吸收碲盐后还原为金属碲,使菌落呈现黑色,且亚碲酸钾可抑制其他杂菌生长,故亚碲酸钾血琼脂平板可作为白喉棒状杆菌的鉴别和选择培养基。

白喉外毒素是主要的致病物质,属于细胞毒素,毒性强烈,含有A、B两个亚单位,B亚单位是毒素与敏感细胞膜受体结合的部位,A亚单位有毒性,可灭活肽链合成中必需的延伸因子(EF-2),影响蛋白质的合成,使细胞变性坏死。白喉外毒素由β-棒状杆菌噬菌体的毒素基因(tox)编码,只有带该噬菌体的溶原菌才能产生白喉外毒素。

引起人类白喉,传染源是患者和带菌者,随飞沫经呼吸道传播,1~5岁儿童是易感人群。细菌在鼻咽喉部黏膜上生长繁殖,产生分泌毒素,引起局部黏膜上皮细胞坏死。渗出液中的纤维蛋白将炎症细胞、黏膜坏死组织和白喉棒状杆菌凝聚到一起,形成灰白色膜状物,称为"假膜"。咽喉部假膜不易拭去,可延伸到气管、支气管黏膜,纤毛摆动可使假膜脱落阻塞呼吸道,成为白喉早期死亡的主要原因。白喉棒状杆菌一般不侵入血液,但毒素可入血,迅速与敏感组织结合,引起各种临床表现,如心肌炎、软腭麻痹、声嘶、肾上腺功能障碍等。约2/3

患者出现心肌中毒的症状,成为白喉晚期死亡的主要原因。

白喉病后可获得牢固免疫力,以体液免疫为主,主要靠白喉抗毒素中和外毒素。注射白喉类毒素是预防白喉的主要措施,目前国内外均使用白喉类毒素、百日咳疫苗和破伤风类毒素混合制剂(简称百白破三联疫苗)。紧急预防时肌注白喉抗毒素,需做皮试,避免发生超敏反应。测定人体对白喉有无免疫力的方法是锡克试验。

### 二、流感嗜血杆菌

流感嗜血杆菌(*H.influenzae*)简称流感杆菌。1892 年波兰细菌学家 Pfeiffer 首先从流感病人的鼻咽部分离出此菌,当时误认为是流感的病原体,人工培养时必须加入新鲜血液才能生长故名流感嗜血杆菌。直至 1933 年流感病毒分离成功,才明确流感嗜血杆菌只是在流感发生时,引起继发性感染的病原菌。

革兰氏阴性短小杆菌,呈球杆状、长杆状或丝状等形态,无芽胞和鞭毛,多有菌毛,毒力株有荚膜。需氧,营养要求高,生长需 X 因子和 V 因子。在巧克力色平板上 37 ℃ 24 h 后生成细小、无色透明露珠状菌落。将金黄色葡萄球菌与流感嗜血杆菌在血琼脂平板上共同培养时,前者合成 V 因子,故在金黄色葡萄球菌周围生长的流感嗜血杆菌的菌落较大,远则变小,称为“卫星现象”,如图 5.15 所示,可用于鉴定细菌。流感嗜血杆菌抵抗力弱,对热、干燥和一般消毒剂均敏感。

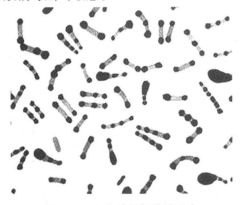

图 5.14　白喉棒状杆菌的形态

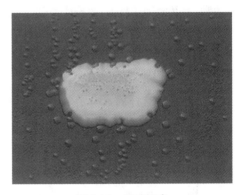

图 5.15　卫星现象

致病物质有荚膜、菌毛和内毒素,强毒株还可产生 IgA 蛋白酶,可水解 sIgA。细菌通过呼吸道感染后,引起原发或继发感染。①原发感染:儿童多见,多是毒力株引起的急性化脓性感染,如脑膜炎、鼻咽炎、关节炎、心包炎等。②继发感染:多见于成人,多由无荚膜菌株引起,常继发于流感、百日咳、肺结核等病,如慢性支气管炎、中耳炎、鼻窦炎等。感染后产生的免疫以体液免疫为主,抗荚膜多糖抗体具有调理吞噬作用,并能活化补体产生溶菌作用。

根据不同的疾病,采取不同的标本,如脑脊液、痰液、鼻咽分泌物等。常规涂片染色镜检,结合临床初步诊断。分离培养时将标本接种于巧克力色平板或血琼脂平板上,根据菌落特征、卫星现象、生化反应及荚膜肿胀试验进行鉴定。

### 三、动物源性细菌

引起人畜共患病的病原菌,称为动物源性细菌。动物源性细菌以家畜和野生动物作为储存宿主,人类因接触带菌的动物及其污染物等途径而感染,动物源性细菌主要包括布鲁菌属、鼠疫耶尔森菌属、炭疽芽胞杆菌等。

### (一)鼠疫耶尔森菌

鼠疫耶尔森菌($Y.pestis$)俗称鼠疫杆菌,是鼠疫的病原菌。鼠疫是一种人兽共患的自然疫源性烈性传染病,通过鼠蚤叮咬而感染,我国法定的甲类传染病。

革兰氏阴性菌,两极浓染的卵圆形短杆菌,在陈旧培养物或含3% NaCl培养基上呈多形性,有球形、杆形、丝状、哑铃状等。有荚膜,无芽胞,无鞭毛。兼性厌氧菌,在陈旧的培养基中可见着色极浅的细菌轮廓,称"菌影"。在肉汤培养基中底部出现絮状沉淀、表面形成菌膜,稍加摇动菌膜"钟乳石状"下沉,此特征有一定鉴别意义。

抗原种类较多,与毒性有关的抗原有:①F1抗原:荚膜抗原,具有抗吞噬作用,相应抗体有抗感染作用,是主要的保护性抗原。②V和W抗原:由质粒DNA编码,W抗原位于菌体表面,为脂蛋白;V抗原存在于细胞质中,为可溶性蛋白质。具有抗吞噬和免疫抑制作用。③鼠毒素(MT):为外毒素,主要作用于血管系统,起组织坏死和毒血症。经甲醛处理可制成类毒素。

致病物质有鼠毒素、F1抗原、V-W抗原和内毒素,致病性极强。鼠疫是自然疫源性传染病,一般先在鼠群中流行,通过鼠蚤叮咬传播给人。人患鼠疫后通过人蚤或呼吸道在人与人间传播。临床常见鼠疫有:①腺鼠疫:自皮肤侵入后到达局部淋巴结,引起淋巴结的肿胀、坏死和脓肿,好发于腹股沟、腋下及颈部。②肺鼠疫:通过呼吸道感染,常因缺氧、休克、心力衰竭等于2~3 d内死亡,死前病人皮肤因高度发绀而呈紫黑色,故有"黑死病"之称。③败血症型鼠疫:重症腺型和肺型患者体内的鼠疫杆菌侵入血流,引起败血症,常伴有内脏组织广泛坏死,若无抢救措施可在数小时至2~3 d内死亡。

### (二)炭疽芽胞杆菌

炭疽芽胞杆菌($B.anthracis$)俗称炭疽杆菌,主要是牛、羊等食草动物炭疽病的病原体,人可通过接触患病动物或食入患病的肉制品感染炭疽病。

革兰氏阳性菌,菌体粗大呈杆状,大小为(5~10) μm×(1~3) μm,两端平切,致病菌中最大的细菌。常呈长链状排列,形状如竹节,如图5.16所示。在机体内或含血清的培养基中形成荚膜,无鞭毛,易形成芽胞。营养要求不高,在普通培养基上生长良好,24 h形成灰白色、大而扁平、边缘不整齐似卷发状菌落,血琼脂平板上培养后不溶血、具有黏性,可出现拉丝现象。肉汤培养基中呈絮状沉淀生长。在含有青霉素(0.5 U/mL)的琼脂平板上37 ℃培养2~3 h后菌体肿大呈圆形,状如串珠,称为青霉素串珠试验。

炭疽杆菌有3种抗原:①荚膜抗原:由D-谷氨酸多肽组成,具有抗吞噬作用。②菌体抗原:由等量的N-乙酰葡糖胺和半乳糖组成,与毒力无关,耐热。能与特异性抗体发生环状沉淀,称为Ascoli试验。③保护性抗原:代谢过程中产生的一种蛋白质,是炭疽毒素的组成部分。

炭疽杆菌主要的致病物质是荚膜和炭疽毒素,引起动物炭疽和人类炭疽两类疾病。炭疽杆菌可通过皮肤、呼吸道、胃肠道侵入机体而感染,临床类型有3种:①皮肤炭疽:最多见,经皮肤损伤处侵入机体,初在局部形成小疖,继而形成水疱、脓疱,最后中心形成黑色坏死焦痂。常伴有高热、寒战等全身症状,不及时治疗可发展为败血症而死亡。②肺炭疽:因吸入

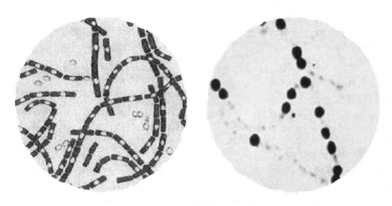

图 5.16　炭疽芽胞杆菌与串珠试验

炭疽杆菌芽胞所致,出现肺炎,表现为高热、呼吸困难、胸痛及全身中毒症状,病情危重,死亡率高。③肠炭疽:食入未煮熟的病畜肉而感染。起病急骤,以全身中毒症状为主,伴有呕吐,粪便带血、腹胀、腹痛等,2~3 d 内发展为毒血症而死亡。

### (三)其他病原菌

常见的一些其他病原菌及其特点见表 5.4。

表 5.4　一些其他病原菌的类型及其特点

| 类　型 | 主要生物学性状 | 致病物质 | 所致疾病 | 预防原则 |
|---|---|---|---|---|
| 铜绿假单胞菌 | 革兰氏阴性菌,有单端菌毛,能产生水溶性的色素,如绿脓素、荧光素,对多种抗生素易产生耐药性变异 | 荚膜、菌毛、内外毒素、侵袭酶 | 多途径传播,引起伤口感染、呼吸道感染等,可导致败血症 | 严格无菌操作,防止医源性感染,合理用药,防止耐药性变异 |
| 百日咳杆菌 | 革兰氏阴性短小杆菌,新分离菌株有荚膜、菌毛,常用鲍金(B-G)培养基培养,抵抗力较弱 | 荚膜、菌毛、内外毒素 | 呼吸道传播,引起百日咳(阵发性痉挛性咳嗽) | 应用百-白-破三联疫苗进行主动免疫,早期隔离患儿 |
| 嗜肺军团菌 | 革兰氏阴性杆菌,多用镀银法或 Giemsa 染色,有菌毛和鞭毛,无荚膜和芽胞,在自然界生存能力强,常污染空调和供水系统 | 菌毛、多种酶、外毒素、内毒素样物质 | 军团菌病(肺炎型和流感样型) | 尚无嗜肺军团菌疫苗可用于特异性预防 |
| 幽门螺杆菌 | 革兰氏阴性杆菌,呈螺旋形、S 形,有单端鞭毛,营养要求高 | 鞭毛、菌毛、尿素酶、外毒素、内毒素 | 慢性胃炎、消化性溃疡、胃癌 | 试用幽门螺杆菌疫苗预防 |

续表

| 类　型 | 主要生物学性状 | 致病物质 | 所致疾病 | 预防原则 |
|---|---|---|---|---|
| 空肠弯曲菌 | 革兰氏阴性杆菌,形态细长呈弧形、S形或海鸥状,有单鞭毛,运动活泼 | 细胞毒性酶类、黏附素、肠毒素 | 婴幼儿急性肠炎、成人食物中毒 | 加强饮食卫生、粪便管理 |
| 布鲁菌 | 革兰氏阴性小杆菌,专性需氧、营养要求高、抵抗力较强 | 内毒素 | 多途径感染,引起人和动物布鲁菌病(波浪热) | 消灭传染源,加强食品卫生管理,接种减毒活疫苗进行预防 |

（向　东）

# 目标检测题

## 一、名词解释

1.肥达试验

2.破伤风抗毒素（TAT）

3.卡介苗

4.汹涌发酵

5.人畜共患病

## 二、单项选择题

1.判断葡萄球菌有无致病性的重要指标是（　　）。

A.透明质酸酶　　　　　　　B.链激酶　　　　　　　　C.链道酶

D.血浆凝固酶　　　　　　　E.卵磷脂酶

2.肺炎链球菌的主要致病物质是（　　）。

A.内毒素　　　　　　　　　B.外毒素　　　　　　　　C.荚膜

D.菌毛　　　　　　　　　　E.侵袭性酶

3.猩红热的病原体是（　　）。

A.乙型溶血性链球菌　　　　B.甲型溶血性链球菌　　　C.肺炎链球菌

D.丙型链球菌　　　　　　　E.葡萄球菌

4.关于肠道杆菌的叙述,不正确的是（　　）。

A.均无芽胞　　　　　　　　B.均为革兰氏阴性杆菌

C.肠道杆菌一般可分解乳糖　D.生化反应活泼　　　　　E.抵抗力不强

5.我国城市饮用水的标准是（　　）。

A.1 000 mL 水中大肠菌群数不超过 3 个

B.1 000 mL 水中大肠菌群数不超过 10 个

C.100 mL 水中大肠菌群数不超过 5 个

D.100 mL 水中大肠菌群数不超过 30 个

E.100 mL 水中大肠菌群数不超过 3 个

6.SPA 是哪种菌的抗原构造？（　　　）

A.金黄色葡萄球菌　　　　　　B.脑膜炎奈瑟菌　　　　　C.肺炎链球菌

D.淋病奈瑟球菌　　　　　　　E.乙型溶血性链球菌

7.金黄色葡萄球菌引起食物中毒的毒素（　　　）。

A.溶血毒素　　　　　　　　　B.杀白细胞素　　　　　　　C.肠毒素

D.红疹毒素　　　　　　　　　E.剥脱性毒素

8.引起大叶性肺炎的病原菌是（　　　）。

A.军团菌　　　　　　　　　　B.乙型溶血性链球菌　　　　C.肺炎支原体

D.肺炎衣原体　　　　　　　　E.肺炎链球菌

9.可作"穿梭样"运动的细菌是（　　　）。

A.白喉棒状杆菌　　　　　　　B.炭疽芽胞杆菌　　　　　　C.霍乱弧菌

D.结核分枝杆菌　　　　　　　E.破伤风梭菌

10.诊断伤寒可用（　　　）。

A.肥达试验　　　　　　　　　B.抗 O 试验　　　　　　　C.结核菌素试验

D.外斐试验　　　　　　　　　E.血浆凝固酶试验

11.诊断斑疹伤寒的菌液是（　　　）。

A.A 群链球菌　　　　　　　　B.伤寒杆菌　　　　　　　　C.立克次体

D.变形杆菌　　　　　　　　　E.大肠杆菌

12.通过性接触传播的细菌是（　　　）。

A.金黄色葡萄球菌　　　　　　B.脑膜炎奈瑟菌　　　　　　C.淋病奈瑟球菌

D.肺炎链球菌　　　　　　　　E.乙型溶血性链球菌

13.副溶血性弧菌引起的食物中毒,是因该菌（　　　）。

A.耐碱　　　　　　　　　　　B.耐酸　　　　　　　　　　C.耐高温

C.耐高渗　　　　　　　　　　E.嗜盐

14.注射 TAT 的目的是预防（　　　）。

A.破伤风　　　　　　　　　　B.肺结核　　　　　　　　　C.白喉

C.炭疽病　　　　　　　　　　E.气性坏疽

15.血平板上形成双层溶血环的细菌是（　　　）。

A.葡萄球菌　　　　　　　　　B.肺炎球菌　　　　　　　　C.破伤风杆菌

D.产气荚膜杆菌　　　　　　　E.白喉杆菌

16.引起以神经症状为主的食物中毒的细菌是(　　　)。

A.金黄色葡萄球菌　　　　　　B.肉毒梭菌　　　　　　C.炭疽杆菌

D.痢疾杆菌　　　　　　　　　E.产气荚膜梭菌

17.下列细菌中繁殖最慢的是(　　　)。

A.大肠埃希菌　　　　　　　　B.乙型溶血性链球菌　　　C.脑膜炎奈瑟菌

D.结核分枝杆菌　　　　　　　E.肺炎链球菌

18.霍乱患者大便或呕吐物的特征是(　　　)。

A.米泔水样　　　　　　　　　B.脓血便　　　　　　　　C.黏液便

D.果酱样　　　　　　　　　　E.黏液脓血便

19.破伤风痉挛毒素作用于(　　　)。

A.神经细胞　　　　　　　　　B.红细胞　　　　　　　　C. 肌细胞

D.粒细胞　　　　　　　　　　E.成纤维细胞

20.细胞壁含脂类最多的细菌是(　　　)。

A.结核杆菌　　　　　　　　　B.白喉棒状杆菌　　　　　C.放线菌

D.霍乱弧菌　　　　　　　　　E.幽门螺杆菌

21.与结核杆菌抗酸性有关的成分是(　　　)。

A.索状因子　　　　　　　　　B.磷脂　　　　　　　　　C.分枝菌酸

D.蜡脂 D　　　　　　　　　　E.硫酸脑苷脂

22.白喉棒状杆菌的典型特点是(　　　)。

A.革兰氏染色阴性　　　　　　B.普通培养基上生长迅速　C.有异染颗粒

D.内毒素致病　　　　　　　　E.对磺胺敏感

23.在培养基上出现迁徙生长现象的是(　　　)。

A.变形杆菌　　　　　　　　　B.白喉棒状杆菌　　　　　C.肺炎链球菌

D.产气荚膜梭菌　　　　　　　E.炭疽杆菌

24.下列哪项是错误的?(　　　)

A.破伤风梭菌——角弓反张　　B.白喉杆菌——假膜　　　C.炭疽杆菌——黑死病

D.麻风杆菌——狮状面容　　　E.结核分枝杆菌——哑铃型阴影

25.使伤口的创面、脓液和敷料均呈绿色的细菌是(　　　)。

A.金黄色葡萄球菌　　　　　　B.乙型溶血性链球菌　　　C.铜绿假单胞菌

D.肺炎链球菌　　　　　　　　E.流感嗜血杆菌

26.需要采用抗酸染色的细菌是(　　　)。

A.结核杆菌　　　　　　　　　B.军团菌　　　　　　　　C.布鲁菌

D.伤寒杆菌　　　　　　　　　E.铜绿假单胞菌

27.菌落呈菜花状的细菌是(　　　)。

A.肺炎链球菌　　　　　　　　B.结核杆菌　　　　　　　C.炭疽杆菌

D.破伤风梭菌　　　　　　　　　　E.痢疾杆菌

28.与金黄色葡萄球菌在血琼脂平板上出现"卫星现象"的细菌是(　　　)。

A.表皮葡萄球菌　　　　　　B.大肠杆菌　　　　　　　　　C.流感嗜血杆菌

D.百日咳杆菌　　　　　　　E.肺炎链球菌

29.在肉汤培养基中出现菌膜"钟乳石状"下沉的是(　　　)。

A.炭疽杆菌　　　　　　　　B.鼠疫耶尔森菌　　　　　　C.肺炎链球菌

D.白喉杆菌　　　　　　　　E.百日咳杆菌

30.致病菌种最大的细菌是(　　　)。

A.大肠杆菌　　　　　　　　　　B.肉毒梭菌　　　　　　　　C.白喉杆菌

D.结核杆菌　　　　　　　　　　E.炭疽杆菌

### 三、问答题

1.简述葡萄球菌的致病物质和所致疾病。

2.葡萄球菌、链球菌引起的化脓性感染有何不同？为什么？

3.大肠埃希菌引起的肠道感染有哪些？

4.试述结核菌素试验原理、结果判定及意义。

5.试述破伤风杆菌的感染条件、致病机制和防治原则。

（吴增辉、向东）

# 第六章　病毒概述

📖 **学习目标**

- 掌握病毒的形态结构、增殖方式、包涵体、干扰现象。
- 熟悉理化因素对病毒的影响、病毒感染方式和类型、分离培养。
- 了解病毒的致病机制、抗病毒感染、病毒感染的检查和防治原则。

病毒(virus)是一类体积微小、结构简单、只含单一核酸、必须在活细胞内寄生并以复制方式增殖的非细胞型微生物。病毒在自然界分布广泛，能使动植物和人类等患病并危及健康，如禽流感、烟草花叶病、乙型肝炎等。病毒性传染病传染性强、传播迅速、传染途径多、流行广泛、死亡率高，且缺乏特效治疗药物。但病毒也可以为人类造福，如用减毒脊髓灰质炎病毒制成糖丸可预防小儿麻痹症，藻类病毒可以清除藻类对水面的污染，一些动物病毒可以作为杀虫剂进行生物防治。

# 第一节　病毒的基本性状

## 一、病毒的形态结构

### (一)病毒的形态

完整的具感染性的病毒颗粒称为病毒体。病毒的大小通常指病毒体的大小，可以通过细菌滤器，个体微小，测量单位是纳米(nm)，绝大多数病毒需要用电子显微镜放大后才能看到，一般为20~250 nm。病毒的形态呈多样性。感染动物和人的病毒多呈球形或近似球形，植物病毒多呈杆状或丝状，痘病毒呈砖形，狂犬病毒呈弹状，噬菌体呈蝌蚪形，如图6.1所示。病毒的形态比较固定，但是有些病毒的形态则是多形性的，如黏病毒。

### (二)病毒的结构

病毒无细胞结构，结构简单，如图6.2所示。核心和衣壳是病毒的基本结构，二者构成核衣壳；包膜和刺突是病毒的辅助结构。有包膜的病毒称为包膜病毒，无包膜的病毒称为裸露病毒，它们都是具有传染性的病毒体。

1.核心　病毒的核心(core)位于病毒的中心，只有一种核酸，DNA或RNA，构成病毒的基因组，携带有病毒的全部遗传信息，决定病毒的形态结构、增殖、遗传和变异等，也决定病毒的感染性。有些裸露的病毒核酸可进入易感细胞内增殖，具有感染性，故称为感染性核

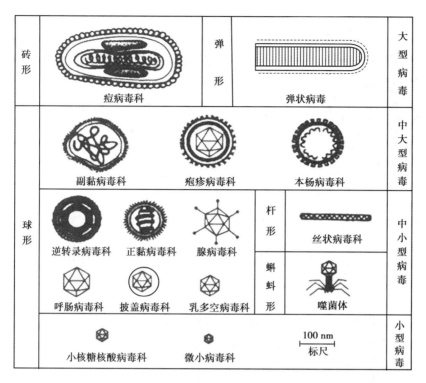

图 6.1　病毒的大小与形态

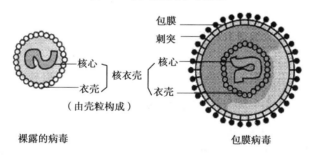

图 6.2　病毒结构模式图

酸。有的病毒还有少量由病毒基因编码的非结构蛋白,也是病毒在增殖过程中需要的功能蛋白,如核酸多聚酶、逆转录酶等。

2.衣壳　病毒的衣壳(capsid)是包围在核心外面的一层蛋白质结构,由一定数量的壳粒聚合而成。在电子显微镜下观察病毒的壳粒呈对称排列,对称形式如图 6.3 所示。①螺旋对称:壳粒沿着螺旋形的病毒核酸链对称排列,如烟草花叶病毒、狂犬病毒。②20 面体对称:病毒核酸聚集成球形,壳粒包绕核酸构成 20 个面、12 个顶角,30 个棱边的立体结构,每个面呈等边三角形,如脊髓灰质炎病毒、流行性乙型脑炎病毒。③复合对称:如噬菌体的头部是 20 面体对称,尾部是螺旋对称。衣壳包绕着核酸,免受环境中核酸酶和其他理化因素的破坏。而且可与宿主细胞膜上受体特异性结合,介导病毒穿入细胞。另外衣壳蛋白具有抗原性,可诱导机体产生免疫应答,不仅有免疫防御作用,而且还可引起病理损伤,参与病毒的致病作用。免疫应答产物如抗体、细胞因子等也是病毒感染的免疫学检测指标。

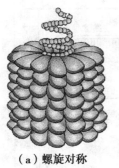 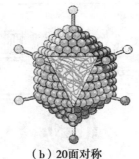 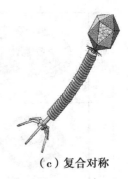

（a）螺旋对称　　　　　（b）20面对称　　　　　（c）复合对称

图6.3　病毒结构对称模式图

3.包膜　病毒的包膜（envelope）是包绕在某些病毒核衣壳外面的双层膜，是病毒在宿主细胞内成熟后穿过细胞膜或者核膜时获得的，含有宿主细胞膜的成分，包括脂类、多糖和蛋白质，但包膜蛋白多为病毒基因组编码。包膜能维护病毒体的完整性，加固病毒。包膜有的成分来自宿主细胞，成分同源，有利于与宿主细胞膜亲和及融合，与病毒入侵细胞及感染性有关。包膜含有的糖蛋白和脂蛋白，具有抗原性，表现病毒种、型抗原的特异性。

4.刺突　病毒的刺突（spike）是包膜表面的钉状突起，又称为包膜子粒，成分是糖蛋白。刺突赋予病毒一些特殊功能，如流感病毒有血凝素（HA）和神经氨酸酶（NA）两种刺突，这些物质与致病性、免疫性有关，而且还可用于病毒的鉴定和分类。

## 二、病毒的增殖与变异

### （一）病毒的增殖

1.病毒的复制周期　由于病毒没有细胞结构，缺乏独立进行代谢的酶系统，决定了病毒必须寄生在活的宿主细胞内，以自身的核酸为模板，由宿主细胞提供合成子代病毒核酸和蛋白质的原料、能量、必要的酶和细胞器等，病毒才能增殖。病毒增殖方式是复制，一般分吸附、穿入、脱壳、生物合成、装配和释放6个阶段，此过程可周期进行，称为复制周期，如图6.4所示。

（1）吸附：病毒附着于易感细胞的表面，决定感染成功与否。病毒表面的配体与宿主细胞表面的受体结合，是特异性的、不可逆的，决定了病毒的嗜组织特性，如人类免疫缺陷病毒gp120与T细胞表面的CD4分子结合、流感病毒血凝素刺突可与呼吸道黏膜上皮细胞的唾液酸分子结合。有的病毒有多种细胞受体的配体可引起多途径感染，病毒没有细胞受体的配体不能吸附细胞发生感染。因此可以消除细胞表面的受体，或者利用与受体类似的物质阻断病毒与受体的结合，开发抗病毒药物的研究。

（2）穿入：病毒通过胞饮、融合、转位等不同方式穿过细胞膜进入细胞内。大多数裸露病毒一般是宿主细胞的细胞膜内陷，将病毒包裹其中形成囊泡结构，让病毒进入细胞质中，称为胞饮；包膜病毒大多数是病毒的包膜与宿主细胞的细胞膜融合，让病毒进入细胞质中，称为融合；少数裸露病毒在吸附过程中衣壳蛋白的多肽构象发生改变，病毒核酸直接穿过细胞膜到细胞质中，大部分衣壳蛋白仍然留在宿主细胞的细胞膜外，称为转位。

（3）脱壳：病毒的核酸从衣壳内释放出来、进入宿主细胞的细胞质中，失去病毒的完整性。裸露病毒只需脱衣壳，包膜病毒需脱包膜和脱衣壳。病毒脱壳的方式不一样，多数病毒可以被宿主细胞的溶酶体酶降解而去除，少数病毒还需要病毒编码产生的脱壳酶来共同完

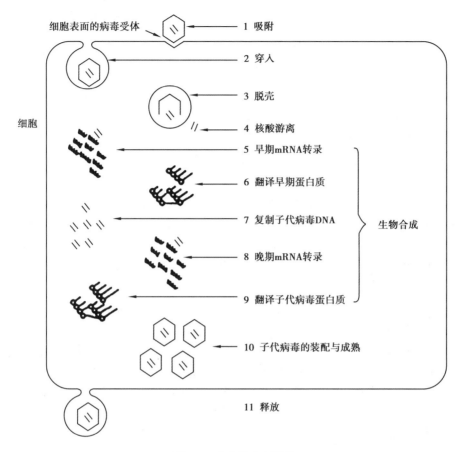

**图 6.4 病毒的复制周期**

成。脱壳是病毒能否完成复制的关键,病毒核酸不能暴露就无法发挥指令作用。

(4)生物合成:指病毒借助宿主细胞提供的原料、能量和场所合成病毒的核酸和蛋白质。在生物合成阶段用电子显微镜在细胞内不能找到病毒颗粒,用血清学方法也检测不到病毒抗原,称为隐蔽期。

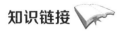 **知识链接**

### 遗传信息的传递与病毒核酸的分类

核酸包括脱氧核糖核酸(DNA)和核糖核酸(RNA),遗传信息储存在碱基排列顺序中,控制生物的性状;而性状的体现者是蛋白质。遗传信息的传递遵循中心法则(图 6.5),以 DNA 为模板合成 RNA 称为转录,加工生成 mRNA;以 mRNA 为模板合成蛋白质称为翻译,以 RNA 为模板合成 DNA 称为逆转录。核酸由核苷酸链组成,RNA 能否充当 mRNA 又分正链和负链,因此病毒根据核酸的不同分为 6 种类型:双链脱氧核糖核酸(dsDNA)病毒、单链脱氧核糖核酸(ssDNA)病毒、单正链核糖核酸(+ssRNA)病毒、单负链核糖核酸(-ssRNA)病毒、双链核糖核酸(dsRNA)病毒和逆转录病毒。

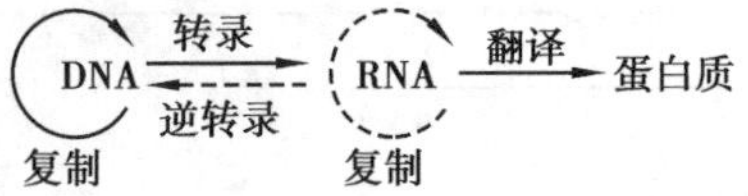

图6.5　中心法则

（5）装配：或称组装、成熟，将合成的子代病毒核酸和结构蛋白在宿主细胞内组合成病毒体。裸露病毒先形成空心衣壳，然后病毒核酸从衣壳裂隙间进入衣壳内，即装配为成熟病毒体。包膜病毒先装配成核衣壳，然后在释放时获得包膜。

（6）释放：病毒从宿主细胞内转移到细胞外。释放放方式有3种：①破胞释放：裸露病毒装配完成后，宿主细胞破裂而把病毒全部释放到周围环境中。②芽生释放：包膜病毒在完成核衣壳装配后，以出芽方式释放到细胞外，穿过细胞膜或核膜时获得包膜。易感细胞一般不死亡，仍可照常分裂繁殖。③其他方式：有些病毒如巨细胞病毒，很少释放到细胞外，而是通过细胞间桥或细胞融合在细胞之间传播。

2.病毒的异常增殖　病毒进入易感细胞时，本身基因组不完整或者发生改变；感染导致易感细胞的代谢抑制，缺乏病毒复制条件，这些都会影响病毒复制，出现异常增殖现象。

（1）缺陷病毒：病毒本身的基因组不完整或发生变化，不能在易感细胞内完成增殖过程，复制出完整的有感染性的子代病毒。缺陷病毒与其他病毒共同感染宿主细胞时，若其他病毒能为缺陷病毒弥补不足，提供所需条件，缺陷病毒可完成正常增殖而产生完整的子代病毒，这种有辅助作用的病毒称为辅助病毒。如丁型肝炎病毒是缺陷病毒，必须依赖于乙型肝炎病毒才能完成复制。

（2）顿挫感染：病毒进入易感细胞，缺乏病毒复制所需的酶、能量和原料等条件，病毒不能合成自身成分，或者合成病毒核酸和蛋白质后不能装配和释放。不能为病毒提供条件的细胞称为非容纳细胞，能支持病毒完成增殖的细胞称为容纳细胞。如人腺病毒可在人胚肾细胞（容纳细胞）中正常复制，在猴肾细胞（非容纳细胞）中不能复制增殖，发生顿挫感染。

3.病毒的干扰现象　两种病毒同时或短时间内先后感染同一细胞时，可发生一种病毒抑制另一种病毒增殖的现象称为干扰现象。干扰现象可发生在异种、同种、同型病毒之间，也可发生在灭活病毒和活病毒之间。干扰现象发生的原因有：①病毒诱导宿主细胞产生干扰素，抑制被干扰病毒的生物合成。②先进入的病毒占据或破坏了宿主细胞的表面受体，从而影响另一病毒的吸附和穿入。③宿主细胞提供的酶、能量和原料等被一种病毒所消耗，从而抑制了另一病毒的复制。④缺陷病毒所引起的干扰。病毒的干扰现象可以阻止病毒感染，也可终止或中断发病，使机体康复。在预防接种时应注意避免同时使用有干扰作用的病毒疫苗，以免降低免疫效果。

### （二）病毒的变异

病毒的基因组较简单，每种病毒只有一种核酸，小病毒的基因数仅3~4个，大病毒可多达数百个基因。如已知动物病毒中基因组最小的丁型肝炎病毒，基因组是仅含1.7 kb的单链RNA；痘类病毒的双链DNA基因组长度为130~300 kb。大多数病毒具有明显的遗传稳定性,但病毒的结构简单,容易受到环境尤其是宿主细胞的影响而发生变异。

1.病毒的变异现象　病毒可以发生形态变异、毒力变异、抗原性变异、宿主范围变异、抵抗力变异、细胞病变变异、空斑变异等。

2.病毒变异机制

(1)基因突变:由于病毒核酸的碱基发生置换、缺失或插入引起。病毒基因突变产生的表型性状改变的称为突变株,发生基因突变之前的病毒称为野生株。突变株中毒力减弱但保持免疫原性的可用于制备疫苗。

(2)基因重组:两种不同的病毒感染同一宿主细胞时发生核酸片段的交换而引起。核酸分节段的病毒如流感病毒,发生基因重组的频率显著增高。

(3)基因产物相互作用:两种病毒感染同一宿主细胞发生互补作用、表型混合等,出现子代病毒表型变异。两种病毒混合感染同一宿主细胞时,不仅发生干扰现象,也发生一种病毒促进另一种病毒的增殖,甚至是另一种病毒增殖所必需,称为互补作用。也可在装配时出现衣壳或包膜的互相交换,混合形成来自两亲代的镶嵌衣壳或包膜,称为表型混合。

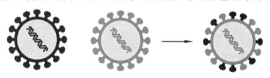

图 6.6　病毒的表型混合

(4)病毒基因与宿主细胞基因整合:病毒的核酸片段插入到宿主细胞的核酸中。如人类免疫缺陷病毒可将病毒 RNA 通过逆转录后形成的 DNA 整合到宿主细胞的 DNA 中。

### 三、外界因素对病毒的影响

病毒受理化因素作用后失去感染性称为病毒灭活,仍保留抗原性、红细胞吸附、血凝现象、细胞融合等。灭活的机制是破坏病毒包膜、蛋白质变性、核酸结构改变等。

#### (一)物理因素

1.温度　大多数病毒耐冷不耐热,包膜病毒比裸露病毒更不耐热。$50 \sim 60$ ℃ 加热 30 min 即被灭活,在低温特别是干冰温度($-70$ ℃)或液氮温度($-196$ ℃)下,病毒感染性可保持数月至数年。病毒标本的保存应尽快低温冷冻,但反复冻融也可使病毒失活。在标本中加入适当的保护剂,如甘油或二甲基亚砜等,可防止病毒灭活。

2.酸碱度　大多数病毒在 pH5.0 ~ 9.0 范围内稳定,强酸、强碱下可被灭活,但是也因病毒种类而异,有些肠道病毒在 pH2.2 环境中可保持感染性 24 h,因此工作中可利用酸性、碱性消毒剂处理病毒污染的物品。

3.射线　X 射线、γ 射线或紫外线以不同机制均可使病毒灭活。但有些病毒,如脊髓灰质炎病毒经紫外线灭活后,可见光照射下可切除双聚体而发生复活,称为光复活,故不宜使用紫外线来制备灭活疫苗。

#### (二)化学因素

1.脂溶剂　乙醚、氯仿、去氧胆酸盐、阴离子去污剂等能破坏包膜病毒的包膜,病毒失去吸附宿主细胞的能力而灭活,但对裸露病毒,如肠道病毒几乎无作用。乙醚对病毒的破坏作用最大,因此用耐乙醚试验鉴别病毒有无包膜。大多数病毒在50%甘油盐水中能存活较长,因病毒体中含游离水,不受甘油脱水作用的影响,故可用于保存病毒感染的组织。

2.化学消毒剂　病毒对消毒剂的抵抗力一般比细菌强,病毒对酚类、氧化剂、醇类等敏感。甲醛能破坏病毒的感染性而对免疫原性影响不大,因此甲醛常用于制备灭活疫苗。

3.抗生素与中草药　一般认为,抗生素对病毒无抑制作用,病毒分离时,可在待检标本中加入抗生素以抑制细菌的生长便于分离病毒。近年来的文献及临床试验表明,多种中草药如板蓝根、大青叶、黄芪等对某些病毒有一定的抑制或灭活作用。

# 第二节　病毒的致病性与免疫性

病毒通过一定的方式侵入机体并在易感细胞内复制增殖,与机体发生相互作用的过程称病毒感染。机体发生感染后有不同的临床类型,感染的结果可表现为免疫保护作用,也可出现免疫病理损伤。

## 一、病毒感染的方式与类型

### (一)病毒的感染方式

病毒在人群中传播方式分为水平传播和垂直传播两类。水平传播指病毒在人群中不同个体间的传播。垂直传播指通过胎盘或产道,病毒直接由亲代传播给子代的方式。

表6.1　人类病毒的感染方式

| 感染途径 | 传播方法及媒介 | 病毒种类 |
|---|---|---|
| 呼吸道感染 | 空气、飞沫、痰或皮屑 | 流感病毒、麻疹病毒、风疹病毒、腮腺炎病毒、水痘病毒 |
| 消化道感染 | 污染的水或食物 | 肠道病毒、脊髓灰质炎病毒、轮状病毒、甲型及戊型肝炎病毒 |
| 医源性感染 | 输血、注射或手术 | 人类免疫缺陷病毒、乙型及丙型肝炎病毒、巨细胞病毒 |
| 破损皮肤感染 | 昆虫叮吸或动物咬伤 | 流行性乙型脑炎病毒,出血热病毒、狂犬病毒 |
| 接触传播 | 面盆、毛巾或性行为 | 人类疱疹病毒、人类免疫缺陷病毒 |
| 垂直感染 | 胎盘、产道或母乳 | 风疹病毒、巨细胞病毒、乙型肝炎病毒、人类免疫缺陷病毒 |

病毒侵入机体后,在体内的扩散方式主要有:①局部播散:在入侵部位增殖后仅感染邻近的组织,没有远距离扩散能力,引起局部或全身的症状。如轮状病毒在肠道黏膜内增殖引起腹泻。②血液播散:在入侵部位增殖后进入血液传播至全身,存在病毒血症期。如脊髓灰

质炎病毒经口侵入肠道,在咽和肠淋巴组织中增殖后进入血液,形成第一次病毒血症。③神经播散:通过感染部位的神经末梢侵入到中枢神经系统,如狂犬病毒。

### (二)病毒感染的类型

病毒侵入机体后因病毒种类、毒力和机体免疫力的不同,可表现出不同的感染类型。

1.隐性感染　病毒侵入机体后不出现临床症状的称为隐性感染,又称为亚临床感染。由于病毒的毒力弱或机体的防御能力较强,结果使病毒不能大量增殖,不造成组织细胞的严重损伤;或者因为病毒不能最后侵犯到靶细胞,所以不呈现或极少呈现临床症状。隐性感染虽然不出现临床症状,但是仍可获得特异性免疫力,同时也可向外排出病毒,成为重要的传染源,故在流行病学上具有重要意义。

2.显性感染　病毒侵入机体后出现临床症状的称为显性感染。病毒在宿主细胞内大量增殖引起细胞破坏,死亡达到一定数量而产生组织损伤,或者代谢产物积累到一定程度时机体就出现症状,即显性感染。显性感染根据潜伏期长短,发病缓急,病程的长短可分为急性感染和持续性感染。

(1)急性感染:病毒侵入机体后,一般潜伏期短,发病急,病程仅数日或数周,病情较重。除死亡病例外,宿主一般能够在症状出现一段时间内,动员非特异和特异免疫因素将病毒清除,恢复后机体内不再存在病毒,可以获得特异性免疫,又称为消灭型感染。如流行性感冒、水痘、乙型脑炎等。

(2)持续性感染:病毒侵入机体后,可出现也可不出现症状,可持续存在于体内甚至终身,成为重要传染源。病毒持续存在的原因有病毒本身的因素,如抗原性较弱、整合感染倾向;同时也与机体有关,如免疫耐受、免疫应答低下、抗体功能异常、干扰素产生少等。持续感染根据疾病的过程分为慢性感染、潜伏感染和慢发病毒感染。

①慢性感染:病毒侵入机体后未完全清除,可持续存在于血液或组织中并不断排出体外,病程长达数月至数年。病毒在整个持续过程中可被检出,一般在机体免疫功能低下时发病,可出现轻微或无临床症状。如乙型肝炎病毒、巨细胞病毒、人类免疫缺陷病毒等引起的感染。

②潜伏感染:病毒侵入机体后存在于一定组织细胞内,不增殖产生感染性病毒,不出现临床症状,在某些条件下病毒被激活发生增殖而引起临床症状,称为急性发作。病毒仅在临床出现间歇性急性发作时才被检出,如单纯疱疹病毒感染后在三叉神经节中潜伏,此时机体既无临床症状也无病毒排出,当机体受到环境因素的影响,潜伏的病毒增殖,沿感觉神经到达皮肤引起口唇疱疹。

③慢发感染:又称为迟发感染,病毒侵入机体后有很长时间的潜伏期,达数月、数年甚至数十年之久,机体无症状也分离不出病毒,一旦出现症状,呈亚急性进行性加重,直至死亡。如麻疹病毒引起的亚急性硬化性全脑炎。

## 二、致病机制

### (一)病毒感染对宿主细胞的直接作用

病毒在宿主细胞内增殖时,一方面需要宿主细胞提供合成原料、能量、代谢酶和细胞器等,影响细胞的生命活力;另一方面作用于细胞的遗传物质引起细胞转化和细胞凋亡。

1.溶细胞型感染 病毒在宿主细胞内增殖成熟后释放大量的子代病毒,造成宿主细胞破坏而死亡,称为病毒的杀细胞效应。多见于杀伤性强的裸露病毒,如脊髓灰质炎病毒、腺病毒等。在普通显微镜下可见明显的细胞病变效应,如细胞变圆、肿胀、坏死、脱落等,可作为病毒在细胞内增殖的指标。

2.稳定状态感染 病毒在宿主细胞内增殖成熟后以出芽方式逐个释放子代病毒,宿主细胞不会溶解和死亡,称为病毒的稳定状态感染。多见于包膜病毒,如麻疹病毒、副流感病毒等。稳定状态感染的病毒在增殖过程中引起宿主细胞的抗原改变,细胞融合等,宿主细胞经病毒长期增殖释放多次后,最终仍要死亡。

3.包涵体形成 某些病毒感染宿主细胞后,用普通光学显微镜可看到细胞内有与正常细胞结构和着色不同的圆形或椭圆形斑块,称为包涵体。由病毒颗粒或未装配的病毒成分组成,也可以是病毒增殖留下的细胞反应痕迹,可作为病毒感染的辅助诊断依据。

4.细胞凋亡 病毒感染宿主细胞后,在病毒蛋白诱导下,激发信号传导到细胞核内,启动细胞凋亡基因,导致细胞膜鼓泡,细胞核浓缩,染色体 DNA 降解,出现凋亡小体。如腺病毒、人类免疫缺陷病毒可诱发细胞凋亡。

5.整合感染 病毒感染宿主细胞后,病毒核酸结合到宿主细胞染色体 DNA 中称为整合。有两种整合方式,一种是全基因组整合,如逆转录病毒合成的 DNA 全部整合到宿主细胞的 DNA 中;另一种是失常式整合,DNA 病毒基因组部分片段随机整合到宿主细胞 DNA 中。

6.细胞转化 少数病毒感染宿主细胞后可促进细胞 DNA 合成,加速细胞增殖,使细胞失去接触抑制而大量增生,称为细胞转化。细胞转化与肿瘤的形成密切相关,如与人类恶性肿瘤有关的病毒人乳头瘤病毒、HBV、EB 病毒等。

### (二)病毒感染对机体的致病作用

病毒感染宿主后可以引起免疫病理损伤,诱发免疫病理反应的抗原除病毒本身外,还有因病毒感染宿主细胞膜上抗原改变而产生的自身抗原。有些病毒还可以直接侵犯免疫细胞,破坏免疫功能。

1.体液免疫损伤 许多病毒如乙肝病毒、流感病毒等感染宿主细胞后能诱发出现新抗原,这种抗原与抗体结合后能激活补体,导致细胞溶解破坏;或者发挥由巨噬细胞、NK 细胞等抗体依赖性细胞介导的细胞毒作用;即通过 II 型超敏反应导致免疫病理损伤。另外病毒抗原与抗体结合形成的中等大小复合物,沉积在毛细血管基底膜上,引起 III 型超敏反应造成局部组织的损伤。

2.细胞免疫损伤 细胞毒性 T 细胞可识别病毒感染后出现新抗原的靶细胞,引起 IV 型超敏反应造成组织细胞损伤。

3.损伤免疫细胞 人类免疫缺陷病毒能杀伤 CD4$^+$T 细胞,使 CD4$^+$T 细胞减少,导致获得性免疫缺陷综合征。另外许多病毒如疱疹病毒、风疹病毒可以抑制免疫细胞的活化。

## 三、抗病毒免疫

病毒感染机体首先要突破非特异性免疫,然后要逃脱特异性免疫。

### (一)非特异性免疫

1.屏障结构 人体的外部屏障包括皮肤、黏膜等,内部屏障有血脑屏障和胎盘屏障。

2.干扰素　干扰素(IFN)是由病毒或诱生剂刺激宿主细胞产生的一类具有高度活性、多功能的糖蛋白。主要由白细胞、成纤维细胞和T细胞等产生,包括α、β、γ这3种,分为Ⅰ、Ⅱ两种类型,发挥抗病毒、抗肿瘤和免疫调节等功能,有种属特异性、广谱性和间接性等特性(表6.2)。干扰素的产生及抗病毒作用原理如图6.7所示。

表6.2　干扰素的主要区别比较

| 类　型 | | 诱导剂 | 来　源 | 作　用 |
|---|---|---|---|---|
| Ⅰ型 | α | 各种病毒 | 白细胞 | 主要用于抗病毒 |
| | β | 诱生剂 | 成纤维细胞 | |
| Ⅱ型 | γ | 各种抗原 | T细胞 | 主要用于抗肿瘤和免疫调节 |
| | | PHA、ConA | | |

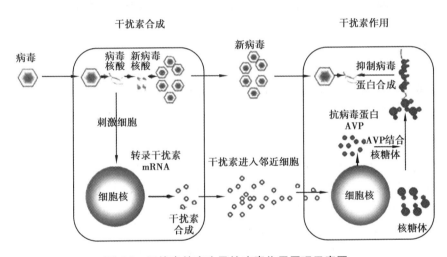

图6.7　干扰素的产生及抗病毒作用原理示意图

3.NK细胞　自然杀伤细胞即NK细胞,能识别多种被病毒感染的细胞,对靶细胞的杀伤过程不受MHC限制,也可不依赖抗体,能被多种细胞因子激活,因子抗病毒作用具有时间早、范围广和作用强的特点。

**(二)特异性免疫**

如果病毒的感染不能被非特异性免疫所抑制,则伴随病毒的持续增殖,机体的特异性免疫随之发挥作用。

1.体液免疫的保护作用　受病毒感染或接种疫苗后,机体能产生中和抗体、血凝抑制抗体、补体结合抗体等特异性抗体。在抗病毒免疫中起主要作用的是中和抗体IgG、IgM、sIgA,能与病毒表面的抗原结合,阻止病毒吸附和穿入易感细胞,保护细胞免受病毒感染,并可有效地防止病毒通过血流播散。还可以通过调理吞噬、抗体依赖性细胞介导的细胞毒作用、激活补体等途径裂解和破坏病毒感染细胞。

2.细胞免疫的保护作用　病毒进入宿主细胞内主要依靠细胞免疫发挥作用,通过CD8[+]T

细胞直接杀伤和 CD4$^+$T 释放细胞因子阻止病毒感染。

---

**案例分析**

　　患者,女性,10 岁,咳嗽数天,反复发热 3 d。查体:体温 39 ℃,心率 95 次/min,呼吸 18 次/min。常规检查:白细胞计数 9.5×10$^9$/L,淋巴细胞比率 0.48,抗生素治疗效果不佳,初步诊断:病毒性上呼吸道感染。①病毒的基本结构有哪些?②如何检测?③如何进行治疗?

　　核心和衣壳是病毒的基本结构,主要检测早期抗体、病毒蛋白抗原和病毒核酸,采用抗病毒药物治疗。

---

# 第三节　病毒感染的检查和防治原则

　　临床上病毒感染十分常见,病毒感染的检查不仅可用于临床确定诊断、指导治疗,而且也用于流行病学调查,为预防病毒性疾病提供科学依据。

## 一、病毒感染的检测

### (一)标本的采集与处理

1.标本采集　根据感染特点、病程等采集合适标本,如呼吸道感染一般采集鼻咽洗漱液或痰液,消化道感染多采集粪便,皮肤感染可采取病灶组织,脑内感染可采脑脊液,病毒血症期可采血送检。作病毒分离或抗原检查应在发病初期(发病 1~2 d)或急性期采集标本,此时病毒大量增殖,检出率高。作血清学诊断的标本应在急性期和恢复期各采 1 份。

2.标本的处理　标本采集必须严格无菌操作。对于本身带有杂菌或可能被细菌污染的标本应加入高浓度青霉素、链霉素、庆大霉素等处理。大多数病毒对甘油有抵抗力,送检的组织、粪便等标本可置于含抗生素的 50%甘油缓冲液中,冷藏速送。暂时不能检查或分离培养时需将标本置-70 ℃低温冰箱内保存。

### (二)病毒的培养与观察指标

　　病毒的分离与鉴定是诊断病毒感染的金标准,对诊治具有指导性意义。操作复杂、实验条件要求严格、需时较长、实验成本高等因素,不能广泛应用于临床诊断,但有些情况应考虑病毒的分离,如怀疑为新病毒感染、疫苗培育、获得天然弱病毒等。

1.病毒的分离培养　病毒具有严格的细胞内寄生,病毒的分离培养应根据宿主细胞对病毒的敏感性及病毒对宿主细胞的亲嗜性的不同,来选择以何种途径接种至何种细胞。脑脊液、血液、血清等无菌标本可直接接种;无菌组织剪碎经培养液洗涤后制成10%~20%悬液离心后,取上清液接种;含漱液、粪便、感染组织等污染标本在接种前先用抗生素处理。分离培养病毒主要有动物接种、鸡胚培养、细胞培养 3 种方法。

(1)动物接种:比较原始的方法,需根据病毒特点选择敏感动物和接种途径。常用动物有老鼠、家兔和猴等,接种途径有鼻内、皮下、皮内、腹腔、脑内等,接种后观察动物每日发病情况:食欲、活动、粪便、局部和全身的变化等。如将嗜神经性的狂犬病毒或乙型脑炎病毒接种于小白鼠脑内,进行病毒的分类和鉴定。

(2)鸡胚培养:是一种比较经济简便的方法,一般采用孵化 9~12 d 的鸡胚,需根据病毒特点选择鸡胚的不同部位接种。卵黄囊用于嗜神经病毒及衣原体的培养,绒毛尿囊用于痘病毒和单纯疱疹病毒的培养,尿囊腔用于腮腺炎病毒的培养,羊膜腔用于流感病毒的初次分离培养。

(3)细胞培养:是最常用的方法,用于病毒分离培养的细胞主要有原代细胞、二倍体细胞和传代细胞系。原代细胞是由新鲜组织制备的单层细胞,如猴肾细胞。二倍体细胞是原代细胞经过多次传代后仍然保持二倍体性质的细胞,称为细胞株,如人胚肺成纤维传代株 W1-28,用于病毒的分离和疫苗的制备。传代细胞系是体外能持续传代的单细胞,由突变的二倍体细胞或肿瘤细胞建立的细胞系,如 HeLa(人宫颈癌)细胞系、Hep-2(人喉上皮癌)细胞系等,是最常用的培养病毒的细胞。

2.病毒的培养观察指标　病毒培养观察指标主要有:①细胞病变效应:病毒在细胞内增殖过程中,可导致敏感细胞出现病变现象,表现为细胞内颗粒增多、聚集圆缩或融合,有的可形成包涵体,最后出现细胞溶解、脱落、死亡等。②红细胞吸附现象:某些病毒如流感病毒感染细胞后不出现病变现象,但被感染的细胞膜上会出现病毒的某些蛋白质成分如血凝素,能与豚鼠、鸡等动物及人的红细胞结合,称为红细胞吸附现象。若加入相应的病毒特异性抗体,中和病毒蛋白质成分(如血凝素等),抑制红细胞吸附现象,称为红细胞吸附抑制试验。③空斑试验:将适宜浓度的病毒接种于敏感的单层细胞,并加入融化的琼脂固定,由于病毒增殖使局部单层细胞脱落,形成肉眼可见的空斑,染色后能清晰显示。④半数感染量或半数致死量:病毒感染鸡胚、易感动物或敏感细胞后引起 50% 发生死亡或病变的最小病毒数量,称 50%组织细胞感染量($TCID_{50}$)或 50%致死量($LD_{50}$)。

**(三)病毒感染的诊断方法**

1.形态学检查　既可用光学显微镜直接观察大型病毒如痘病毒的单个病毒体;或者检查被病毒感染组织中的包涵体,根据包涵体的特点,作出辅助诊断。也可用电子显微镜从疱疹液、粪便或血液等标本中直接检查疱疹病毒、乙型肝炎病毒、轮状病毒等;或者在病毒标本悬液中加入特异性抗体,使病毒颗粒凝聚成团,再用电镜观察,提高病毒的检出率。

2.血清学检查　利用荧光、酶、同位素等标记技术对病毒抗原或抗体进行早期诊断,具特异性强、敏感度高、结果判断快速等优点。主要有病毒抗原标志物检查、IgM 型抗病毒抗体检查、红细胞凝集、凝集抑制试验、病毒中和试验和补体结合试验等。

3.病毒核酸检查　利用核酸杂交和扩增技术对病毒基因组进行检查。核酸具有在一定条件下可双链解离和重组的性质,因此用标记同位素单链核酸作探针,可检测标本中同源或部分同源的病毒核酸,称为核酸杂交技术,常用的有斑点分子杂交法、原位分子杂交法及印迹法等,比电子显微镜技术、免疫酶标记技术等更特异、敏感、快速,而且能够定量和分型。聚合酶链反应(PCR)是一种体外基因扩增技术,在短时间内可使目的基因扩增数百万倍,因此可测出极微量的病毒核酸,具有灵敏度高、特异性强、简便快速等特点。还有核酸电泳、基因芯片技术。

## 二、防治原则

### (一)病毒感染的预防

通过非特异性预防和特异性预防来预防病毒性疾病;非特性性预防主要是围绕控制传染源、切断传播途径及保护易感人群 3 个方面进行;特异性预防包括人工自动免疫和人工被动免疫。

1.人工主动免疫　将疫苗等免疫原接种于人体,使之产生特异性免疫力的预防方法。用作人工主动免疫的生物制品主要有减毒活疫苗(如脊髓灰质炎疫苗)、灭活疫苗(如狂犬疫苗)、亚单位疫苗(如流感疫苗)、基因工程疫苗(如乙型肝炎疫苗)等。

2.人工被动免疫　注射含有抗病毒中和抗体的免疫血清、丙种球蛋白和 IL-2 以及与细胞免疫有关的转移因子、干扰素等细胞因子,使机体立即获得特异性免疫力。常用于甲肝、麻疹及脊液灰质炎的紧急预防,可使病情减轻或不出现症状。

### (二)抗病毒治疗

病毒性疾病目前尚缺少特效治疗药物,原因是病毒在细胞内增殖,凡能杀死病毒的药物,同时多对宿主细胞也有损害。抗病毒治疗的原理主要是从病毒增殖周期着手,采用药物抑制或干扰其增殖周期的任何环节,达到治疗病毒性疾病的目的。

1.抑制病毒穿入与脱壳　如金刚胺,它是一种合成胺,可阻断甲型流感病毒吸附或脱壳。预防性用药后有明显保护作用,但对乙型流感及其他病毒无效。

2.抑制病毒生物合成

(1)核苷类化合物:最早用于临床的抗病毒药物,能抑制病毒的复制。目前常用的有阿昔洛韦、利巴韦林(病毒唑)等。

(2)病毒蛋白酶的抑制物:近年来已从大量化合物中筛选出选择性作用于 HIV 蛋白酶的抑制剂,如沙奎那韦。

(3)干扰素及其诱生剂:干扰素在临床上的应用已越来越广泛,如干扰素 α 用于慢性肝炎的治疗。

此外,中草药(如板蓝根、穿心莲、大青叶、金银花、黄芩等)均有一定的抑制病毒的作用。

# 目标检测题

## 一、名词解释

1.顿挫感染

2.包涵体

3.干扰现象

4.慢发病毒感染

5.空斑试验

## 二、单项选择题

1.下列为病毒的特殊结构的是( )。

A.核心　　　　　　　　　B.衣壳　　　　　　　　　C.核衣壳

D.刺突　　　　　　　　　E.壳粒

2.下列有关病毒体的叙述错误的是( )。

A.完整成熟的病毒颗粒　　B.有的病毒体有包膜　　C.具有感染性

D.具有核衣壳　　　　　　E.在宿主细胞内复制的病毒组装成分

3.下列描述病毒的基本性状中,错误的是( )。

A.专性细胞内寄生　　　　B.只含有一种核酸　　　C.形态微小、可通过滤菌器

D.结构简单、无典型细胞结构　E.可在宿主细胞外复制病毒成分

4.病毒的测量单位是( )。

A.μm　　　　　　　　　　B.nm　　　　　　　　　C.mm

D.cm　　　　　　　　　　E.m

5.病毒在宿主细胞内的复制周期过程,正确描述的是( )。

A.吸附、穿入、脱壳、生物合成、组装与释放

B.吸附、脱壳、生物合成、成熟及释放

C.吸附、结合、穿入、生物合成、成熟及释放

D.特异性结合、脱壳、复制、组装及释放

E.结合、复制、组装及释放

6.裸露病毒体的结构是( )。

A.核心+包膜　　　　　　B.核衣壳+包膜　　　　C.核衣壳+包膜+刺突

D.核心+衣壳　　　　　　E.核心+刺突

7.下列不是病毒体的特征的是( )。

A.非细胞结构　　　　　　B.只含一种类型核酸　　C.对抗生素不敏感

D.可在任何活细胞内增殖　E.对干扰素敏感

8.关于病毒核酸的描述,错误的是( )。

A.可控制病毒的遗传和变异　B.可决定病毒的感染性

C.RNA可携带遗传信息　　D.每种病毒只有一种类型核酸

E.决定病毒包膜所有成分的形成

9.可直接作为mRNA翻译蛋白质的病毒核酸类型是( )。

A.双股DNA　　　　　　　B.双股RNA　　　　　　C.单负股RNA

D.单正股RNA　　　　　　E.单股DNA

10.对病毒包膜的叙述错误的是( )。

A.化学成分为蛋白质、脂类及多糖

B.表面凸起称为壳粒　　　C.具有病毒种、型特异性抗原

D.包膜溶解可使病毒灭活　E.可保护病毒

11.与衣壳生物学意义无关的是( )。

A.保护病毒核酸　　　　　　　　　B.介导病毒体吸附易感细胞受体

C.构成病毒特异性抗原　　　　D.本身具有传染性

E.病毒分类、鉴定的依据

12.构成病毒核心的化学成分是(　　)。

A.磷酸　　　　　　　　　B.蛋白质　　　　　　　　C.类脂

D.肽聚糖　　　　　　　　E.核酸

13.对病毒衣壳的描述错误的是(　　)。

A.由多肽构成的壳粒组成　　　B.表面凸起称刺突

C.可增加病毒的感染性　　　　D.呈对称形式排列

E.可抵抗核酸酶和脂溶剂的作用

14.有包膜的病毒侵入细胞的方式是(　　)。

A.胞饮　　　　　　　　　B.直接穿入　　　　　　　C.吞噬

D.膜融合　　　　　　　　E.裂解细胞膜

15.有包膜病毒释放的方式多为(　　)。

A.裂解细胞　　　　　　　B.细胞融合　　　　　　　C.细胞穿孔

D.出芽　　　　　　　　　E.胞吐作用

16.不能用于病毒分离培养的方法是(　　)。

A.人工合成培养基培养　　　　B.动物接种　　　　　　　C.细胞培养

D.鸡胚接种　　　　　　　E.器官培养

17.病毒血凝的机制是(　　)。

A.红细胞表面抗原和相应的抗体结合

B.病毒与红细胞表面的抗体结合

C.红细胞表面的病毒抗原与相应的抗体结合

D.红细胞吸附在宿主细胞上

E.红细胞表面糖蛋白受体与病毒表面血凝素结合

18.病毒的增殖方式是(　　)。

A.复制　　　　　　　　　B.断裂　　　　　　　　　C.二分裂

D.形成孢子　　　　　　　E.出芽

19.保存病毒株常用的温度是(　　)。

A.4 ℃　　　　　　　　　B.0 ℃　　　　　　　　　C.−70 ℃

D.37 ℃　　　　　　　　　E.56 ℃

20.病毒的顿挫感染与哪项有关?(　　)

A.非容纳细胞　　　　　　B.基因不完整　　　　　　C.干扰现象

D.包膜缺失　　　　　　　E.非结构蛋白

21.病毒的致病因素(　　)。

A.内毒素　　　　　　　　B.外毒素　　　　　　　　C.荚膜

D.侵袭力　　　　　　　　E.以上都不是

22.病毒的干扰现象是指什么之间的感染?(　　)

A.细菌与病毒　　　　　　B.病毒与宿主细胞　　　　C.病毒与干扰素

D.干扰素与宿主细胞　　　　　　　E.病毒与病毒

23.与病毒隐蔽期有关的是(　　　)。

A.吸附　　　　　　　　　　B.穿入　　　　　　　　C.脱壳

D.生物合成　　　　　　　　E.装配和释放

24.病毒的水平传播是指病毒(　　　)。

A.在细胞与细胞间的传播　　B.从侵入门户向血液中的传播

C.在人群不同个体间的传播　D.通过血液向其他组织的传播

E.母婴传播

25.垂直传播是指病毒通过(　　　)。

A.胎盘或产道由亲代传给子代

B.性接触由带毒者传给其配偶

C.带毒蚊虫叮咬在人群中传播

D.输入病毒污染的血液传播

E.孪生兄弟姐妹间的传播

26.病毒侵入细胞内,但不能大量增殖,不出现临床症状,此类感染称为(　　　)。

A.急性感染　　　　　　　　B.慢性感染　　　　　　　C.潜伏感染

D.慢发感染　　　　　　　　E.隐性感染

27.缺陷病毒的形成与哪项有关?(　　　)

A.基因不完整　　　　　　　B.干扰现象　　　　　　　C.包膜缺失

D.非结构蛋白　　　　　　　E.非容纳细胞

28.水痘-带状疱疹病毒属于下面哪一种感染?(　　　)

A.急性感染　　　　　　　　B.慢性感染　　　　　　　C.潜伏感染

D.慢发感染　　　　　　　　E.隐性感染

29.普通光学显微镜下可见的病毒引起的细胞损伤现象是(　　　)。

A.形成包涵体　　　　　　　B.染色体畸变　　　　　　C.胞膜出现新抗原

D.病毒基因与细胞染色体整合E.稳定状态感染

30.用于预防病毒感染的减毒活疫苗是(　　　)。

A.狂犬疫苗　　　　　　　　B.乙肝疫苗　　　　　　　C.脊髓灰质炎口服糖丸疫苗

D.乙脑疫苗　　　　　　　　E.卡介苗

## 三、问答题

1.简述病毒的结构和组成是怎样的。它们分别有什么功能?

2.病毒的复制周期分为哪几个阶段?

3.列出病毒分离与培养的方法?

4.病毒的感染方式有哪几种?

5.病毒感染的快速诊断方法有哪些?

（陈　娇）

# 第七章 常见病毒

📖 **学习目标**

• 掌握流感病毒、脊髓灰质炎病毒、乙型肝炎病毒、水痘-带状疱疹病毒、狂犬病毒等的生物学特性、致病性及防治原则。

• 熟悉冠状病毒、甲型肝炎病毒、人类免疫缺陷病毒、EB病毒、朊粒等的生物学特性、致病性及防治原则。

• 了解麻疹病毒、轮状病毒、丁型肝炎病毒等的生物学特性、致病性及防治原则。

## 第一节 呼吸道病毒

呼吸道病毒是指一大类能引起呼吸道感染或以呼吸道为侵入门户引起其他组织器官发生病变的病毒。据统计,90%以上急性呼吸道感染是由病毒所引起。较为重要的呼吸道病毒包括正黏病毒科的流感病毒;副黏病毒科的麻疹病毒、腮腺炎病毒以及其他病毒科中的风疹病毒、冠状病毒等。多数呼吸道病毒具有传播快、传染性强、潜伏期短、发病急和易继发细菌性感染等特点。

### 一、流行性感冒病毒

流行性感冒病毒(influenza virus)简称流感病毒,引起流行性感冒(流感)。分甲(A)、乙(B)、丙(C)三型,甲型流感病毒除引起人类流感外,还可引起多种动物感染,且易发生变异,曾多次引起世界性大流行。乙型流感病毒仅感染人且致病性低。丙型流感病毒只引起人类不明显或轻微的上呼吸道感染。

**(一)生物学性状**

1.形态与结构 流感病毒多为球形,直径为80~120 nm,初次从体内分离出的病毒有时呈丝状或杆状。核衣壳呈螺旋对称,有包膜。病毒体分为核心和包膜两部分,如图7.1所示。

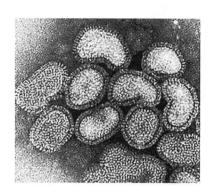
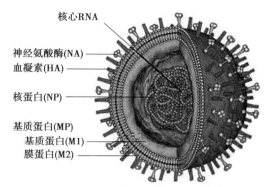

核心RNA

神经氨酸酶(NA)
血凝素(HA)

核蛋白(NP)

基质蛋白(MP)
基质蛋白(M1)
膜蛋白(M2)

**图 7.1　流感病毒的形态结构**

（1）核心：为螺旋对称的核衣壳。由病毒核酸、包绕核酸的核蛋白（NP）及 RNA 多聚酶组成。病毒核酸为分节段的单链负股链 RNA，每一个节段即为一个基因组，能编码相应的结构或功能蛋白。这一特点使病毒在复制中易发生基因重组，从而导致基因编码的蛋白抗原发生变异而出现新的病毒株。甲型和乙型流感病毒的核酸分 8 个节段，丙型分 7 个节段。核蛋白抗原性稳定，很少变异。核蛋白（NP）与包膜中的基质蛋白（MP）共同组成流感病毒的甲、乙、丙型特异性抗原。

（2）包膜：由两层组成，内层为基质蛋白 M1，抗原结构较稳定，具型特异性。外层为脂质双层膜，来源于宿主细胞，有膜蛋白 M2。基质蛋白 M1 和膜蛋白 M2 统称基质蛋白（MP）。包膜表面镶嵌有两种糖蛋白刺突：一种称血凝素（HA），呈柱状；另一种为神经氨酸酶（NA）。HA 能与多种红细胞表面受体结合引起红细胞凝集，这种现象可用以检测流感病毒的增殖。HA 与病毒吸附、穿入和病毒的传播有关。NA 参与病毒的释放并促进病毒扩散。HA 与 NA 是流感病毒的表面抗原，抗原性极不稳定，常发生变异，是划分流感病毒亚型的重要依据。

2. 分型与变异

（1）分型：根据 NP 和 MP 抗原性的不同将流感病毒分为甲、乙和丙三型，三型之间无交叉免疫性。甲型流感病毒根据表面 HA 和 NA 抗原性的不同，又可分为若干亚型，目前已发现 HA 有 16 种（H1～H16），NA 有 9 种（N1～N9），亚型均可从禽类中分离到。乙型、丙型流感病毒尚未发现亚型。2009 年 3 月墨西哥暴发猪流感实际为 H1N1 甲型流感病毒引起，1997年中国香港流行的禽流感由 H5N1 流感病毒引起，2013 年我国出现感染 H7N9 禽流感病例。

（2）变异：甲型流感病毒表面抗原 HA 和 NA 均极易发生变异，尤以 HA 为甚。两者的变异可同时出现，也可单独发生，变异幅度与流感流行关系密切。流感病毒的变异有抗原漂移和抗原转换两种形式。抗原漂移属于量变，是幅度较小的变异，即亚型内变异，可引起流感小规模流行。抗原转换属于质变，变异幅度较大，变异可导致新亚型的出现，因人群普遍缺少对新变异株的免疫力，极易造成新型流感的大流行，甚至世界性大流行。主要原因可能是人流感和禽流感病毒间基因重组所致。

3. 培养特性　流感病毒可在鸡胚中增殖，细胞培养一般可用原代猴肾细胞。病毒在鸡胚和培养细胞中均不引起明显的病变，需用红细胞凝集试验或吸附试验以及免疫学方法证实病毒的存在。

4. 抵抗力　流感病毒抵抗力较弱，不耐热，56 ℃ 30 min 即被灭活。室温下传染性很快丧失,对干燥、日光、紫外线以及乙醚、甲醛等化学药物均比较敏感。

### (二)致病性与免疫性

1.致病性 流感为冬春季呼吸道传染病,传染源是患者、隐性感染者及感染动物。病毒主要经飞沫传播,经呼吸道进入体内。病毒经 HA 与呼吸道柱状上皮细胞受体结合,进入细胞内大量增殖,导致细胞变性、坏死、脱落,黏膜水肿、充血等病理改变。病毒的 NA 可降低呼吸道黏液层的黏度,利于病毒的释放和扩散,若扩散至下呼吸道则可引起病毒性肺炎。

人对流感病毒普遍易感,潜伏期通常为 1~4 d,发病后患者有畏寒、头痛、发热、肌痛、乏力、鼻塞、流涕、咽痛及咳嗽等症状。无并发症患者通常 5~7 d 即可回复,无后遗症。并发症发生多见于婴幼儿和免疫力较差的老年人,一般为继发细菌性感染所引起的肺炎,病死率较高。继发感染细菌常是肺炎链球菌、金黄色葡萄球菌和流感嗜血杆菌等。

2.免疫力 感染流感病毒后人体可获得对同型病毒牢固免疫,但对不同型流感病毒无交叉保护作用,对新亚型也无交叉免疫。

### (三)微生物学检查

在流感暴发流行时,根据典型症状即可作出临床诊断。实验室检查主要用于鉴别诊断和分型、监测变异株、预测流行趋势和制备疫苗。

1.病毒分离 通常取急性期患者咽漱液或鼻咽拭子,经抗生素处理后接种鸡胚,初分离接种羊膜腔最好,传代适应后可接种尿囊腔。培养后作血凝试验以确定有无病毒,阳性标本再分别以亚型特异性血凝抗体进行血抑试验,以鉴定病毒的型、亚型和毒株。

2.血清学诊断 取发病急性期(5 d 内)血清及恢复期(病后 2~4 周)血清作血凝抑制试验,若恢复期抗体效价较急性期增长 4 倍以上,可辅助诊断。此外补体结合试验、ELISA、中和试验等方法还可选用。

3.病毒核酸测定 可用核酸杂交、PCR 或序列分析检测病毒核酸和进行病毒分型。

### (四)防治原则

1.预防接种 接种疫苗是预防流感最有效的方法,但疫苗株必须与当前流行株抗原型别相同。目前较多使用的为灭活三价疫苗(2 个甲型流感病毒亚型加 1 个乙型流感病毒)。还有减毒活疫苗、亚单位疫苗及裂解疫苗。

2.加强个人卫生知识宣传教育 加强锻炼增强体质,保持室内卫生。流行期间注意避免接触患者,避免人群聚集,必要时戴口罩,注意室内空气流通,公共场所可用乳酸或食醋熏蒸进行空气消毒,常用方法为 2~4 mL 乳酸/100 m³空间,溶于 10 倍水,加热熏蒸,能灭活空气中的流感病毒。

3.加强疫情监测 流感病毒传染性强、传播迅速、易引起暴发流行,应及时发布疫情,严密监测流感病毒的变异,切实做好预防工作十分重要。

4.药物预防与治疗 流感无特效疗法,临床多以对症治疗和预防继发细菌感染为主,盐酸金刚烷胺及其衍生物可用于流感的预防,发病 24~48 h 内使用可减轻症状。此外干扰素、中草药如板蓝根、大青叶等有一定疗效。

**知识链接**

### 卡他症状

卡他一词来源于英语"catarrh",意思是"黏膜炎",渗出物沿着黏膜表面顺势下流。临床上一般多用于上呼吸道卡他症状,包括咳嗽、流涕、打喷嚏、鼻塞等,这是临床上常见的症状。引起上呼吸道卡他症状的疾病有普通感冒、流行性感冒、百日咳、肺炎、麻疹、脊髓灰质炎、出血热、钩端螺旋体病等。

## 二、麻疹病毒

麻疹病毒(measles virus)引起麻疹,是一种以发热和呼吸道卡他症状及全身性出疹为特征的急性传染病。麻疹病毒可感染任何年龄阶段的易感人群,但儿童感染最为常见。我国自应用麻疹减毒活疫苗以来发病率已显著下降,但在发展中国家仍是儿童死亡的一个主要原因。

### (一)生物学性状

麻疹病毒呈球形,直径约 150 nm。病毒核心为单负链 RNA,不分节段,核衣壳为螺旋对称,有包膜,有血凝素(HA)和融合因子(F)两种刺突。刺突均为糖蛋白,HA 与宿主细胞受体吸附参与感染,只能凝集猴红细胞;F 能使细胞融合形成多核巨细胞,还有溶血作用,故又称溶血素(HL)。能在多种原代或传代细胞中增殖,形成多核巨细胞,在胞浆或胞核内可见嗜酸性包涵体。麻疹病毒只有一个血清型。对理化因素抵抗力较弱,加热 56 ℃30 min 可被灭活,对脂溶剂、一般消毒剂和日光及紫外线敏感。

### (二)致病性与免疫性

1.致病性　传染源为麻疹患者(潜伏期至出疹期均有传染性),主要通过飞沫直接传播,也可通过污染的玩具等间接传播,传染性极强,冬春季流行。病毒先在呼吸道上皮细胞内增殖,然后进入血流,形成第一次病毒血症。随后病毒侵入全身淋巴组织和单核巨噬细胞系统,在细胞内增殖达一定数量后,再次入血形成第二次病毒血症。病毒随之扩散至全身皮肤、黏膜,少数甚至可达中枢神经系统。临床上出现发热、流泪、眼结膜充血和上呼吸道卡他症状等前驱症状。患儿口腔两颊内侧黏膜出现中心灰白、周围红色的 Koplik 斑(图 7.2),有助于临床早期诊断。此后患者全身皮肤相继出现红色丘疹,从面部至躯干,最后到四肢,病程约 1 周。无并发症的患者大多可自愈,但有些年幼体弱的患儿易并发细菌性肺炎,是麻疹患儿死亡的主要原因之一。约有百万分之一的患者在恢复后多年出现亚急性硬化性全脑炎(SSPE),属于麻疹病毒急性感染后的迟发性并发症,表现为渐进性大脑功能衰退,患者多于发病后 1~2 年死亡。

2.免疫性　麻疹病后人体可获得持久免疫力,一般为终身免疫。血清中的 H 抗体和 F 抗体在预防再感染中有重要作用;细胞免疫是清除细胞内病毒,使麻疹痊愈的主要因素。

### (三)微生物学检查

麻疹诊断一般无需进行实验室检查。病毒分离可采取前驱呼吸道分泌物接种原代人胚

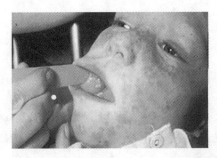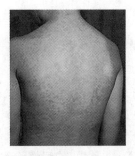

图 7.2　Koplik 斑与麻疹

肾或猴肾细胞,观察多核巨细胞及包涵体。亦可取呼吸道、尿沉渣用免疫荧光法检查病毒抗原。血清学检查可取急性期和恢复期双份血清进行血凝抑制试验,抗体滴度增长 4 倍以上有诊断意义。还可用核酸分子杂交或 PCR 技术检测细胞内的病毒核酸。

### (四)防治原则

预防麻疹的主要措施是隔离患者;对儿童进行人工主动免疫,提高机体的免疫力。目前国内外普遍实行麻疹减毒活疫苗接种,使麻疹发病率大幅度下降。初次免疫为 8 月龄婴儿,接种后抗体阳性率可达 90%;一般 7 岁时进行再次免疫,免疫力持续 10~15 年。对已接触麻疹患儿的易感儿童,可以紧急肌肉注射胎盘球蛋白或丙种球蛋白进行人工被动免疫,可阻止发病或减轻症状。WHO 已将麻疹列为计划消灭的传染病之一,使用麻疹-腮腺炎-风疹三联疫苗(MMR)进行预防接种。

---

**知识链接**

#### 非典型性肺炎

非典型肺炎也称非典型性肺炎,泛指可能由冠状病毒、肺炎支原体、肺炎衣原体、军团菌或不明微生物引起的肺炎症状,也就是泛指不是由细菌所引起的肺炎症状。典型肺炎又称为细菌性肺炎,主要由肺炎链球菌、流感嗜血杆菌等引起。肺部 X 光检查,典型肺炎呈现大叶性肺炎,单一肺叶出现变化;非典型肺炎肺部呈现弥漫性或浸润性的肺炎,且可能五片肺叶皆多有少变化。

---

## 三、冠状病毒

冠状病毒(coronaviruses)于 1937 年首先从鸡体内分离出来,1965 年分离出第 1 株人的。电子显微镜下可见外膜上明显的棒状粒子突起,形如日冕或皇冠得名冠状病毒,1975 年病毒命名委员会正式命名冠状病毒科。2003 年冬春季节全球暴发流行的严重急性呼吸衰竭综合征(SARS)的病原体是一种新型的冠状病毒,称为 SARS 冠状病毒。

### (一)生物学性状

1.形态结构　冠状病毒具多形性,但主要呈球形,直径 60~200 nm,核酸为单股正链RNA,衣壳呈螺旋对称,有包膜,有间隔较宽的刺突,使病毒形如皇冠(图 7.3)。SARS 冠状病毒的基因组编码 3 种糖蛋白:①刺突糖蛋白(S):受体结合点、溶细胞作用和主要抗原位点。②小包膜糖蛋白(E):较小,与包膜结合的蛋白。③膜糖蛋白(M):负责营养物的跨膜运输、新生病毒出芽释放与病毒外包膜的形成。少数还有血凝素糖蛋白(HE)。

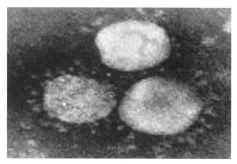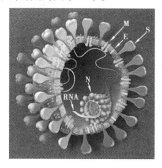

**图 7.3　冠状病毒的形态**

2.理化性状　冠状病毒的抵抗力较弱。包膜含脂类故对脂溶剂敏感,乙醚、氯仿、乙醇(70%)、甲醛、紫外线等均可灭活病毒。加热 56 ℃ 30 min 可失活。对 pH 较敏感,最适 pH 值为 7.2,在酸性环境中很快灭活。SARS 冠状病毒在体外自然存活约 3 h,患者粪便和尿液能存活 1~2 d。

3.基因结构及抗原性　冠状病毒基因组为正单链 RNA,长 27~32 kb,是所有 RNA 病毒中最大的。病毒含有 3 种主要蛋白:1 种衣壳蛋白和 2 种包膜蛋白,至少有 3 个血清型。用不同的分离法获得的病毒间仅有微弱的交叉免疫性,通常在一个流行季节中仅由其中一个血清型引起,但在 SARS 暴发流行中各地是否有不同的变异株尚待进一步研究确定。

**(二)致病性与免疫性**

冠状病毒可感染各年龄段人群,婴幼儿为主,多发于冬春季节,潜伏期为 3~5 d。传播方式有两种:①主要经过呼吸道,由飞沫传播。如人冠状病毒 229E 和 OC43 引起典型的呼吸道感染呈普通感冒症状,很少波及下呼吸道,感染一般为轻型或亚临床感染,主要表现为鼻炎、头痛、咽炎及咳嗽,但有些毒株可导致免疫力较弱的老人和儿童发生严重的下呼吸道感染,如诱发小儿哮喘发作、成人慢性支气管炎加重。②还可经过消化道,由口传播。如婴幼儿急性肠胃炎,主要症状有水样腹泻(一般多于 10 次/d)、发热、呕吐,部分还出现血便,且排毒时间较长。偶有冠状病毒引起新生儿坏死性结肠炎流行的报道。冠状病毒只感染脊椎动物,引起人和动物呼吸道、消化道疾病,极少的神经系统疾病。

SARS 的传染源主要是患者(野生动物如果子狸可能是其宿主,也是传染源),以近距离飞沫传播为主,也可通过接触病人分泌物、排泄物或血液经口、鼻、眼入侵,也不排除粪-口途径的可能。患者以发热为首发症状,可伴有头痛和乏力等,继而出现干咳、胸闷气短,肺部出现明显病理变化。严重者出现呼吸窘迫、多器官功能障碍等症状。传染性极强、死亡率很高。

患者病后血清中有抗体产生,但免疫力不强,再感染仍可发生。

**(三)微生物学检查**

实验室诊断方法较多,主要包括:①病毒分离:取急性期患者痰液细胞培养或鸡胚接种分离病毒。SARS 冠状病毒分类必须在生物安全三级实验室进行。②血清学检查:可用中和试验、补体结合试验、血凝试验、ELISA 试验等方法测定血清中抗体,恢复期血清抗体效价比急性期增长 4 倍以上作为诊断标准。③快速诊断:核酸杂交、PCR 或序列分析等快速检测病毒核酸,目前已有针对变异后冠状病毒的快速诊断试剂盒。

**(四)防治原则**

疾病暴发流行期要严格控制传染源,隔离病人及疑似病例;注意空气流通及消毒;增强体质,避免过度劳累。SARS 已列为乙类传染病,应严格按照传染病防治条例对该病进行广泛预防宣教。目前无抗 SARS 冠状病毒的特效药,以综合性支持治疗为主,对症治疗为辅,如对重症病例使用肾上腺皮质激素、人干扰素、中医中药、适当抗生素综合用药。

## 四、其他病毒

### (一)腮腺炎病毒

腮腺炎病毒(mumps virus)是流行性腮腺炎(俗称痄腮)的病原体。病毒为球形,核心为单负链 RNA,衣壳呈螺旋对称。有包膜,有血凝素-神经氨酸酶刺突(HN)和融合因子刺突(F)。可在鸡胚羊膜腔或猴肾细胞中增殖,细胞融合出现多核巨细胞,但细胞病变不明显。仅有一个血清型。抵抗力较弱,56 ℃30 min 可被灭活,对紫外线及脂溶剂敏感。

人是腮腺炎病毒唯一宿主,经飞沫传播,易感者为学龄前儿童,好发于冬春季,潜伏期 2~3 周。病毒侵入呼吸道上皮细胞和局部淋巴结内增殖后,进入血流,然后侵入腮腺及其他腺体器官如睾丸、卵巢、胰腺、肾脏和中枢神经系统等。临床表现主要为一侧或双侧腮腺肿大,伴发热、乏力、肌肉疼痛等。病程 1~2 周,青春期感染者易并发睾丸炎或卵巢炎,约 0.1% 的患儿可并发病毒性脑膜炎。并发睾丸炎者可导致男性不育症,腮腺炎也是导致儿童期获得性耳聋的常见原因。腮腺炎病后可获牢固的免疫力。

对于腮腺炎患者应及时隔离,防止传播。疫苗接种是有效的预防措施,S97 株减毒活疫苗免疫效果良好。接种采用麻疹病毒-腮腺炎病毒-风疹病毒三联疫苗(MMR)。

### (二)风疹病毒

风疹病毒(rubella virus)是风疹的病原体。病毒多形态,以球形多见,直径约 60 nm,核心为单正链 RNA,衣壳呈二十面体立体对称。包膜上的刺突具有血凝和溶血活性。能在多种细胞内增殖,一般不引起细胞病变。只有一个血清型。不耐热,对脂溶剂敏感,紫外线可使其灭活。1962 年首次分离成功。

人是风疹病毒的唯一自然宿主,人群均可感染病毒,但易感者主要是儿童。病毒在上呼吸道黏膜上皮细胞内增殖后入血引起病毒血症,主要临床症状为发热和麻疹样出疹,并伴有耳后和枕下淋巴结肿大。成人的症状较重,可出现关节炎、血小板减少性紫癜、出疹后脑炎等。风疹病毒易发生垂直感染,若孕妇妊娠早期感染风疹病毒,病毒可通过胎盘感染胎儿,引起流产、死产,也可导致胎儿发生先天性风疹综合征,主要表现是先天性心脏病、白内障、耳聋(统称风疹三症)、智力低下等。胎儿畸形发生率在妊娠第 1、2、3、4 月内依次为 11%~58%、11%~36%、7%~15%、7%,妊娠 6 个月以上感染风疹病毒无致畸危险。风疹病毒感染后,机体可获得持久而牢固的免疫力。

风疹减毒活疫苗是预防风疹的有效措施,接种对象为风疹抗体阴性的育龄妇女及学龄前儿童,接种采用麻疹病毒-腮腺炎病毒-风疹病毒三联疫苗(MMR)。风疹抗体阴性的孕妇,如接触风疹病人应立即大剂量注射丙种球蛋白以被动免疫。

### (三)呼吸道合胞病毒

呼吸道合胞病毒(RSV)是引起婴幼儿下呼吸道疾病的最常见病毒,因在细胞培养中能形成特殊的细胞融合病变而得名。病毒为球形,单个病毒颗粒多形性,核心为单负链RNA,衣壳呈螺旋对称,包膜上有F和G两种糖蛋白刺突。

RSV主要经飞沫传播。当污染的手或物品直接接触眼或鼻黏膜表面时,最容易发生感染。多发生在冬季和早春,所有年龄的人都易感染。病毒感染局限于呼吸道,不产生病毒血症。病毒在呼吸道上皮细胞内增殖,导致细胞融合,致病机制不清。RSV常引起婴幼儿细支气管炎和细支气管肺炎,因炎症及坏死组织黏液结集,易造成细支气管阻塞,死亡率较高。较大儿童和成人主要引起上呼吸道感染。

RSV感染后免疫力不强,可反复感染;母体通过胎盘传递的抗体能使新生儿获得被动免疫。目前尚无有效疫苗。治疗主要是对症用肾上腺素缓解喘息症状,INF滴鼻可减轻症状和缩短病程。

### (四)腺病毒与鼻病毒

腺病毒与鼻病毒的生物学特性、致病性以及免疫性见表7.1。

表 7.1 腺病毒与鼻病毒的特征

| 名 称 | 生物学特性 | 致病性 | 免疫性 |
|---|---|---|---|
| 腺病毒 | 无包膜 DNA 病毒,49 个血清型,对啮齿类动物有致癌能力,转化体外啮齿类动物细胞 | 通过呼吸道、胃肠道和密切接触传播,也可经手传播到眼,消毒不到位的游泳池可引起暴发流行。主要引起急性发热性咽喉炎、急性呼吸道感染、肺炎、流行性角膜结膜炎(红眼病)、胃肠炎与腹泻、小儿急性出血性膀胱炎 | 病后机体产生相应的抗体,对同型病毒有抗感染作用,免疫力持久 |
| 鼻病毒 | 无包膜 RNA 病毒,114 个血清型,在 pH 值为 3 时迅速被灭活 | 引起普通感冒的主要病毒,经飞沫、手传播,通过鼻、口、眼进入体内,主要引起普通感冒,也可引起急性咽炎,婴幼儿支气管炎、支气管肺炎 | 感染后鼻黏膜产生sIgA 对同型病毒有免疫力,持续时间短,容易再感染 |

# 第二节　肠道病毒

肠道病毒(enterovirus)是指经消化道感染,在肠道上皮细胞中增殖,并随粪便排出体外的一类小RNA病毒科。肠道病毒的种类和所致疾病见表7.2。

表 7.2 肠道病毒的种类和所致疾病

| 病毒名称(血清型) | 所致疾病 |
|---|---|
| 脊髓灰质炎病毒1~3型 | 脊髓灰质炎 |
| 柯萨奇病毒 | |

续表

| 病毒名称(血清型) | 所致疾病 |
|---|---|
| A组 1~22、24 型 | 疱疹性咽峡炎、无菌性脑膜炎、类脊髓灰质炎、手足口病、普通感冒等 |
| B组 1~6 型 | 流行性胸痛、心肌炎、心包炎、无菌性脑膜炎、出疹性热病、普通感冒、类脊髓灰质炎等 |
| 人肠道致细胞病变孤儿病毒(埃可病毒)1~9 型、11~27 型、29~33 型 | 无菌性脑膜炎、婴幼儿腹泻、普通感冒、出疹性热病、类脊髓灰质炎等 |
| 新肠道病毒 68~71 型 | 小儿支气管炎、肺炎、急性出血性结膜炎、无菌性脑膜炎、手足口病等 |

肠道病毒具有的共同特点有:①形态结构:病毒体积小,球形,直径 24~30 nm,核衣壳呈二十面体立体对称,无包膜。②核酸:单股正链 RNA,有传染性,并起到 mRNA 的作用。③抵抗力:较强,在污水和粪便中能存活数月,耐酸、耐乙醚,对热、紫外线、干燥敏感。④在宿主细胞胞浆内增殖。⑤致病性:病毒主要通过粪-口途径传播,在肠道细胞内增殖,随血液到达其他组织,主要引起肠道以外的症状,临床表现多样化。

### 一、脊髓灰质炎病毒

脊髓灰质炎病毒(poliovirus)导致脊髓灰质炎,主要侵犯脊髓前角运动神经元,导致肢体出现弛缓性麻痹。多见于儿童,故又称小儿麻痹症。

#### (一)生物学性状

病毒呈球形,直径 24~30 nm,核衣壳呈二十面体立体对称,无包膜。基因组为单股正链 RNA。衣壳主要由 VP1~VP4 四种蛋白构成,VP1~VP3 主要存在于病毒表面,VP1 可与宿主细胞表面受体结合,VP4 位于病毒内部,可能与维持病毒的空间构型有关。可用猴肾、人胚肾、人羊膜细胞等灵长类来源细胞培养,形成典型的溶细胞病变。分为三个血清型即Ⅰ、Ⅱ、Ⅲ型,三型之间无交叉免疫现象。病毒在外界环境中生存能力较强,在污水和粪便中可存活数月,耐酸,对热、干燥、紫外线敏感,加热 56 ℃30 min 可将其灭活。

#### (二)致病性与免疫性

1.致病性　传染源是患者和无症状的病毒携带者,存在于粪便及鼻咽部分泌液中。经粪-口途径传播,主要侵犯儿童,5 岁以下的儿童是主要的易感人群。病毒感染人后首先在咽喉和肠道淋巴组织中生长繁殖,90%以上的人为隐性感染,不出现临床症状,或仅有轻微发热、咽痛、腹部不适等。少数人局部增殖的病毒经淋巴系统入血,形成第一次病毒血症,出现发热、头痛、恶心等症状。病毒随血流播散至全身淋巴组织,在单核吞噬细胞内大量增殖后再次入血,导致第二次病毒血症,全身症状加重。机体抵抗力强可逐渐恢复,仅 1%~2% 免疫力较低的患者,病毒可突破血脑屏障进入中枢神经系统,在脊髓前角运动神经细胞内增殖,导致细胞变性坏死,轻者引起暂时性肢体麻痹,以下肢多见,严重者出现弛缓性麻痹后遗症。极个别发展为延髓麻痹,导致呼吸、心脏衰竭而死亡。

2.免疫性　病后可获得同型病毒牢固而持久的免疫力,以体液免疫为主。感染后产生

IgG、IgM 和 sIgA,sIgA 可阻止病毒吸附于咽喉和肠道局部的黏膜,IgG 和 IgM 可中和病毒,阻止进入中枢神经系统和产生病变。

### (三)微生物学检查

1.病毒的分离培养与鉴定 病毒能在灵长类动物细胞内增殖。取病人粪便标本,抗生素处理后,接种于猴肾、人胚肾细胞内进行培养,病毒在胞浆内复制,被感染细胞出现变圆、坏死、脱落。根据典型的细胞病变可作出诊断,中和试验可进一步辅助鉴定型别。

2.血清学试验 取发病早期和恢复期双份血清进行中和试验,抗体有 4 倍或以上增长有诊断价值。

3.病毒核酸测定 通过核酸杂交、PCR、序列分析等分子生物学方法检测病毒基因组进行快速诊断。

### (四)防治原则

防治除了需要隔离病人、消毒排泄物、加强饮食卫生、保护水源之外,对易感人群进行特异性防治是最有效的措施,常用的疫苗有 IPV 和 OPV 两种,均为三价混合疫苗,人接种后可同时获得脊髓灰质炎病毒 3 个血清型的免疫力。IPV 是灭活疫苗,优点是使用安全、易保存,缺点是使用量大、不能诱导产生肠道局部免疫。OPV 是减毒活疫苗,为口服制剂糖丸,服用后类似于自然感染过程,既可刺激机体产生抗体,又可刺激肠道局部产生 sIgA,缺点是不易保存,有毒力回复的危险,免疫缺陷者接种可引起疫苗相关麻痹型脊髓灰质炎(VAPP)。目前我国多采用此种疫苗,接种方法是婴儿出生后 2、3、4 月龄各口服一次,4 岁时加强一次,可获得持久免疫力。

## 二、柯萨奇病毒和埃可病毒

### (一)生物学性状

柯萨奇病毒(coxsackievirus)是 1948 年带戴尔道夫(Dalldorf)从美国柯萨奇镇两名脊髓灰质炎疑似患儿的粪便中首先发现的,故名。根据对乳鼠的致病作用,分为 A、B 两个组共 29 个血清型,见表 7.2。A 组引起动物松弛性麻痹,B 组引起痉挛性麻痹。

埃可病毒是在 1951 年的脊髓灰质炎流行期间从健康儿童的粪便中分离出来的,因当时不知道它与人类哪种疾病相关,故称为人肠道致细胞病变孤儿病毒(ECHO),简称埃可病毒,有 31 个血清型。两种病毒的生物学性状与脊髓灰质病毒相似。

### (二)致病性与免疫性

致病机理与脊髓灰质炎病毒相似,但受体在组织细胞中分布更加广泛,如中枢神经系统、心、肺、胰、黏膜、皮肤和其他系统,故柯萨奇病毒和埃可病毒所致疾病多样化,同一种病毒可引起多种临床综合征,不同型别的病毒也可引起相同的疾病,这是病毒的主要致病特点,且主要引起肠道外的症状。

1.中枢神经系统感染 大部分柯萨奇病毒和埃可病毒可引起脑膜炎、脑炎和肌肉麻痹。麻痹程度一般较脊髓灰质炎病毒轻,可表现为短时肌无力。

2.呼吸系统感染 表现为轻微上呼吸道卡他症状和咽炎,还可引起疱疹性咽峡炎、支气管炎和肺炎。

3.心肌炎和心包炎 病原体是柯萨奇 B 组病毒。初起表现为流感样上呼吸道感染,7~

10 d 天后出现心脏症状,如胸痛、心电图不正常等。

4.手足口病　手足口病是由柯萨奇病毒 A16 引起,71 型也能引起。手足出现斑丘疹,口腔黏膜溃疡性小疱疹。

5.眼病　柯萨奇病毒 A24 引起急性结膜炎,70 型引起急性出血性结膜炎。

感染柯萨奇病毒和埃可病毒均可产生对同型病毒的牢固免疫力。

### (三)微生物学检查

因病毒所致疾病多种多样,所以仅依据临床表现不能作出诊断,确诊须依赖于微生物学检查。病毒的分离培养是诊断疾病的重要方法,将病毒接种于乳鼠或猴肾细胞中,根据细胞病变做鉴定,还可进行血清学试验以辅助诊断。

## 三、轮状病毒

人类轮状病毒(HRV)是 1973 年澳大利亚 Bishop 在急性非细菌性胃肠炎儿童十二指肠黏膜超薄切片中首次发现的,是秋冬季引起婴幼儿腹泻(急性胃肠炎)的主要病原体。

### (一)生物学性状

轮状病毒圆球形,直径 60~80 nm,双层衣壳,内衣壳子粒沿病毒核心边缘呈放射状排列,如车轮的辐条,故名。基因组为双链 RNA,无包膜。电子显微镜下观察可见 3 种颗粒(图 7.4):光滑型颗粒结构完整,具有传染性;粗糙型颗粒无外壳,不具感染性;单层颗粒也不具感染性。根据内壳 VP6 抗原性不同,可将病毒分为 A~G 7 个组,A~C 组可引起人类和动物腹泻,D~G 组只引起动物腹泻。病毒有较强的抵抗力,耐酸、耐碱、耐乙醚,加热 55 ℃ 30 min可被灭活,在粪便中可存活数日到数周。

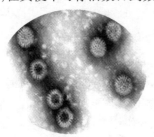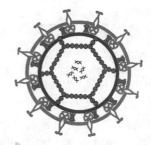

图 7.4　轮状病毒的形态

### (二)致病性与免疫性

1.致病性　A 组轮状病毒引起急性胃肠炎,主要侵犯 6 个月~2 岁的婴幼儿,传染源是病人和无症状的病毒携带者,经粪-口途径传播。病毒侵入人体后先在小肠黏膜绒毛细胞内增殖,导致细胞溶解死亡,微绒毛萎缩、变短、脱落,使细胞渗透压发生改变,水和电解质吸收异常,腺窝细胞分泌增加,导致肠腔水分增多,感染者表现为发热、水样腹泻和呕吐,一般为自限性,可完全恢复。如失水严重,发生脱水或酸中毒,可致死亡,是导致婴幼儿死亡的主要病因之一。B 组主要感染大龄儿童和成人,在我国有大规模流行的报道。

2.免疫性　感染后可产生对同型病毒的免疫力,主要依靠 IgG、IgM 和 sIgA,特别是 sIgA。但婴幼儿自身合成抗体能力较低,故病愈后仍可重复感染。

### (三)微生物学检查

1.检测病毒和病毒抗原　由于轮状病毒有特殊的形态结构,用电镜或免疫电镜技术直接观察病人粪便标本中的病毒,诊断率为90%~95%。用直接或间接 ELISA 法检测病毒抗原,既可定量又可分型。

2.分子生物学技术　从粪便标本中提取 RNA,做聚丙烯酰胺凝胶电泳,根据轮状病毒的基因片段的电泳图谱,对病毒进行鉴定。使用逆转录 PCR(RT-PCR)法灵敏度高,可用于快速诊断。

### (四)防治原则

预防主要是控制传染源,切断传播途径,接种疫苗。治疗应及时补充液体,维持水电解质平衡,防止脱水和酸中毒,降低死亡率。

# 第三节　肝炎病毒

肝炎病毒(hepatitis virus)是指引起病毒性肝炎的一组病原体。目前公认的人类肝炎病毒有5种,是甲型、乙型、丙型、丁型及戊型肝炎病毒,传播途径及发病特点各异。近年又相继发现了己型肝炎病毒(HFV)、庚型肝炎病毒(HGV)和 TT 型肝炎病毒(输血传播病毒,TTV)等。此外,还有一些病毒如巨细胞病毒、EB 病毒、风疹病毒、黄热病病毒也可引起肝炎,但以全身感染为主,故不列入肝炎病毒范畴。

## 一、甲型肝炎病毒

甲型肝炎病毒(HAV)是甲型肝炎的病原体。1973 年弗瑞斯特(Feinstone)采用免疫电镜技术在肝炎急性期患者粪便中发现,1979 年普罗沃斯特(Provost)首次在体外培养成功,1993 年第八届国际病毒性肝病会议归其为嗜肝 RNA 病毒。甲型肝炎主要侵犯儿童和青年,多为急性肝炎,可以造成爆发或散发流行,潜伏期短,发病较急,一般不转为慢性,预后多较好。

### (一)生物学性状

1.形态与结构　病毒呈球形,直径27~32 nm,衣壳二十面体立体对称,无包膜,如图7.5所示。基因组为单股正链 RNA,长约 7.5 kb 核苷酸,分子量 $2.3 \times 10^6$。核心还有病毒基因组蛋白。衣壳蛋白有抗原性(HAVAg),可诱导机体产生抗体。迄今为止世界各地分离的 HAV 只有一个血清型,与其他肝炎病毒无交叉反应。

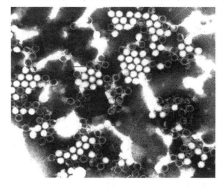
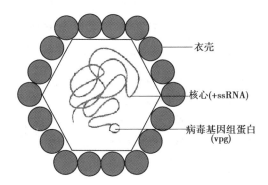

衣壳

核心(+ssRNA)

病毒基因组蛋白(vpg)

图 7.5　甲型肝炎病毒的形态

2.培养特性　　HAV 的自然宿主主要是人类,狨猴、黑猩猩、恒河猴等灵长类动物也对其易感,接种后可发生肝炎,在其肝细胞内和粪便中能检出 HAV,恢复期血清中能检出 HAV 的相应抗体。HAV 可在非洲绿猴肾细胞或肝细胞、人胚肾细胞、传代恒河猴肾细胞、人胚肺二倍体细胞等多种细胞中增殖,生长缓慢,不引起细胞病变。

3.抵抗力　　对温度的抵抗力较强,60 ℃ 1 h 不能被灭活,−20 ℃ 可存活数年。能够耐受乙醚、酸(pH3)、非离子去垢剂等。对常用消毒剂有抵抗力,但是氯、甲醛、过氧乙酸能破坏其感染性。可被高压蒸汽、干热、紫外线灭活。

### (二)致病性与免疫性

1.传染源与传播途径　　传染源为患者和隐性感染者,主要通过粪-口途径传播。病毒随患者粪便排出体外,通过污染水源、食物、海产品(如毛蚶等)、食具等传播而造成散发性流行或大流行。1988 年上海发生生食 HAV 污染的毛蚶而暴发甲型肝炎流行,患者多达 30 余万,危害严重。甲型肝炎的潜伏期为 15~50 d,起病急,出现发热、肝脾肿大、黄疸伴有转氨酶升高。发病后 2~3 周,随着特异性抗体的产生,粪便中不再排出病毒。

2.致病机制　　病毒经口侵入人体,首先在口咽部或唾液腺中早期增殖,然后在肠黏膜与局部淋巴结中大量增殖,并侵入血流形成病毒血症,最终侵犯靶器官肝脏。病毒在细胞培养时不造成明显的细胞损害,因此致病机制除病毒的直接作用外,机体的病理性免疫反应可以引起肝组织损害。

3.免疫性　　甲型肝炎的显性或隐性感染均可使机体产生特异性抗体 IgM 和 IgG,前者在急性期和恢复早期出现;后者在恢复后期出现,并可维持多年,对病毒的再感染有免疫力。

### (三)微生物学检查

甲型肝炎的实验室检查方法有:①抗体检测:采用酶联免疫吸附试验(ELISA),检测 HAV-IgM 是早期诊断最实用的方法;检测 HAV-IgG 了解既往感染史、疫苗免疫效果评价或流行病学调查。②抗原检测:采用放射免疫分析 RIA 检测培养细胞或粪便中的 HAV 抗原。③病毒检测:潜伏期末期和急性期早期取粪便用免疫电镜检测 HAV 颗粒。④核酸检测:采用核酸杂交法或者 PCR 法检测 HAV 的 RNA 进行诊断。

### (四)防治原则

加强卫生宣教和饮食卫生管理,管好粪便,保护水源是预防甲型肝炎的主要环节。人工被动免疫可注射丙种球蛋白,人工主动免疫可接种疫苗,疫苗包括减毒活疫苗(H2 株或 L1 株)和灭活疫苗。甲型肝炎为自限性疾病,经治疗可痊愈,不会转慢性也不留后遗症。

## 二、乙型肝炎病毒

乙型肝炎病毒(HBV)是乙型肝炎的病原体,发现源于对表面抗原的研究,1963 年 Blumberp 在两名多次接受输血治疗的病人血清中发现一种异常的抗体,它能与澳大利亚土著人的血清发生沉淀反应,命名为澳大利亚抗原,简称澳抗,直到 1967 年才明确这种抗原与乙型肝炎有关。1970 年 Dane 在电子显微镜下观察到 HBV 的形态,1986 年国际病毒分类委员会列入嗜肝 DNA 病毒。乙型肝炎的危害性比甲型肝炎大,约 10% 乙型肝炎可转变为慢性,部分慢性活动性肝炎转变为肝硬化、肝癌,婴幼儿感染易成为持续病毒携带者。

**（一）生物学性状**

1.形态与结构　电子显微镜观察乙型肝炎患者的血清,可以看到3种不同形态的颗粒,如图7.6所示。

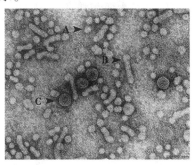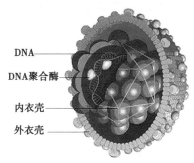

DNA
DNA聚合酶
内衣壳
外衣壳

**图7.6　乙型肝炎病毒的形态**

（1）大球形颗粒:也称Dane颗粒,直径约42 nm,是完整的病毒体,有传染性,含有病毒的全部抗原。具有双层衣壳,外衣壳由脂质双层和蛋白质组成,相当于一般病毒的包膜;内衣壳由蛋白质组成,相当于一般病毒的衣壳,呈二十面体对称。核心含有双链DNA和DNA聚合酶。

（2）小球形颗粒:直径约为22 nm,是感染者血清中最常见的颗粒,由病毒装配过剩的外衣壳构成,不含DNA和DNA聚合酶,病毒不完整,不具传染性。

（3）管形颗粒:直径约22 nm,长度为50～700 nm,实际上是一串聚合起来的小球形颗粒。小球形颗粒和管形颗粒不具有传染性,含有表面抗原。

2.抗原组成

（1）表面抗原（HBsAg）:也称澳抗,存在于外衣壳上的糖脂蛋白,3种病毒颗粒都具有,大量存在于感染者的血液中,是HBV感染的主要标志,是筛选供血人员的必检指标。HBsAg具有抗原性,可刺激机体产生表面抗体（抗HBs、HBsAb）,是保护性抗体,能够中和HBV,有防御感染的作用。HBsAg也是制备疫苗的主要成分。

（2）核心抗原（HBcAg）:存在于内衣壳上,成分是蛋白质。因被外衣壳覆盖故不易在血清中检出,只存在于感染的肝细胞内。能刺激机体产生核心抗体（抗HBc、HBcAb）,但不具有中和作用,对病毒感染没有保护作用。抗HBc-IgM阳性提示病毒在肝内处于增殖状态,多见于乙型肝炎急性期、慢性肝炎急性发作期;抗HBc-IgG低效价是过去感染的标志,高效价提示HBV有活动性复制。

（3）e抗原（HBeAg）:为可溶性蛋白质,游离存在于血液中,由HBcAg在肝细胞内经蛋白酶降解形成。其消长与病毒体及DNA多聚酶的消长基本一致,故可作为HBV复制及具有强感染性的一个指标。HBeAg可刺激机体产生抗体（抗HBe、HBeAb）,能与受染肝细胞表面的HBeAg结合,通过补体介导破坏受染的肝细胞,故对HBV感染有一定的保护作用,因此是预后良好的征兆。

还有前S抗原（PreS1和PreS2）:存在于外衣壳上,有吸附肝细胞受体的表位,抗原性比HBsAg更强,刺激机体产生抗PreS1和抗PreS2,可以阻断HBV与肝细胞的结合而起抗病毒作用,提示病情好转,是恢复的标志。

3.动物模型与细胞培养　黑猩猩是 HBV 最易感的动物,接种后发生与人类相似的急、慢性感染,常用来研究 HBV 的致病机制、检测疫苗的效价与安全性等,但来源困难。近年来从鸭、土拨鼠、地松鼠中发现了与 HBV 基因结构相似的肝炎病毒,因此这些也可以建立动物模型,研究 HBV 的致病机制、致癌特点及防治措施等。体外细胞培养 HBV 尚未成功,目前采用的是病毒 DNA 转染系统。将 HBV 的 DNA 导入肝癌细胞系后,病毒可整合并复制,在细胞中表达 HBsAg、HBcAg 和 HBeAg,有些细胞株还可持续产生 Dane 颗粒。主要用于筛选抗 HBV 药物、制备疫苗等。

4.抵抗力　HBV 对外界环境的抵抗力很强,对低温、干燥、紫外线和一般消毒剂(如 70%乙醇)均有强耐受性。高压蒸汽灭菌法、100 ℃煮沸 10~20 min、0.5%过氧乙酸、3%漂白粉、5% 次氯酸钠、环氧乙烷等均可灭活 HBV,使其失去传染性,但仍可保留 HBsAg 的抗原性。

（二）致病性与免疫性

1.传染源　传染源是患者及无症状的 HBV 携带者。潜伏期、急性期及慢性活动期患者的血清都有传染性。无症状 HBV 携带者血液中长期有 HBV,但不出现症状,是更危险的传染源。

2.传播途径　HBV 传播途径主要有:①血液传播:为重要的传播途径,HBV 在患者及病毒携带者的血液中大量存在,少量污染的血液进入机体即可以引起感染。②医源性传播:注射、手术、采血、拔牙、医院内污染的器械均可传播乙型肝炎。③母婴传播:病毒感染的母亲在孕期可通过胎盘传给胎儿;分娩经过产道时,新生儿通过微小的伤口感染;哺乳也是 HBV 的传播途径。④接触传播:日常生活中共用剃刀或牙刷等可引起感染;病毒可通过唾液、阴道分泌物、精液等传播;性行为也可以传播。

3.致病机制　乙型肝炎的临床表现呈现多样性,可有无症状病毒携带者、急性肝炎、慢性肝炎、重症肝炎以及肝硬化和肝细胞癌等。病毒不仅存在于肝内,也存在于脾和外周血细胞等。病毒在体内的繁殖,除对肝细胞有直接损害作用外,还可引起机体产生免疫病理损伤。机制可概括为:①自身免疫应答引起的病理损伤:HBV 感染肝细胞后,导致肝细胞表面自身抗原改变,暴露出特异性脂蛋白抗原(LSP),诱导机体对肝细胞发生自身免疫应答,产生抗体,通过Ⅱ型和Ⅳ型超敏反应导致肝细胞损伤。②免疫复合物引起的病理损伤:血流中游离的 HBV 可与相应抗体形成免疫复合物,可沉积于肝内毛细血管,引起血管栓塞,还可诱导产生肿瘤坏死因子,导致急性肝坏死,临床表现为重型肝炎。此外还可沉积于肝外组织,如肾小球基底膜、关节滑膜等处,通过Ⅲ型超敏反应引起肾小球肾炎、多发性关节炎等肝外病变。③细胞免疫介导的病理损伤:被 HBV 感染的肝细胞膜可表达 HBV 抗原,这些抗原除诱导机体产生抗体外,还使机体产生效应 T 细胞,特异性 Tc 细胞可杀伤这些表面带有 HBV 抗原的肝细胞,杀伤作用有双重性,清除病毒的同时又杀伤了肝细胞。肝细胞损伤程度与病毒感染数量及机体免疫应答强弱程度密切相关。当受染肝细胞较少、机体免疫应答处于正常范围时,特异性 Tc 细胞可杀伤受染细胞,释放至细胞外的病毒可被抗体中和,临床表现为隐性感染或急性肝炎;当受染的肝细胞数量多、机体免疫应答超过正常范围时,可引起大量肝细胞迅速坏死,临床表现为重型肝炎;当机体免疫功能低下,不能清除受染肝细胞及病毒,病毒不断从肝细胞释放,再感染新的肝细胞,临床表现为慢性肝炎,慢性肝炎可促进纤维细胞增生导致肝硬化;如果机体对 HBsAg 免疫应答低下,产生耐受则出现无症状 HBsAg 携带状态。

**4.HBV 与原发性肝癌**

HBV 与原发性肝癌的发生有明显的相关性,依据主要有:①流行病学资料显示,HBV 携带率高的地区原发性肝癌的发病率也高;HBV 携带者患肝癌的发病率明显高于正常人群。②组织检查发现,原发性肝癌患者的肝细胞内有乙肝病毒 DNA 的整合。③动物实验也可证实,肝炎病毒可诱发土拨鼠发生原发性肝癌。

**5.免疫性**

免疫防御主要依靠中和抗体和 Tc 细胞。体液免疫产生的一系列抗体中有保护作用的主要是抗 HBs、抗 PreS1 和抗 PreS2,抗 HBs 能中和体液中的 HBV,是清除胞外 HBV 的主要因素,抗 PreS1 和抗 PreS2 能阻断 HBV 与肝细胞的结合,抗 HBs 与肝细胞表面 HBsAg 结合后通过激活补体破坏感染细胞。细胞免疫主要依靠 Tc 细胞,可直接杀伤感染细胞,还通过分泌肿瘤坏死因子等灭活靶细胞内的 HBV。

**(三)实验室检查**

**1.检测方法**　检查乙型肝炎的方法有:①检测 Dane 颗粒:一般采用电镜或免疫电镜检测,血液中出现 Dane 颗粒表示 HBV 处于活动复制状态。②DNA 多聚酶检测:与 HBV 的 DNA 有平行关系,可判断体内是否有病毒复制,但现在已经被检测 HBV-DNA 所取代。③检测病毒 DNA:应用核酸斑点杂交法、PCR 技术检测血清中 HBV 的 DNA,可作为疾病诊断及药物疗效的考核指标,这些方法敏感、特异性强。④检测 HBV 的抗原及抗体:目前实验室采用的主要方法,利用 ELISA 法检测 HBsAg、抗-HBsAb、HBeAg、抗-HBeAb 及抗-HBcAb(俗称"两对半")。HBcAg 仅存在于肝细胞内,也不用于常规血清检查。

**2.HBV 抗原抗体系统的检测**

表 7.3　HBV 抗原抗体系统检测结果的临床分析

| HBsAg | HBeAg | 抗 HBs | 抗 HBe | 抗 HBc | 结果分析 |
|---|---|---|---|---|---|
| + | − | − | − | − | 无症状携带者 |
| + | + | − | − | − | 急性乙型肝炎,或无症状携带者 |
| + | + | − | − | + | 急性或慢性乙型肝炎(俗称"大三阳",传染性强) |
| + | − | − | + | + | 急性感染趋向恢复或慢性肝炎缓解中(俗称"小三阳") |
| − | − | + | + | + | 既往感染恢复期 |
| − | − | + | + | − | 既往感染恢复期 |
| − | − | − | − | + | 既往感染或"窗口期" |
| − | − | + | − | − | 既往感染或接种过疫苗 |

HBV 抗原抗体系统检测结果的临床分析见表 7.3。根据检测结果,可以进行乙型肝炎的

临床诊断、判断传染性和预后、观察疫苗接种效果、筛选献血员和流行病学调查等。①HBsAg 是 HBV 感染的特异性标志。HBsAg 阳性见于急性乙型肝炎的潜伏期或急性期,无症状 HBV 携带者,HBV 所致的慢性肝病如慢性乙型肝炎、肝硬化和原发性肝癌。HBsAg 阳性者不能作为献血员。②抗 HBs 是一种保护性抗体,表示曾经感染过 HBV 或者接种过乙型肝炎疫苗,获得了对 HBV 的免疫力。③抗 HBc-IgM 常出现于感染早期,阳性表示病毒在体内复制,急性乙型肝炎患者抗 HBc-IgM 呈强阳性。抗 HBc-IgM 出现晚,一般慢性乙型肝炎患者抗 HBc-IgM 持续阳性。④HBeAg 阳性表示病毒在复制,血液具有强传染性。急性乙型肝炎患者呈短暂阳性,若持续阳性表示可转为慢性肝炎,慢性乙型肝炎患者转为阴性者,表示病毒在体内停止复制。⑤抗 HBe 阳性多见于急性乙型肝炎的恢复期,表示机体已获得一定的免疫力,血液传染性降低,但出现变异株者除外。

**(四)防治原则**

1.预防措施　预防采取切断传播途径为主的综合性措施。加强传染源的检测和管理,严格筛选供血员,以降低输血后乙型肝炎的发生率。病人的血液、分泌物和排泄物,用过的食具、药杯、衣物以及注射器和针头等,均须严格消毒。提倡使用一次性注射器具。对高危人群应采取如下特异性预防措施。

(1)人工自动免疫:接种乙型肝炎疫苗是最有效的预防方法。新生儿在出生时、1 个月、6 个月各注射一次疫苗,预防效果好,已经成为我国实施的计划免疫项目。还用于高危人群如血液透析者、传染病医院的医务人员等。第一代疫苗是 HBsAg 血源疫苗,由血液中提纯的 HBsAg 经甲醛灭活制成,第二代疫苗是基因工程疫苗,第三代为 HBsAg 多肽疫苗或 HBV-DNA 核酸疫苗。

(2)人工被动免疫:用含高效价抗 HBs 的人免疫球蛋白(HBIg)进行紧急预防。

2.抗病毒治疗　目前,治疗乙型肝炎仍无特效药物和方法。广谱抗病毒药物和具有调节免疫功能的药物同时使用,可达到较好的治疗效果。拉米夫定、病毒唑、干扰素及清热解毒、活血化瘀的中草药具有一定的疗效。

---

**案例分析**

　　某女,30 岁,胆囊手术,术前检查肝功能正常,乙肝两对半:HBsAg(+)、HBeAg(-)、抗 HBs(-)、抗 HBe(-)、抗 HBc(-)。讨论:①从 HBV 抗原抗体检测结果分析,患者处于什么状态?②术后对患者进行伤口护理时,宜采取什么措施以预防传播?

　　患者是乙型肝炎无症状携带者,对患者伤口护理,要防止血液及医疗器械的传播。

---

## 三、其他肝炎病毒

### (一)丙型肝炎病毒

丙型肝炎病毒(HCV)是引起丙型肝炎的病原体。过去曾称为肠道外感染的非甲非乙型肝炎病毒,1989 年东京国际病毒性肝病研讨会正式命名为丙型肝炎病毒,1991 年被归属于黄病毒科。

病毒呈球形,直径为 30~60 nm,有包膜,有短的刺突。基因组为单正链线性 RNA,长度约为 9.5 kb。不能在体外培养,黑猩猩对病毒易感,可在体内连续传代,是目前唯一理想的模型动物。对氯仿、甲醛、乙醚等有机溶剂敏感,紫外线、100 ℃ 加热 5 min、20% 次氯酸和甲醛均可使病毒失活。

传染源主要是急、慢性患者或无症状病毒携带者,以及 HCV 阳性血制品。急性患者在发病前 2 周到发病后 10 周血液都有传染性,慢性患者的传染性可持续 1~6.5 年,主要通过血液或血制品感染,也可通过注射、性行为和母婴传播,是引起输血后慢性肝炎及肝硬化的主要原因之一。高危人群包括受血者、静脉药瘾者、同性恋者、血液透析患者及经常接触血液的医护人员。

丙型肝炎症状大多较轻,多无黄疸;有些患者可不出现明显临床症状,发病时已成慢性过程,重型肝炎少见;多数患者演变为慢性丙型肝炎,约 20% 可逐渐发展为肝硬化,甚至发生肝癌。致病机制既有病毒对肝细胞的直接损害作用,又有免疫病理损伤和细胞凋亡导致的肝细胞破坏。患者康复后虽可获得一定免疫力,但动物实验显示,受染黑猩猩恢复后对同一毒株 HCV 再次攻击几乎无保护作用,免疫力不强,依次出现 IgM 和 IgG 抗体。

用 ELISA 检测血清抗体(抗-HCV),可快速筛选献血员并可初步诊断患者。用免疫印记法可进一步检测不同表达蛋白的抗体,确诊患者。用套式 RT-PCR 方法可检测患者 HCV 的RNA,既可定性检测,又可定量检测。

### (二)丁型肝炎病毒

1977 年意大利里泽托(Rizzetto)用免疫荧光法检测乙型肝炎患者的肝组织切片时,发现肝细胞内除 HBcAg 外还有一种抗原,当时称 δ 因子。现正式命名为丁型肝炎病毒(HDV)。

病毒呈球形,直径 35~37 nm。核心是单股负链 RNA,长度为 1.7 kb,是已知动物病毒中最小的基因组。衣壳上有丁型肝炎病毒抗原(HDAg),分子量为 68KD,有 24KD 和 27KD 两种多肽形式,分别称为 p24 和 p27,主要存于肝细胞内,血清中出现早,仅维持 2 周左右,故不易检测。外膜由 HBsAg 构成。HDV 是缺陷病毒,必须在 HBV 或其他嗜肝 DNA 病毒辅助下才能复制。黑猩猩、土拨鼠和北京鸭可作为研究的动物模型。

传染源主要是患者,传播途径与 HBV 相似。感染方式有两种:①联合感染:HBV 和HDV 同时侵入机体。②重叠感染:在 HBV 感染的基础上再感染 HDV。HDV 和 HBV 的联合感染和重叠感染均可使感染症状加重,使病情恶化。HBV 携带者感染 HDV 后,常有急性发作,使病情加重,且病死率高。

病毒感染后 2 周产生抗-HD IgM,一个月达到高峰,随之迅速下降。抗-HD IgG 产生较迟,在恢复期出现。这些抗体不能清除病毒,如持续高效价,可作为慢性丁型肝炎的诊断依据。一般可用免疫荧光法、RIA 或 ELISA 法检测肝组织或血清中的 HDV 抗原,但患者标本应先用去垢剂处理,除去表面的 HBsAg;也可用血清斑点杂交法或 PCR 法检测 HDV 基因组进行诊断。

### (三)戊型肝炎病毒

戊型肝炎病毒(HEV)是引起戊型肝炎的病原体,过去曾称为经消化道传播的非甲非乙型肝炎病毒。1989 年 Reyes 等用基因克隆技术获得了病毒基因组 cDNA 克隆,正式命名为戊型肝炎病毒。

病毒呈球状,直径27~34 nm,无包膜,表面有锯齿状刻缺和突起,形如杯状。基因组为单股正链RNA,全长约7.5 kb,有polyA尾。细胞培养虽有报道但不能大量培养,易感动物为猕猴、黑猩猩等多种灵长类动物。对高盐、氯化铯、氯仿等敏感,在-70~-80 ℃中易裂解,但在碱性溶液和液氮中稳定。

传染源为患者和隐性感染者,尤其潜伏期末和急性期初传染性最强,潜伏期为10~60 d。主要通过粪-口途径传播,经胃肠道进入血液,在肝内复制后释放到血液和胆汁中,经粪便排出体外,常因粪便污染水源引起流行,也可经食物传播引起暴发性肝炎,国外曾有经日常生活接触引起难民营戊型肝炎暴发的报道。戊型肝炎是一种自限性疾病,多数患者于发病6周即好转痊愈,不发展为慢性肝炎,也不形成慢性带病毒者。孕妇感染后经常发生流产和死胎。感染后机体可产生保护性中和抗体,但持续时间短。

与甲型肝炎区别鉴别必须进行病原学检查。主要的方法有:①用免疫电镜技术检测患者标本中的HEV颗粒。②用RT-PCR法检测患者粪便或胆汁标本中的HEV的RNA。③用ELISA或RIA检测患者血清抗HEV-IgM或IgG,抗HEV-IgM阳性为HEV近期感染,抗HEV-IgG阳性不能排除既往感染,因抗-HEV IgG在血中可持续存在数月至数年。

各种肝炎病毒的主要特性见表7.4

表7.4 各种肝炎病毒的主要特性

| | HAV | HBV | HCV | HDV | HEV |
|---|---|---|---|---|---|
| 发现或命名时间 | 1973 | 1963 | 1989 | 1977 | 1989 |
| 疾病 | 甲型肝炎 | 乙型肝炎 | 丙型肝炎 | 丁型肝炎 | 戊型肝炎 |
| 病毒大小/nm | 27 | 42 | 30~60 | 35~37 | 27~34 |
| 基因组 | +ssRNA | dsDNA | +ssRNA | −ssRNA | +ssRNA |
| 包膜 | − | + | + | − | − |
| 细胞培养 | + | − | − | + | − |
| 传播途径 | 粪-口 | 血液、接触、母婴 | 同乙肝 | 同乙肝 | 同甲肝 |
| 急性肝炎 | + | + | + | + | + |
| 慢性肝炎 | − | + | + | + | − |
| 病毒携带者 | 罕见 | 多见 | 多见 | 多见 | 罕见 |
| 肝硬化 | − | + | + | + | − |
| 肝癌 | − | + | + | − | − |
| 特异性预防 | 疫苗、丙球 | 疫苗、HBIg | − | − | − |

# 第四节　逆转录病毒

## 一、逆转录病毒概述

逆转录病毒科(Retroviridae)是一组含有逆转录酶的单股正链 RNA 病毒。按致病作用分为 3 个亚科:肿瘤病毒亚科(如人类 T 细胞白血病病毒)、慢病毒亚科(如人类免疫缺陷病毒)、泡沫病毒亚科(可致培养细胞发生泡沫样变性和细胞融合)。

逆转录病毒的共同特征:病毒呈球形,80~120 nm,包膜表面有刺突;基因组为单股 RNA 二聚体;含有逆转录酶和整合酶;基因复制时形成 RNA:DNA 中间体,能够与宿主细胞染色体中 DNA 整合。

## 二、人类免疫缺陷病毒

人类免疫缺陷病毒(HIV)是获得性免疫缺陷综合征(AIDS,艾滋病)的病原体。1981 年 HIV 在美国首次被发现,它是感染人类免疫系统的慢病毒,使患者发生机会感染和肿瘤。

### (一)生物学性状

病毒呈球形,直径 100~120 nm。基因组为两个相同的正链 RNA。电子显微镜下可见致密的圆锥状核心,内含 RNA、反转录酶、整合酶等。核心外有由 P24 构成的衣壳,再包有两层膜状结构,内层是由 P17 构成的内膜蛋白,外层是脂质双层包膜,以出芽方式从宿主细胞获得。包膜中嵌有糖蛋白 gp120 和 gp41,gp120 构成刺突,与细胞 CD4 及中和抗体结合,gp41 介导包膜与宿主细胞融合,利于病毒侵入,如图 7.7 所示。

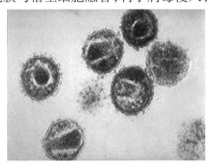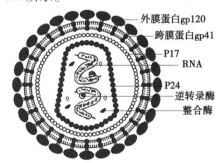

外膜蛋白gp120
跨膜蛋白gp41
P17
RNA
P24
逆转录酶
整合酶

图 7.7　人类免疫缺陷病毒的形态

病毒感染的宿主范围和细胞范围狭窄,仅感染表面有 CD4 分子的细胞。实验室中常用外周血分离正常的 T 细胞或病人的 T 细胞进行培养。恒河猴及黑猩猩可作为 HIV 感染的动物模型,但其感染过程与产生症状与人不同。

病毒抵抗力较弱,室温中可保存活力达 7 d ,56 ℃加热 30 min 可被灭活。对消毒剂敏感,如 0.2%次氯酸钠、0.1%漂白粉、0.3%$H_2O_2$、0.5%来苏尔、50%乙醇等均可在 5 min 内灭活病毒。国际卫生组织推荐对艾滋病病毒灭活加热 100 ℃持续 20 min,效果较理想。

### (二)致病性与免疫性

**1.传染源和传播途径** 传染源是无症状病毒携带者和患者,从其外周血液、精液、阴道分泌物、乳汁、脑脊液、骨髓、中枢神经组织、皮肤等标本中均能分离到病毒。传播方式主要有3种:①性接触传播:是艾滋病传播的主要途径,通过同性或异性间的性行为,直肠和肛门的破损很易感染。②血液传播:输入含病毒的血液和血制品、器官移植、人工授精、静脉药瘾者共用污染的注射器及针头。③母婴传播:可经胎盘、产道或哺乳等方式引起传播。

**2.致病机制** 病毒能选择性地侵犯表达 CD4 分子的细胞。感染所致免疫损害的特点是以 CD4$^+$ 细胞损伤和功能障碍为中心的严重免疫缺陷,主要表现为:由 CD4$^+$T 数量减少所致的免疫功能低下;免疫调节功能紊乱,包括巨噬细胞的活化、辅助性 T 细胞对 CTL、NK 细胞和 B 细胞的诱导功能降低、体液免疫功能异常等。主要通过以下机制导致 CD4$^+$ 细胞损伤:

(1)病毒损伤 CD4$^+$T 细胞主要通过病毒的直接致细胞病变作用和免疫病理损伤作用所致。①感染细胞表面表达 HIV 的 gp120 与周围正常细胞膜表面的 CD4 分子结合,导致细胞融合,形成多核巨细胞,引起细胞死亡。②HIV 包膜糖蛋白插入宿主细胞膜中或出芽释放时导致细胞膜通透性增高,产生渗透性溶解。③病毒复制产生的大量未整合于染色体的 DNA 能干扰细胞正常代谢,导致细胞损伤。④HIV 感染能诱导细胞凋亡。⑤受染细胞膜上表达的 HIV 糖蛋白可激活 CTL 直接杀伤,或糖蛋白抗原刺激抗体通过 ADCC 破坏受染细胞。⑥自身免疫引起的 T 细胞损伤。

(2)病毒对其他免疫细胞及神经细胞的损害:除侵犯 CD4$^+$T 外,还可侵犯 CD4 受体低表达细胞,如单核-巨噬细胞、皮肤朗格汉斯细胞、淋巴结的滤泡树突状细胞、神经胶质细胞、神经元细胞等。HIV 侵犯这些细胞,在细胞中呈低度增殖而不引起病变,但可损害细胞功能。HIV 可随这些细胞播散到全身,造成器官或全身性感染。由于 HIV 对 B 细胞有多克隆激活作用,病程早期,血清 Ig 水平往往增高,但随着疾病的进展,对抗原的抗体应答能力下降,B 细胞功能亦受到影响。

机体感染 HIV 后导致患者免疫功能衰竭,为条件致病菌感染创造了有利条件。逆转录酶使病毒的 RNA 为模板合成 DNA,整合到宿主细胞染色体的 DNA 中,HIV 带有的致癌基因可使细胞发生癌性转化,在丧失免疫监视的情况下,细胞癌变易发生。因此艾滋病以机会感染和恶性肿瘤为特点。

**3.临床症状** 从感染到发病有一个完整的自然过程,临床上分为四期:急性感染期、潜伏期、艾滋病前期、典型艾滋病期。不是每个感染者都会完整的出现四期表现,但每个疾病阶段的患者在临床上都可以见到。

(1)原发感染:又称急性感染期,病毒感染机体后大量复制,引起病毒血症,此时从血中能分离出病毒,也能查到 HIV 抗原。患者发热、恶心、咽炎、皮疹、淋巴结肿大、黏膜溃疡等。单核细胞增加,CD4$^+$/CD8$^+$T 细胞比例倒置。

(2)潜伏感染:可持续 5~15 年,感染者没有临床症状,也有患者出现无痛性淋巴结肿大。HIV 在体内进行低水平复制,导致 CD4$^+$T 死亡。外周血难检测到 HIV 抗原,但能检出 HIV 抗体。

(3)艾滋病前期:有多种命名,包括艾滋病相关综合征(ARC)、持续性泛发性淋巴结病、艾滋病前综合征。病人已具备了艾滋病的最基本特点,即细胞免疫缺陷。主要临床表现有:

①淋巴结肿大,此期最主要的临床表现之一,主要是浅表淋巴结肿大。②全身症状,患者出现发热、盗汗、全身倦怠、慢性腹泻、持续性淋巴结肿大等症状。③各种非致命性感染:脚癣、脓疱疮、生殖器疱疹、口腔可出现毛状白斑等。

（4）典型艾滋病期:主要表现为免疫缺陷合并机会感染和恶性肿瘤。常见的机会感染病原生物有:细菌(分枝杆菌)、病毒(巨细胞病毒、人类疱疹病毒、EB病毒)、真菌(白假丝酵母菌菌、卡氏肺孢菌)、寄生虫(弓形虫),可造成患者致死性感染。部分患者还可并发肿瘤,如Kaposi肉瘤、恶性淋巴瘤、肛门癌、宫颈癌等。未治疗的病人,通常在临床症状出现2年内死亡。

4.免疫性　HIV感染后机体可产生抗HIV多种蛋白抗原的抗体,包括抗gp120的中和抗体,抗体有一定的保护作用,在急性感染期可降低血清中的病毒抗原量,但不能清除病毒。HIV感染也能刺激机体产生细胞免疫应答,包括ADCC作用、CTL和NK细胞反应等,也不能清除HIV感染细胞,这与病毒导致的免疫逃逸作用有关。HIV一旦感染便终生携带病毒。

（三）微生物学检查

HIV检测已经被列入常规医疗检测范围,主要用于艾滋病诊断、指导药物治疗、筛选或确认HIV感染,以阻断HIV的传播途径。

1.检测抗体　感染HIV后1~3个月即可检出特异性抗体,方法可以选用ELISA、放射免疫测定法(RIA)、免疫荧光法(IFA)、免疫印迹试验(WB)等。检测抗体对筛查(如供血者)和确认HIV感染非常重要,初筛一般采用ELISA法检测HIV抗体,阳性需进行确认,复查采用免疫印迹试验。

2.抗原检测　检测P24抗原用于早期辅助诊断,常用ELISA法检测。HIV抗原检出率远比HIV抗体低,因为HIV抗原出现不久即产生抗体,HIV抗体出现后,P24抗原常转为阴性,但在感染后期,可再现P24抗原。

3.核酸检测　采用定量逆转录PCR实验(RT-PCR)测定HIV的RNA拷贝数(病毒载量),用于监测疾病进展和评价抗病毒治疗效果。PRC法也可检测感染细胞中HIV前病毒DNA,用于诊断血清阳转前的急性感染。

4.病毒分离　用植物血凝素(PHA)正常人淋巴细胞并培养3~4 d后,接种患者的单核细胞、骨髓细胞或脑积液等标本。培养2~4周后,出现不同程度的细胞病变,尤其见到融合的多核巨细胞,说明有病毒增殖。再用IFA法检测HIV抗原P24,或者用生化反应检测逆转录酶活性,也可用电子显微镜检测HIV颗粒来进行鉴定。

（四）防治原则

艾滋病是一种全球性疾病,蔓延速度快、死亡率高,又无特效治疗方法,WHO和许多国家都制定了预防HIV感染的综合措施。主要有:建立HIV感染监测网络,及时掌握疫情;发现患者及时隔离治疗;开展广泛宣传教育,普及预防知识;对血液及血制品进行严格管理,确保输血和血制品的安全;对器官移植和捐献精液必须做抗体检测;打击贩毒杜绝吸毒,禁止共用注射器、注射针、牙刷和剃须刀等;取缔娼妓,提倡安全性行为;病毒抗体阳性妇女应避免怀孕或用母乳喂养婴儿;加强国境检疫等。特异性预防接种疫苗最有效,目前无理想疫苗,疫苗有基因工程亚单位疫苗、重组活病毒载体疫苗、包膜蛋白病毒样颗粒、人工合成寡肽疫苗、DNA 疫苗及抗独特型中和抗体等。

目前批准用于临床治疗 HIV 的药物主要有：①核苷类逆转录酶抑制剂：如叠氮脱氧胸苷（AZT）、双脱氧胞苷（ddC）、双脱氧肌苷（ddI）、拉米夫定（3TC）。②非核苷类逆转录酶抑制剂：奈维拉平（nevirapine）、德拉维拉丁（delaviradine）。③蛋白酶抑制剂：赛科纳瓦（saquinavir）、瑞托纳瓦（ritonavir）、英迪纳瓦（indinavir）。④新上市的以 gp41 为作用靶点的融合抑制剂。为防止耐药性的产生，联合用药比单一用药疗效更明显，采用多药联合的鸡尾酒疗法，如两种核苷类逆转录酶抑制剂和一种非核苷类逆转录酶抑制剂，或两种核苷类逆转录酶抑制剂和一种蛋白酶抑制剂等。

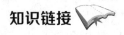

**知识链接**

### HIV 感染的"窗口期"

从受到艾滋病病毒感染到机体产生 HIV 抗体，这段时间称为窗口期。在窗口期，感染者的血液检测查不到 HIV 抗体，结果呈阴性，只能通过核酸检测检出病毒感染，但是人体具有较强传染性。因此对近期有高危行为的人一次检查结果 HIV 抗体阴性不能轻易排除感染，应隔 2~3 个月再次检查。

### 三、人类嗜 T 细胞病毒

人类嗜 T 细胞病毒（HTLV）是 20 世纪 80 年代初从人类 T 淋巴细胞白血病中分离出一种新病毒，在体外可连续传代，并证实与人类 T 淋巴细胞白血病有病因学上的联系，因此而命名，又称人类 T 细胞白血病病毒，有 HTLV-Ⅰ 和 HTLV-Ⅱ 两个亚型。病毒电镜下呈圆形，直径约 100 nm，核心为 RNA 和逆转录酶。有包膜，表面的刺突为糖蛋白 gp120，能与细胞表面 CD4 分子结合，与病毒的感染、侵入细胞有关。包膜内为衣壳，含有 P24、P19 和 P15 这 3 种结构蛋白。Ⅰ 型可通过输血、注射或性接触等方式传播，也可经胎盘、产道或哺乳等途径垂直传播，除引起成人 T 细胞白血病外还可引起热带痉挛性下肢瘫痪和 B 细胞淋巴瘤。Ⅱ 型的感染与毛细胞白血病、慢性 $CD4^+T$ 细胞淋巴瘤有关。

# 第五节  虫媒病毒

虫媒病毒（arbovirus），又称节肢动物媒介病毒，是一类通过吸血节肢动物（蚊、蜱等）叮咬易感脊椎动物（人、家畜及野生动物）而传播疾病的病毒。虫媒病毒分布广泛，种类较多，引起人类疾病的有 150 余种，常见的主要有流行性乙型脑炎病毒、汉坦病毒、新疆出血热病毒、登革病毒等。

虫媒病毒的共同特点：①形态：球形小病毒，直径 40~70 nm。②结构：核酸为单股正链 RNA，核衣壳呈正二十面体立体对称，有包膜，包膜上有血凝素刺突。③抵抗力：较弱，对热、酸、脂溶剂敏感。④传播媒介：通过吸血性节肢动物传播，节肢动物既是传播媒介，又是储存宿主。⑤致病特点:所致疾病潜伏期短,起病急,病情重,有明显的季节性和地域性。

## 一、流行性乙型脑炎病毒

流行性乙型脑炎病毒(encephalitis B virus)简称乙脑病毒。1935年由日本学者最早从脑炎死亡者的脑组织中发现,故亦称日本脑炎病毒,是流行性乙型脑炎(乙脑)的病原体。

### (一)生物学性状

乙脑病毒呈球形,直径30~40 nm,核心为单正链RNA,衣壳呈二十面体立体对称,外有包膜。包膜上有刺突,具有血凝活性,可与鹅、雏鸡、鸽的红细胞发生凝集。易感动物是乳小鼠,在鸡胚卵黄囊、地鼠及猪肾原代细胞和白纹伊蚊传代细胞内增殖,引起明显的细胞病变。抗原性稳定,只有一个血清型,故疫苗接种效果良好。抵抗力弱,56 ℃30 min、乙醚、来苏儿、甲醛等能灭活病毒,通常采用-70 ℃保存毒株。

### (二)致病性与免疫性

1.流行环节 乙脑病毒的主要传播媒介是三带喙库蚊。病毒进入蚊体内,主要在唾液腺和肠管细胞内增殖,通过叮咬人和动物而传播。蚊可携带病毒越冬或经卵传代,不仅是传播媒介,又是储存宿主。家禽、家畜,尤其是幼猪是病毒的主要传染源和中间宿主。带病毒蚊叮咬动物后,动物感染后仅出现短暂的病毒血症,无明显临床表现,但此时的动物可成为更多蚊感染的传染源,形成病毒在蚊→动物→蚊→动物间的不断循环。易感者主要是10岁以下的儿童。乙脑的流行有明显的季节性,以夏、秋季节为主,流行高峰期在6—9月,各地流行高峰时间与当地蚊密度高峰时间一致。

2.致病性 人被携带病毒的蚊子叮咬后,病毒首先在叮咬局部的皮下毛细血管内皮细胞和淋巴结内增殖,随后入血,引起第一次病毒血症。随后经血流播散到肝、脾等处的单核巨噬细胞内,大量增殖后再次入血,引起第二次病毒血症。可有发热、寒战、全身不适等症状,绝大多数患者病情不再发展,数日后自愈。极少数免疫力较差或血脑屏障发育不完善者,病毒可通过血脑屏障侵犯中枢神经系统,造成脑实质和脑膜病变,引起脑炎,临床表现有高热、剧烈头痛、呕吐、抽搐、颈项强直等神经系统症状,甚或昏迷、中枢性呼吸衰竭、脑疝等,死亡率高达10%~40%。部分患者愈后可留下痴呆、失语、瘫痪等后遗症。

3.免疫性 病后或隐性感染后均可获得牢固的免疫力,以体液免疫为主。

### (三)微生物学检查

1.病毒的分离培养 将发病早期患者的血液、脑脊液或尸检脑组织接种于白纹伊蚊的传代细胞中,根据细胞病变或通过红细胞吸附试验、单克隆抗体免疫荧光试验等方法进行鉴定。

2.病毒抗原检测 免疫荧光和ELISA法可用于检测患者发病初期血液、脑脊液中的乙脑病毒抗原,阳性结果有利于早期诊断。

3.血清学试验 用ELISA、免疫荧光试验等方法检测患者血清或脑脊液中的特异性抗体IgM,是目前早期、快速诊断较好的方法。此外,可取早期和恢复期双份血清进行中和试验、补体结合试验、血凝抑制试验,若抗体效价呈四倍以上升高则有诊断意义。

### (四)防治原则

防蚊灭蚊和预防接种是预防乙脑的关键。对易感人群接种乙脑疫苗,在流行季节提前对猪等家畜进行疫苗接种,中止病毒的自然传播循环,可有效降低人群的发病率。疫苗主要采用由地鼠肾细胞培养制备的流行性乙型脑炎病毒 P3 株灭活疫苗或者 SA14-14-2 和 SA14-2-8 株减毒活疫苗。

## 二、出血热病毒

出血热病毒是一些由节肢动物或啮齿动物携带和传播的、所致疾病以出血、发热等为主要临床症状的病毒。我国发现的主要有汉坦病毒、新疆出血热病毒、登革病毒等。

### (一)汉坦病毒

汉坦病毒(hantaan virus)又名肾综合征出血热病毒(HFRSV)。1978 年由韩国汉坦河附近流行性出血热疫区捕获的黑线姬鼠肺组织中首次分离成功,以后又从病人血清中分离到病毒。主要引起肾综合征出血热,我国俗称流行性出血热。

病毒呈球形或多形态性,核酸为单股负链 RNA,有包膜,包膜上有血凝素,可凝集鹅红细胞。易感动物是黑线姬鼠、大鼠、乳小鼠、金地鼠等,可在人肺癌传代细胞(A594)、非洲绿猴肾细胞(Vero-E6)、人胚肺二倍体细胞、地鼠肾细胞中增殖,但无明显的细胞病变。根据抗原性不同,可将病毒分为 Ⅰ ~ Ⅵ型,我国流行的是 Ⅰ 型和 Ⅱ 型。病毒对热、酸、脂溶剂抵抗力差,加热 60 ℃1 h 可被杀死。

流行性出血热有明显的季节性和地域性,与鼠类的分布和活动有关。传染源主要是带病毒的啮齿类动物,如黑线姬鼠、褐家鼠、大林姬鼠、野兔、猫、犬等。被感染动物通过尿、粪便、唾液等分泌物将病毒排出体外,污染空气、水源和食物等,人和动物通过呼吸道、消化道和直接接触等途径被感染。现已证实厉螨和小盾恙螨不仅是传播媒介,也是储存宿主。典型的临床表现为高热、出血和肾损坏。初期表现发热、皮肤黏膜出血点,常伴有三痛(头痛、腰痛、眼眶痛)和三红(面、颈、上胸部潮红),一般可经过发热期、低血压期、少尿期、多尿期和恢复期 5 个阶段。致病机理除了病毒对全身小血管和毛细血管的直接损伤外,还与引发的病理性免疫应答有关,主要是感染早期病毒抗原与抗体形成免疫复合物,沉积在毛细血管和肾小球基底膜处激活补体,导致毛细血管和肾脏炎症病变,引起出血和肾损害。

### (二)新疆出血热病毒

新疆出血热病毒最早从新疆塔里木盆地出血热病人的血液、脏器及在疫区捕获的硬蜱中分离到,是新疆出血热的病原体。病毒呈球形,直径 90 ~ 120 nm,单股负链 RNA,能用鸡胚分离传代,1~4 d 龄乳鼠易感。新疆出血热是自然疫源性疾病,有严格的地区性和明显的季节性,主要分布在牧场,每年 4 ~ 5 月份硬蜱大量增殖,也是发病的高峰期。传染源为病毒的储存宿主,主要是长耳跳鼠、塔里木兔野生啮齿类动物及牛、羊、马、骆驼等家畜。硬蜱既是传播媒介又是储存宿主。人被带病毒的蜱叮咬或通过皮肤伤口而感染,经一周潜伏期后发病,出现发热、皮肤黏膜点状出血、蛋白尿、血尿和低血压休克等。

### (三)登革病毒

登革病毒(dengue virus)是登革热的病原体。1779 年在埃及开罗、印度尼西亚雅加达及美国费城发现该病毒,并据症状命名为关节热和断骨热。1869 年由英国伦敦皇家内科学会命名为登革热。在热带、亚热带及加勒比海地区流行,我国在广东、海南、广西等地区有发生。登革病毒的形态结构与乙脑病毒相似,17 ~ 25 nm,易在蚊体中增殖,可在白纹伊蚊的传代细胞或地鼠肾细胞中进行培养,出现细胞病变。传染源是带毒的人和猴,也是储存宿主,伊蚊(埃及伊蚊、白蚊伊蚊)是传播媒介。伊蚊叮咬人体后病毒首先在毛细血管内皮细胞和单核巨噬细胞中增殖,随后经血液扩散,引起发热、肌肉关节疼痛、淋巴结肿胀、皮疹等症状,此为普通型登革热,病情较轻。病情较重者除上述症状外,还可出现皮肤出血、消化道出血、休克等,称登革热出血热/登革休克综合征,病情严重,死亡率高,多发生于再次感染登革病毒者,致病机制与Ⅱ、Ⅲ超敏反应有关。

# 第六节　疱疹病毒

　　疱疹病毒科(Herpesviridae)是一群中等大小、结构相似、有胞膜和糖蛋白刺突的 DNA 病毒。广泛分布于人和动物中,种类较多。依据病毒宿主范围、生物学性状将疱疹病毒分为三个亚科:α 疱疹病毒能迅速增殖引起细胞病变,宿主范围广泛,在感觉神经节内可形成潜伏感染,如单纯疱疹病毒、水痘-带状疱疹病毒;β 疱疹病毒的宿主范围较窄,生长周期较长,可引起感染细胞的巨细胞病变,可在唾液腺、肾和单核吞噬细胞系统中形成潜伏感染,如巨细胞病毒、人类疱疹病毒 6 型和 7 型等;γ 疱疹病毒的宿主范围最窄,主要感染 B 细胞,病毒可以在细胞内长期潜伏,如 EB 病毒。与人类感染有关的疱疹病毒称人疱疹病毒(HHV),主要有 8 种,见表7.5。

表 7.5　人类疱疹病毒种类及所致的主要疾病

| 病　毒 | 导致主要疾病 |
| --- | --- |
| 单纯疱疹病毒Ⅰ型　（人疱疹病毒 1 型） | 龈口炎、唇疱疹、角膜结膜炎、疱疹炎、脑炎 |
| 单纯疱疹病毒Ⅱ型　（人疱疹病毒 2 型） | 生殖器疱疹、新生儿疱疹、宫颈癌 |
| 水痘-带状疱疹病毒　（人疱疹病毒 3 型） | 水痘、带状疱疹 |
| EB 病毒　　　　　（人疱疹病毒 4 型） | 传染性单核细胞增多症、B 淋巴细胞瘤、T 淋巴细胞瘤、鼻咽癌、Burkitt 淋巴瘤 |
| 巨细胞病毒　　　　（人疱疹病毒 5 型） | 巨细胞包涵体病、输血后单核细胞增多症、先天畸形、肝炎、间质性肺炎、视网膜炎 |
| 人疱疹病毒　　　　（人疱疹病毒 6 型） | 婴儿急疹、幼儿急性发热病、间质性肺炎 |
| 人疱疹病毒　　　　（人疱疹病毒 7 型） | 未确定 |
| 人疱疹病毒　　　　（人疱疹病毒 8 型） | 卡波济肉瘤(Kaposi 肉瘤) |

　　疱疹病毒的共同特点:①病毒呈球形,中等大小、直径 120～300 nm,有包膜,DNA 病毒,胞膜上有刺突。②除 EB 病毒、HHV-6、HHV-7 型病毒外,人疱疹病毒均能在人二倍体细胞的细胞核内复制,形成核内嗜酸性或嗜碱性包涵体。病毒可通过细胞间桥直接扩散,感染细

胞同邻近细胞融合形成多核巨细胞病变。③病毒可通过呼吸道、消化道、泌尿生殖道等途径侵入机体。④感染类型较多,可出现增殖感染、潜伏感染、整合感染和先天性感染。

## 一、单纯疱疹病毒

### (一)生物学性状

单纯疱疹病毒(HSV)是疱疹病毒的典型代表,有两个血清型:HSV-Ⅰ型和HSV-Ⅱ型。HSV宿主范围广,能在多种细胞中增殖。常用的实验动物有家兔、豚鼠、小鼠等。体外培养常用原代兔肾、人胚肺、人胚肾等细胞,病毒增殖周期短,细胞发生肿胀、变圆等病变,出现嗜酸性核内包涵体。

### (二)致病性与免疫性

人群感染HSV很普遍,感染率为80%～90%,传染源是病人和健康带毒者。HSV-Ⅰ主要通过皮肤、黏膜直接或间接接触传播,主要感染口腔、皮肤黏膜、眼结膜角膜及中枢神经系统;HSV-Ⅱ主要经性接触感染,主要侵犯生殖器官及黏膜。典型的组织病理学变化是受染细胞呈气球样变、形成多核巨细胞和出现核内包涵体。

临床上分为:①原发感染:HSV-Ⅰ原发感染常发生于6个月～2岁的婴幼儿,引起龈口炎、咽颊部黏膜产生成群疱疹及疱疹溃破后形成的溃疡、也可引起疱疹性角膜结膜炎,甚至疱疹性脑炎等。HSV-Ⅱ原发感染多见于14岁以上人群,主要引起生殖器疱疹,常伴有发热、淋巴结炎。②潜伏与复发:原发感染产生免疫力后,大部分病毒被清除。残存的病毒沿感觉神经髓鞘上行至感觉神经节进行潜伏,HSV-Ⅰ型主要潜伏于三叉神经节和颈上神经节;HSV-Ⅱ则潜伏于骶神经节,不引起临床症状。当机体受到一些不利因素影响如发热、寒冷、日晒、月经、情绪紧张、细菌或病毒感染等或免疫功能降低时,潜伏的病毒可被激活,然后沿感觉神经纤维轴索下行到末梢部位的上皮细胞内继续增殖,引起复发性局部疱疹。③先天性感染:妊娠妇女感染HSV-Ⅰ,病毒可经胎盘感染胎儿,引起流产、早产、死胎或胎儿畸形、智力低下等。分娩时可感染HSV-Ⅰ或Ⅱ,引起新生儿疱疹,是常见又严重的感染,死亡率超过50%,存活者约1/2严重损伤。

### (三)微生物学检查

标本可采集水疱液、唾液、角膜刮取物、阴道拭子,脑膜炎患者可取脑脊液标本,接种于人胚肾、人羊膜或兔肾细胞进行病毒分离培养,以观察细胞病变,然后用HSV-Ⅰ型和HSV-Ⅱ型的单克隆抗体作免疫荧光染色鉴定,也可用电镜直接观察HSV病毒颗粒,应用原位核酸杂交及PCR技术,检测标本中病毒的DNA进行HSV快速诊断。

### (四)防治原则

对单纯疱疹病毒的感染目前尚无特异性的预防方法。生活中避免与患者密切接触,切断传播途径可减少感染的机会。若孕妇产道发生HSV-Ⅱ型感染,剖宫产是预防新生儿疱疹感染的有效方法之一。应用0.1%的疱疹净治疗疱疹性角膜炎有较好的效果。近年来应用无环鸟苷及其衍生物脱氧鸟苷治疗HSV感染,有一定效果,但不能防止复发。

## 二、EB病毒

EB病毒(EBV)是爱普斯坦(Epstein)和巴儿(Barr)于1964年首次成功地在非洲儿童淋

巴瘤细胞中发现故命名为 EB 病毒,也称人类疱疹病毒 4 型,主要引起非洲儿童淋巴瘤(Burkitt 淋巴瘤)和传染性单核细胞增多症,现已证实与鼻咽癌有关。

### (一)生物学性状

EBV 的形态与其他疱疹病毒相似,但抗原性不同。EBV 基因组可编码多种抗原,主要有两类:①病毒潜伏感染时表达的抗原:包括 EBNA(核抗原)、LMP(潜伏感染膜抗原);②病毒增殖感染时的相关抗原:包括 EA(早期抗原)、MA(晚期膜抗原)和 VCA(衣壳抗原)。EBV 缺乏良好的体外培养系统,一般用人脐血淋巴细胞或用外周血分离的 B 淋巴细胞进行培养。

### (二)致病性与免疫性

人群普遍易感,尤以 3～5 岁儿童多见,感染率达 90% 以上,多为隐性感染。传染源是患者和隐性感染者,主要通过唾液传播,偶见输血传播。病毒先在鼻咽部上皮细胞内增殖,再感染局部黏膜的 B 细胞,B 细胞进入血循环引起全身性感染。B 细胞和鼻咽部上皮细胞有 EBV 的受体,与 EBV 感染有关的疾病主要有 3 种:①传染性单核细胞增多症:多见于青少年,临床主要表现为发热、咽炎、颈部淋巴结炎、肝功能紊乱、脾脏肿大和外周血单核细胞、异型淋巴细胞增多等。②非洲儿童恶性淋巴瘤:又称 Burkitt 淋巴瘤,多发生在中非、新几内亚等温热带地区,呈地方性流行,多见于 6～7 岁儿童,好发部位为颜面及颚部。③鼻咽癌:与 EBV 密切相关的上皮细胞恶性肿瘤,我国广东、广西和湖南等为高发区,多见于 40 岁以上的中老年人。

### (三)微生物学检查

EBV 分离培养困难,一般多用血清学试验作为辅助诊断。①特异性抗体的检测:可用免疫荧光法或免疫酶染色法检查血清中 VCA-IgA 或 EA-IgA 抗体,抗体效价≥1∶5～1∶10 或效价持续升高,对鼻咽癌有辅助诊断意义。②异嗜性抗体的检测:患者在发病早期,血清中出现 IgM 型抗体,能非特异地凝集绵羊红细胞,抗体效价>1∶224 有诊断意义,主要用于传染性单核细胞增多症的辅助诊断。

## 三、水痘-带状疱疹病毒

水痘-带状疱疹病毒(VZV)在儿童初次感染时引起水痘。痊愈后病毒可在体内潜伏多年,少数人在青年或成年时,病毒复发引起带状疱疹,故称为水痘-带状疱疹病毒。

### (一)生物学性状

VZV 只有一个血清型,生物学性状与 HSV 基本相似。病毒能在人或猴成纤维细胞中增殖,缓慢地发生细胞病变,出现嗜酸性核内包涵体和多核巨细胞。

### (二)致病性与免疫性

人是唯一自然宿主。皮肤是主要的靶细胞。传染源主要是患者,水痘患者急性期水疱内容物、呼吸道分泌物和带状疱疹患者水疱内容物都有病毒。多在冬春季流行,借飞沫经呼吸道或接触传播。感染人有两种类型,即原发感染水痘和复发感染带状疱疹(图 7.8)。

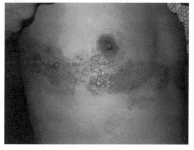

图 7.8 带状疱疹

1.原发感染　儿童初次感染表现为水痘。病毒进入机体后,在局部淋巴结中增殖,随后入血引起第一次病毒血症。到达肝脾等脏器大量增殖,再次入血形成第二次病毒血症,随血流扩散到全身皮肤。约经2周潜伏期,因上皮细胞肿胀、气球样变、组织液积累,全身皮肤出现斑丘疹、水疱疹,可发展为脓疱疹。皮疹分布呈向心性,躯干比面部四肢多,病情较轻,偶可并发病毒性脑炎或肺炎。在细胞免疫缺陷、白血病或正在接受皮质激素治疗的患儿,则常易患重症水痘。成人首次感染,常引起病毒性肺炎,病情较重,死亡率较高,孕妇患水痘后病情表现亦较重,甚至可引起胎儿畸形、流产或死产。

2.复发感染　成人后复发表现为带状疱疹。患水痘后少量病毒可长期潜伏在脊髓后根神经节或颅神经节内。成年后当机体免疫力下降或受不利因素影响,潜伏的病毒可被激活,沿感觉神经轴索到达所支配的皮肤细胞内增殖,沿着感觉神经的通路发生疱疹,排列呈带状,故称带状疱疹。初期局部皮肤有异常感、瘙痒、疼痛,进而出现疱疹,串联成带状,以躯干和面额部多见,呈单侧分布。

儿童患水痘后可产牢固免疫力,终生免除外源性的再感染,但不能有效地清除潜伏在神经节中的病毒,阻止带状疱疹的发生。

### (三)微生物学检查

水痘和带状疱疹的临床表现较典型,一般不需要实验诊断。必要时可从疱疹基底部取材,进行涂片染色检查嗜酸性核内包涵体,或用单克隆抗体免疫荧光染色法检查 VZV 抗原,PCR 检测 VZVDNA,有助于快速诊断。

### (四)防治原则

对1岁以上未患水痘的儿童和成人接种 VAV 减毒活疫苗。高危人群可在接触水痘患者72 h 内注射带状疱疹免疫球蛋白(VZIg)阻止发病或减轻症状。环鸟苷、阿昔洛韦及干扰素能限制水痘和带状疱疹的发展和减轻局部症状。

## 四、巨细胞病毒

巨细胞病毒(CMV)是1956年 Smith 等用组织培养法从患者腺体内分离出。由于受感染细胞肿大、并具有巨大的核内包涵体而得名,亦称细胞包涵体病毒。

### (一)生物学性状

最大的人类疱疹病毒,直径 180~250 nm,与单纯疱疹病毒有相似的形态结构。具有高度的种属特异性,即人 CMV 只能感染人,在人体内 CMV 可感染上皮细胞、白细胞和精子等,体外培养只能在人成纤维细胞中增殖。细胞培养时增殖缓慢,复制周期长,初次分离需30~40 d 才出现细胞病变,特点是细胞肿大变圆,形成巨大细胞,核变大,核内出现周围绕有一轮"晕"的大型嗜酸性包涵体,如猫头鹰眼状(图 7.9)。

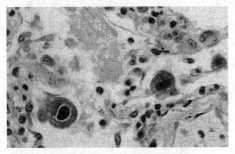

图 7.9　巨细胞病毒包涵体

### (二)致病性与免疫性

在人群中感染广泛,成人抗体阳性率达60%~90%,初次感染多在2岁以下。常呈隐性感染,仅少数出现临床症状,携带的病毒可以长期或间歇地从唾液、乳汁、尿液、精液或宫颈分泌物中排出。传染源为患者和隐性感染者,通过密切接触和性接触、输血和器官移植、胎盘和产道等途径传播,引起多种类型的感染。①先天性感染:孕妇感染通过胎盘侵袭胎儿引起先天性感染,表现为黄疸、肝脾肿大、血小板减少性紫斑及溶血性贫血好、不同程度的神经系统损伤等。极少数造成早产、流产、死产或生后死亡。②围产期感染:产妇泌尿道和宫颈排出病毒,分娩时婴儿经产道被感染,多数呈隐性感染或症状轻微,少数有临床症状者可表现轻微呼吸道障碍、肝功能损伤。③儿童及成人感染:引起单核细胞增多症、肝炎、间质性肺炎、视网膜炎、脑炎等。④细胞转化和致癌潜能:在某些肿瘤如宫颈癌、结肠癌、前列腺癌、Kaposis肉瘤中CMV DNA检出率高,CMV抗体效价亦高于正常人,提示CMV具有潜在致癌的可能性。

### (三)微生物学检查

可采用细胞学检查,尿标本经离心后取沉淀物涂片,姬姆萨染色后镜检,观察巨大细胞及核内的典型包涵体,该方法操作简便,有助于CMV感染的诊断。病毒分离培养则可取患者血液、尿液、唾液或生殖道分泌物等标本,接种于人胚成纤维细胞,培养4~6 d后观察细胞病变。近年来应用ELISA检测CMV的IgM抗体,可辅助诊断CMV的近期感染或宫内感染。新生儿血清中检出CMV的IgM抗体,提示胎儿有宫内感染。

### (四)防治原则

孕妇要避免与CMV感染患者的接触,婴儿室发现CMV感染患者应予隔离以防交叉感染。目前尚无良好的疫苗,国内外正在研究的热点是CMV的亚单位疫苗和基因工程疫苗。最近临床应用抑制病毒DNA多聚酶的丙氧鸟苷及膦甲酸,治疗免疫抑制病人发生的CMV严重感染取得了一定的疗效,尤其适应于肾移植骨髓移植患者。也可作为预防艾滋病患者感染CMV的预防性治疗。

## 五、其他疱疹病毒

人疱疹病毒6型(HHV-6)于1986年从淋巴增生性疾病和艾滋病患者外周血单核细胞中分离出的新病毒。在人群中的感染十分普遍,健康带毒者是主要的传染源,唾液是病毒的重要传播途径。感染后大多数无明显临床症状,少数可引起婴儿急疹(婴儿玫瑰疹),有时也可引起幼儿急性发热而无皮疹的疾病,偶尔可引起脑炎、重症肝炎等合并症。

人疱疹病毒7型(HHV-7)于1990年从正常人外周血单核细胞分离的新型人类疱疹病毒,在体外对CD4+淋巴细胞具有亲和性。目前还不能确定与某种疾病直接相关,可能协同HHV-6引起儿童的玫瑰疹。

人疱疹病毒8型(HHV-8)于1994年用PCR方法从合并卡波济肉瘤艾滋病患者的肉瘤组织中发现的病毒,也称Kaposis肉瘤相关疱疹病毒。

# 第七节　其他病毒

## 一、狂犬病毒

狂犬病毒(rabies virus)是狂犬病的病原体,属于弹状病毒科。狂犬病是一种人畜共患性传染病,主要在野生动物(狼、狐狸、臭鼬、浣熊和蝙蝠等)及家畜(犬、猫等)中传播,人被带病毒的动物咬伤、抓伤或密切接触而感染,主要侵犯中枢神经系统。

### (一)生物学性状

1.形态结构　病毒呈典型的子弹状,如图 7.10 所示,长 180 nm,宽 75 nm。核心由单股负链 RNA、核蛋白 N 等组成,核衣壳为螺旋对称形,外有包膜。包膜上有糖蛋白刺突,可识别易感细胞上的受体,诱导机体产生中和抗体和细胞免疫,还有血凝活性。

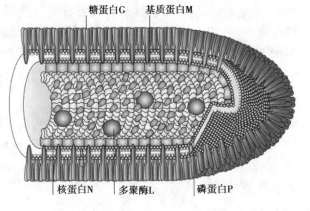
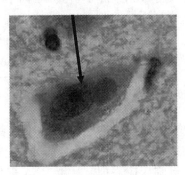

**图 7.10　狂犬病毒的形态及包涵体**

2.培养特性　病毒感染范围很广,人类和几乎所有的温血动物都易感。可在多种细胞内增殖,如鸡胚、地鼠肾细胞和人二倍体成纤维细胞等,一般不出现细胞病变。狂犬病毒是一种嗜神经病毒,在易感动物和人的中枢神经细胞内(主要是大脑海马回的锥体细胞)增殖时,在胞浆内形成圆形或椭圆形的嗜酸性包涵体称内基小体(Negri body),如图 7.10 所示,对诊断狂犬病具有重要意义。

3.抗原分型　过去认为狂犬病毒只有一个血清型,但近年发现从不同动物身上分离的病毒株在生长特点、毒力强弱及病毒包膜糖蛋白抗原结构方面存在不同。病毒的毒力可以发生变异,从自然感染动物体内分离到的病毒株称为野毒株,毒性强,发病潜伏期长,易在神经细胞内形成内基小体。将其在家兔脑内连续传代,至 50 代左右,毒力减弱,潜伏期由 2~4 周缩短到 4~6 d,再继续传代,潜伏期不再缩短,称为固定毒株,致病性减弱,动物脑外接种后不引起疾病,可用于制备疫苗。

4.抵抗力 狂犬病毒对外界抵抗力不强,对热、紫外线、干燥、日光敏感,易被强酸、强碱、乙醇和碘酒灭活,肥皂水和去污剂也有灭活作用。置50%甘油中于室温下或4 ℃保持活性1周。

**(二)致病性与免疫性**

1.致病性 传染源是被感染的动物,我国以病犬为主,其次是病猫等。传播途径是被患病动物咬伤、抓伤或密切接触。动物在发病前5 d,唾液中含大量病毒,人被咬伤或破损皮肤接触病畜咬过的物品后,病毒首先在侵入部位肌纤维细胞内增殖,随后沿神经末梢上行至中枢神经系统,在脊髓背根神经节中大量繁殖,侵犯脑干及小脑等处的神经细胞,使之肿胀变性造成中枢神经损伤。最后沿传出神经离心性下达其他组织,如皮脂腺、毛囊、皮肤、泪腺、视网膜、角膜、鼻黏膜、心肌、骨骼肌及肺、肝、肾上腺等器官。

狂犬病临床分为4期:①潜伏期:一般为1~3个月,但也有短至几天或长达数年。潜伏期长短取决于被咬伤部位距离头部远近、病毒感染量和机体的免疫状态。②前驱期:2~4 d,病人开始出现症状,如发热、流涎、流泪、全身不适、头痛、乏力、不安、咬伤部位感觉异常等。③兴奋期:3~5 d,典型的临床表现是对各种刺激兴奋性增高,如惊恐不安,对声音、光、水、风的刺激高度敏感,吞咽、饮水甚至听到水声或其他轻微的刺激时,都可引起喉头肌肉痉挛,故又称恐水病(hydrophobia)。④麻痹期:病人对外界各种刺激均无反应,最后因昏迷、呼吸和循环衰竭而死亡,死亡率几乎为100%。

2.免疫性 机体感染病毒或接种疫苗后产生中和抗体和细胞免疫。

**(三)微生物学检查**

人被易感动物咬伤后应先检查动物是否患狂犬病。将咬人动物隔离观察7~10 d,若不发病可认为未患狂犬病或咬人时唾液中无狂犬病毒;若发病将其杀死,取脑海马回部位组织涂片,用免疫荧光抗体法检测病毒抗原,同时做组织切片检查内基小体。

对患者生前诊断可取唾液沉渣涂片、睑及颊皮肤活检,用免疫荧光抗体法检测病毒抗原。现多用RT-PCR检测标本中病毒RNA,此法快速,灵敏度高。

**(四)防治原则**

狂犬病的潜伏期长、发展迅速、病情严重、死亡率高,因此采取积极的防治措施至关重要。捕杀野犬,家犬注射疫苗,是控制人狂犬病发生的关键。易感人群如兽医、动物管理员和野外工作者应注射狂犬疫苗作为基础免疫。人被动物咬伤或抓伤后采取以下预防措施:①及时处理伤口:立即用20%肥皂水、0.1%新洁尔灭或清水反复冲洗,再用70%酒精及碘酒涂擦。②注射免疫血清:伤口周围和底部进行浸润注射或肌肉注射高效价抗狂犬病毒血清和狂犬病毒免疫球蛋白(40 IU/kg),进行人工被动免疫。③接种疫苗:狂犬病潜伏期长,人被咬伤后应尽早接种疫苗。我国目前采用地鼠肾原代细胞或人二倍体细胞培养制备的灭活疫苗,动物咬伤后第1、3、7、14、28 d各肌肉注射1 mL,进行人工主动免疫。

## 二、人乳头瘤病毒

人乳头瘤病毒(HPV)易感染人类表皮和黏膜鳞状上皮,感染表皮引起的增生性病变称为"疣",感染黏膜鳞状上皮引起的增生性病变称为"乳头瘤"。

### （一）生物学性状

病毒呈球形，直径 52~55 nm，核酸为双股环状 DNA，衣壳为二十面体立体对称，无包膜。体外细胞培养尚未完成，具有宿主和组织特异性，只能感染人的皮肤和黏膜，不能感染动物。感染后在细胞核内增殖，细胞核着色深，核周围有一不着色的空晕，此种病变细胞称为空泡细胞，形成嗜酸性包涵体。根据亲嗜性的不同，分为嗜皮肤性 HPV 和嗜黏膜性 HPV 两大类。

### （二）致病性与免疫性

人类是唯一自然宿主。主要通过直接接触传播，间接接触如共用毛巾、洗澡、游泳等也可感染，生殖器感染主要经性行为传播，新生儿可通过产道感染。病毒感染仅停留在局部的皮肤和黏膜，不产生病毒血症。不同型别的 HPV 感染部位和所致疾病不尽相同，嗜皮肤性 HPV 主要感染皮肤，引起各种类型的皮肤疣，如跖疣、寻常疣、扁平疣等；嗜黏膜性 HPV 主要感染生殖道和呼吸道黏膜，引起尖锐湿疣、喉乳头瘤、口腔乳头瘤等。其中尖锐湿疣主要侵犯女性的外阴、阴道、宫颈和男性的阴茎、肛门、肛周等处，是十分常见的性传播性疾病，仅次于淋病。近年来研究表明，某些型别与恶性肿瘤（如宫颈癌、皮肤癌）的发生密切相关，这些型别称高危型 HPV。

病后可产生特异性抗体，但无保护作用。

### （三）微生物学检查

用免疫组化方法检测病变组织的 HPV 抗原，或用核酸杂交法和 PCR 法检测 HPV 的 DNA 序列，已被广泛用于疣的确诊和 HPV 致病关系的研究。

### （四）防治原则

目前尚无特异性疫苗，可根据 HPV 的传播方式，切断传播途径。对引起的性传播疾病，加强性安全教育，对控制感染，减少生殖器疣和宫颈癌的发生具有重要意义。

## 三、朊粒

朊粒又称朊病毒（PrP）、传染性蛋白粒子，是人和动物传染性海绵状脑病（TSE）的病原体，是一种不同于细菌、病毒和类病毒至今尚未彻底弄清的病原因子。

### （一）生物学性状

朊粒是一类不含核酸和脂类的疏水性糖蛋白，分子量为 $(27 \sim 30) \times 10^3$，故又称为 $PrP^{27 \sim 30}$。存在两种不同的分子构型：一种存在于正常组织和感染动物组织中，是正常基因产物，一般情况下无害，称细胞朊蛋白（$PrP^c$）；另一种仅存在于感染动物组织中，具有致病性和传染性，称羊瘙痒病朊蛋白（$PrP^{sc}$）。朊粒没有病毒结构，是疏水性糖蛋白，羊瘙痒病朊蛋白能抵抗蛋白酶的消化因此是蛋白酶抗性蛋白（$PrP^{RES}$），但能复制。对理化因素的抵抗力强，能抵抗甲醛、过氧乙酸、乙醇、紫外线、辐射等，但对酚类、乙醚、丙酮和强洗涤剂敏感。

### （二）致病性与免疫性

食入感染朊粒的羊、牛等动物肉类引起人类感染，人类还可因器官移植及输血、使用污染外科器械、注射由患者脑垂体制备的生长激素等感染，也可以家族遗传获得。引起传染性海绵状脑病，是人和动物致死性中枢神经系统慢性退行性疾病，共同特征是：①潜伏期长，可长达几年甚至是几十年。②一旦发病呈慢性进行性加重,最后以死亡告终,发病后死亡率100%。③主要侵犯中枢神经系统,病理特点是中枢神经细胞空泡化,弥漫性神经细胞缺失,胶质细胞增生,淀粉样斑块形成,脑组织海绵状改变。④临床以痴呆、共济失调、震颤为主要表现。

1.动物的传染性海绵状脑病 动物的传染性海绵状脑病主要有:①羊瘙痒病:是第一个被发现的传染性海绵状脑病,喂养绵羊或山羊地区出现的地方性、致死性、慢性消耗性疾病,因羊出现瘙痒、摩擦、掉毛故取名,引起羊运动失调、致残或致死。②牛海绵状脑病:俗称疯牛病,1986年首次在英国发现。发病初期牛的体质下降,体重减轻,产奶量减少;随后神经症状明显,烦躁不安,步态不稳,经常乱踢乱撞、运动失调等。

2.人类的传染性海绵状脑病 人类的传染性海绵状脑病主要有:①库鲁病:认识最早的人类传染性海绵状脑病,发生于巴布亚新几内亚东部高原的土著部落。"Kuru"系当地语,形容本病颤抖和跳动的特征。临床表现有震颤、共济失调、痴呆等。②克-雅病:又称传染性病毒痴呆或早老性痴呆病,是最常见的人类传染性海绵状脑病,可分传染型、家族遗传型和散发型三型,神经病理特点是海绵样变,传染因子来源于羊瘙痒病。③变异克-雅病:是近年来在以英国为主的欧洲国家新发现的一种人类传染性海绵状脑病,多发生于年轻人,传染因子来源于疯牛病。

### (三)微生物学检查及防治

目前临床诊断朊粒感染的依据主要依赖神经病理学检查,实验室诊断常用免疫印迹或免疫组化技术检测 PrP$^{sc}$。

朊粒感染疾病目前尚无疫苗和特效药物。首先应注意医源性感染,如角膜移植、神经外科手术、应用人垂体激素等时应该防止感染,其次禁止用疯牛病、羊瘙痒病等加工骨肉粉作为饲料喂养牛等反刍类动物,防止致病因子进入食物链。严格海关检疫,加强进口牛羊制品和饲料的检疫。

# 目标检测题

### 一、名词解释

1.抗原漂移

2.大三阳

3.内基小体

4.虫媒病毒

5.朊粒

### 二、单项选择题

1.流感病毒分亚型的依据是(　　　)。

A.核酸类型　　　　　　B.核蛋白　　　　　　C.基质蛋白

D.HA 和 NA　　　　　　E.包膜

2.最易发生变异的病原微生物是(　　　)。

A.埃可病毒　　　　　　　　B.流感病毒　　　　　　C.乙型肝炎病毒

D.钩端螺旋体　　　　　　　E.肺炎支原体

3.从流感患者的咽漱液中分离流感病毒最好接种于(　　　)。

A.人胚肾细胞　　　　　　　B.人胚羊膜细胞　　　　C.鸡胚羊膜腔

D.鸡胚尿囊腔　　　　　　　E.猴肾细胞

4.亚急性硬化性全脑炎(SSPE)是一种由(　　　)。

A.疱疹病毒引起的隐性感染　　　　　　　　B.麻疹病毒引起的持续感染

C.脊髓灰质炎病毒引起的亚急性感染　　　　D.狂犬病病毒引起的慢性感染

E.流行性乙型脑炎病毒引起的急性感染

5.不属于肠道病毒共同特点的是(　　　)。

A.小 RNA 无包膜病毒　　　B.耐酸、耐乙醚　　　　C.以芽生释放方式增殖

D.易在肠道细胞内增殖　　　E.临床表现多种多样

6.脊髓灰质炎病毒的感染方式是(　　　)。

A.经昆虫叮咬传播　　　　　B.经消化道传播　　　　C.经呼吸道传播

D.经血液传播　　　　　　　E.经皮肤接触传播

7.婴幼儿腹泻最常见的病原是(　　　)。

A.柯萨奇病毒　　　　　　　B.埃可病毒　　　　　　C.轮状病毒

D.腺病毒　　　　　　　　　E.风疹病毒

8.脊髓灰质炎病人的传染性排泄物主要是(　　　)。

A.鼻咽分泌物　　　　　　　B.血液　　　　　　　　C.粪便

D.尿　　　　　　　　　　　E.唾液

9.Dane 颗粒是指(　　　)。

A.HAV 颗粒　　　　　　　　B.HBV 颗粒　　　　　　C.HCV 颗粒

D.HDV 颗粒　　　　　　　　E.HEV 颗粒

10.生食毛蚶容易患(　　　)。

A.甲型肝炎　　　　　　　　B.乙型肝炎　　　　　　C.丙型肝炎

D.丁型肝炎　　　　　　　　E.戊型肝炎

11.对 HBV 灭活效果最好的理化因素是(　　　)。

A.56 ℃ 30 min　　　　　　B.100 ℃ 5 min　　　　　C.0.5%过氧乙酸

D.紫外线照射　　　　　　　E.乙醚

12.属于缺陷病毒的是(　　　)。

A.HAV　　　　　　　　　　B.HBV　　　　　　　　C.HCV

D.HDV　　　　　　　　　　E.HEV

13.检测 HBV 表面抗原最敏感的方法是(　　　)。

A.补体结合试验　　　　　　B.琼脂扩散试验　　　　C.反向间接血凝试验

D.ELISA　　　　　　　　　E.对流免疫电泳

14.可高度传染乙型肝炎的血液中含有(　　　)。

A.HBsAg、HBcAg、HBeAg　　　　　　　　B.HBsAg、抗-HBe、抗-HBc

C.HBsAg、抗-HBs、HBeAg　　　　　　　　D.抗-HBe、抗-HBs、抗-HBc

E.HBsAg、抗-HBc、HBeAg

15.HSV-2 原发感染多引起(　　　)。

A.口角炎　　　　　　　　B.皮肤疱疹性湿疹　　C.唇疱疹

D.生殖器疱疹　　　　　　E.疱疹性脑炎

16.目前认为与鼻咽癌有关的病毒是(　　　)。

A.单纯疱疹病毒　　　　　B.EB 病毒　　　　　　C.人乳头瘤病毒

D.巨细胞病毒　　　　　　E.鼻病毒

17.属于逆转录病毒的是(　　　)。

A.单纯疱疹病毒　　　　　B.EB 病毒　　　　　　C.人类免疫缺陷病毒

D.登革热病毒　　　　　　E.巨细胞病毒

18.狂犬病病毒在电镜下的形态呈(　　　)。

A.球形　　　　　　　　　B.弹头状　　　　　　C.蝌蚪样

D.螺旋状　　　　　　　　E.砖块状

19.小儿麻痹症的病原体是(　　　)。

A.登革热病毒　　　　　　B.脊髓灰质炎病毒　　C.柯萨奇病毒

D.轮状病毒　　　　　　　E.埃可病毒

20.HIV 的传播途径不包括(　　　)。

A.同性或异性间性行为　　B.母婴垂直传播　　　C.输血和器官移植

D.日常生活的一般接触　　E.药瘾者共用污染 HIV 的注射器

21.水痘带状疱疹病毒的潜伏部位是(　　　)。

A.三叉神经节　　　　　　B.脊髓后根神经节　　C.颈上神经节

D.腰神经节　　　　　　　E.骶神经节

22.属于 DNA 病毒的是(　　　)。

A.HAV　　　　　　　　　B.HBV　　　　　　　C.HCV

D.HDV　　　　　　　　　E.HEV

23.造成流感世界性大流行的原因是(　　　)。

A.流感病毒型别多,毒力强　B.流感病毒有包膜　　C.HA 和 NA 容易变异

D.人对病毒免疫力低下　　E.病毒不侵入血流

24.可导致胎儿先天畸形的一组病毒是(　　　)。

A.巨细胞病毒,腺病毒,EB 病毒　　　　　　　B.风疹病毒,流感病毒,腮腺炎病毒

C.风疹病毒,乙脑病毒,麻疹病毒　　　　　　　D.风疹病毒,巨细胞病毒,单纯疱疹病

E.巨细胞病毒,麻疹病毒,呼吸道合胞病毒

25.HIV 致病的关键因素是(　　　)。

A.HIV 易发生变异,可逃避免疫系统攻击　　　　B.可合并各种类型的机会感染

C.侵犯 Th 细胞,造成严重的免疫缺陷　　　　　D.可发生各种肿瘤而致死

E.HIV 基因可以和宿主基因整合

26.狂犬病病毒的嗜酸性胞浆内包涵体最易在哪种组织中检出？（    ）

A.血细胞　　　　　　　　B.大脑海马　　　　　C. 淋巴细胞

D.骨髓细胞　　　　　　　E.外周神经细胞

27.流行性乙型脑炎病毒的传播媒介是(    )。

A.蚤　　　　　　　　　　B.虱　　　　　　　　C.蚊

D.蜱　　　　　　　　　　E.螨

28.属于虫媒病毒的是(    )。

A.登革热病毒　　　　　　B.鼻病毒　　　　　　C.柯萨奇病毒

D.轮状病毒　　　　　　　E.腺病毒

29.与肾病综合征出血热传播关系最密切的是(    )。

A.蚊　　　　　　　　　　B.蚤　　　　　　　　C.家禽

D.家畜　　　　　　　　　E.黑线姬鼠

30.朊粒不能导致的疾病是(    )。

A.布鲁病　　　　　　　　B.疯牛病　　　　　　C.羊瘙痒病

D.早老性痴呆　　　　　　E.克-雅病

## 三、问答题

1.叙述流感病毒的结构特点,抗原变异与流感的关系。

2.列举肠道病毒的种类及共同特点。

3.乙肝病毒抗原抗体检测指标及实验室诊断临床意义如何？

4.简述人类免疫缺陷病毒的致病机制。

5.简述狂犬病病毒的主要生物学性状、狂犬病的预防措施。

（杨月乔）

# 第八章  其他微生物

📖 学习目标

- 掌握其他病原微生物的主要生物学特性和致病性。
- 熟悉其他病原微生物的防治原则。
- 了解其他病原微生物的实验室检查方法。

## 第一节  支原体

支原体(mycoplasma)是一类没有细胞壁、呈高度多形性、能通过细菌滤器、可在无生命培养基中生长繁殖的最小的原核细胞型微生物。支原体在自然界分布广泛,大多数不致病,对人类致病的主要有肺炎支原体、人型支原体、生殖道支原体和解脲脲原体等。

### 一、生物学特性

#### (一)形态与染色

因为没有细胞壁,支原体呈高度多形态性,主要有球形、杆形、丝状及分枝状等。最小的原核细胞型微生物,能通过细菌滤器。革兰氏染色为阴性,但不易着色;常用 Giemsa 染色,呈淡紫色。基因组多为双链 DNA,散布于整个细胞内,没有细胞核,唯一可见的细胞器是核糖体。细胞膜中胆固醇含量较多,可保持细胞膜的完整性。

#### (二)培养特性

营养要求较一般细菌高,培养基中需加入 10%～20% 灭活的小牛或马的血清。最适 pH 为 7.8～8.0(解脲脲原体最适 pH 为 6.0～6.5),最适生长温度 37 ℃,多为兼性厌氧。主要以二分裂繁殖,生长较缓慢。固体培养基中,菌落呈圆形、光滑、边缘整齐较薄、中央致密厚实,呈典型的"油煎蛋"样。能在鸡胚绒毛尿囊膜及培养细胞中生长,因此是污染细胞培养(如临床上抽羊水进行产前诊断)的一个重要因素。常用葡萄糖、精氨酸和尿素等进行生化鉴定,肺炎支原体能分解葡萄糖,解脲脲原体能分解尿素。

#### (三)抵抗力

因无细胞壁对理化因素的抵抗力比细菌弱,对热、干燥、低渗及 75% 乙醇、来苏尔等多种消毒剂敏感。对干扰细胞壁合成药物如青霉素、头孢菌素等耐药,但对干扰蛋白质合成药物如红霉素、四环素、螺旋霉素、链霉素、卡那霉素、阿奇霉素等敏感。

**（四）支原体与 L 型细菌的区别**

支原体和同样缺乏细胞壁的 L 型细菌在许多特性上有相似之处，但也存在差异，其主要区别见表 8.1。

表 8.1　支原体与 L 型细菌的区别

| 生物学特性 | L 型细菌 | 支原体 |
|---|---|---|
| 来源 | 细菌细胞壁缺陷的变异型 | 自然界中广泛存在的独立微生物 |
| 返祖 | 除去诱因可回复突变为细菌原有形态 | 在任何情况下不能成为细菌 |
| 遗传 | 在遗传上与原细菌有关 | 在遗传上与细菌无关 |
| 培养 | 培养基中一般不需加胆固醇、高渗 | 培养基中需加胆固醇、中性 |
| 共同特性 | 缺少细胞壁，菌落"油煎蛋" | |

## 二、致病性

支原体广泛存在于自然界中，常为哺乳类及禽类的口腔、呼吸道及泌尿生殖道定植的共生菌群。主要引起人类口腔、呼吸道、泌尿生殖道感染等。

**（一）肺炎支原体**

支原体引起人类支原体肺炎，大多发生于夏末秋初，以儿童和青少年感染多见。致病物质有 P1 蛋白、糖脂抗原和荚膜多糖。肺炎支原体进入呼吸道后，借助顶端的特殊结构、毒性代谢产物等致病物质，引起以细胞损害和细胞间质炎症为主要病理变化的间质性肺炎，故也称原发性非典型性肺炎。

传染源为病人或携带者，主要通过呼吸道飞沫传播，潜伏期 2~3 周。临床症状一般较轻，可出现咳嗽、发热、头痛等症状，X 线检查肺部有明显浸润。重者可致严重肺炎，高热、头疼、严重咳嗽、胸痛、呼吸困难等症状。个别病人可伴有呼吸道以外的并发症，如心血管、神经症状和皮疹等症状。

**（二）解脲脲原体**

引起泌尿生殖道感染，主要通过性接触传播。多寄生男性的尿道和女性的阴道，可引起人类非淋菌性尿道炎及前列腺炎、附睾炎、阴道炎、盆腔炎等。还可吸附于男性精子表面，阻碍精子与卵子的结合；它与精子有共同抗原成分，可引起精子的免疫损伤，常出现不育症。孕妇感染解脲脲原体可导致早产、流产及胎儿先天性畸形和新生儿呼吸道感染。

## 三、病原学检查

肺炎支原体感染取可疑患者的痰或咽拭子进行分离培养，并观察菌落形态，菌落呈典型的"油煎蛋"状，还可采用冷凝凝集试验、生长抑制试验、PCR 技术等鉴定。

解脲脲原体感染可取患者中段尿、前列腺液、宫颈分泌物等接种于加尿素和酚红的含血清支原体肉汤进行分离培养，观察颜色变化。

## 四、防治原则

目前尚无预防感染支原体的有效疫苗,原发性非典型肺炎,流行季节注意隔离切断传播途径。治疗首选红霉素类与喹诺酮类抗生素。溶脲脲原体感染的预防主要是注意防止不洁性交,治疗可选用红霉素、阿奇霉素、强力霉素等。

# 第二节 衣原体

衣原体(chlamydia)是一类严格细胞内寄生、有独特发育周期、能通过细菌滤器的原核细胞型微生物。广泛寄生于人类、哺乳动物及禽类,仅少数能致病,能引起人类疾病的衣原体主要有沙眼衣原体、肺炎衣原体和鹦鹉热衣原体,其中最常见的是沙眼衣原体。主要共同特征有:专性细胞内寄生,酶系统不完善,缺乏能量来源,需宿主提供;圆形或椭圆形,革兰氏染色阴性并有近似的细胞壁结构;含 DNA 和 RNA 两类核酸;对多种抗生素敏感;有独特的发育周期,以二分裂方式繁殖。

## 一、生物学特性

### (一)形态染色与生活周期

衣原体一般呈圆形或椭圆形,光学显微镜下勉强可见。有独特的发育周期,表现为两种形态,如图 8.1 所示:①原体:细胞外存在形式,较小,卵圆形,中央有一致密的拟核,发育成熟的衣原体,Giemsa 染色呈紫色,Macchiavello 染色呈红色,有感染性。②始体:细胞内繁殖型,较大,圆形或不规则形,中央呈纤细的网状结构,或称网状体,Giemsa 染色呈蓝色,Macchiavello 染色呈蓝色,代谢活跃,不能在细胞外存活,无感染性。原体 8 h 左右进入细胞,经 12~36 h 转变为始体,48~72 h 原体释放,感染新的细胞,又开始新的生活周期。衣原体感染人体细胞后,在胞质内形成特殊的块状物即包涵体。不同种类衣原体的包涵体,位置、形态和染色性各异,可帮助衣原体的鉴定。

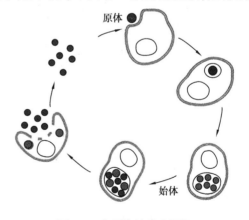

图 8.1 衣原体的发育周期

### (二)培养特性

衣原体不能用人工培养基培养。绝大多数能在 6~8 d 龄鸡胚卵黄囊中生长,在卵黄囊膜内能找到包涵体、原体和始体。细胞培养采用 HeLa 细胞、人羊膜细胞等。某些衣原体可感染小白鼠,如鹦鹉热衣原体接种小鼠腹腔;性病淋巴肉芽肿衣原体接种小鼠脑内。

### (三)抵抗力

衣原体抵抗力较弱,对热和常用消毒剂敏感,56 ℃ 5~10 min 灭活。0.1%甲醛、0.5%石炭酸 30 min,75%乙醇 0.5 min 即可杀死衣原体,对冷冻干燥有耐受性。对四环素、红霉素、螺旋霉素、强力霉素及利福平均敏感。

## 二、致病性

### (一)沙眼衣原体

感染易感细胞后可形成包涵体,产生类似革兰氏阴性菌内毒素的物质损伤细胞。沙眼衣原体分为沙眼生物亚种、性病淋巴肉芽肿亚种和鼠亚种,对人致病的是前两个亚种。

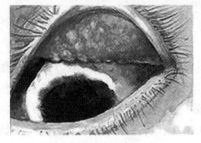

图 8.2 沙眼

1.沙眼 通过眼-眼及眼-手-眼直接接触传播。感染结膜上皮细胞,并在其中繁殖,主要表现为滤泡、结膜充血、血管翳和瘢痕形成,损害角膜,严重导致失明(图8.2)。虽发病缓慢,但是是致盲病因的首位。1956 年我国学者汤飞凡等人用鸡胚卵黄囊接种法,在世界上首次成功地分离出沙眼衣原体,从而促进了有关衣原体的研究。

2.包涵体结膜炎 包涵体结膜炎包括婴儿型和成人型两类,均引起滤泡性结膜炎,病变类似沙眼,但不侵犯角膜,不形成结膜疤痕,一般经数周或数月痊愈。前者是婴儿经产道时受染,成人感染可因性接触经手传染至眼,亦可因污染的游泳池水而感染。

3.泌尿生殖道感染 非淋病性泌尿生殖道感染中 50%~60%系沙眼衣原体所致,通过性接触感染。女性感染可引起尿道炎、宫颈炎、输卵管炎、盆腔炎等,有时输卵管炎反复发作可导致不孕症或宫外孕。男性感染表现为尿道炎,尿道口内有浆液性分泌物,未治疗者易转为慢性并可周期性加重,也可合并附睾炎、前列腺炎。

4.性病淋巴肉芽肿 性病淋巴肉芽肿由沙眼衣原体的性病淋巴肉芽肿亚种引起。主要通过性接触传播。女性患者多侵犯会阴、肛门、直肠,可形成肠-皮肤瘘管及会阴-肛门-直肠狭窄与梗阻。男性感染主要侵犯腹股沟淋巴结,引起化脓性淋巴结炎和慢性淋巴肉芽肿,常形成瘘管,经久不愈。

### (二)肺炎衣原体

肺炎衣原体经呼吸道传播,主要引起青少年急性呼吸道感染,如咽炎、鼻窦炎、支气管炎和肺炎等,肺炎多见。潜伏期约 1 个月,起病缓慢,临床表现为咽痛、声音嘶哑、发热、咳嗽和气促等症状。也与肺外疾病有关,如心包炎、心肌炎、红斑结节、甲状腺炎等。

## 三、病原学检查

根据不同疾病采取不同标本。沙眼或包涵体结膜炎取眼结膜分泌物或结膜刮片。泌尿生殖道感染采用泌尿生殖道拭子、宫颈刮片、精液或尿液标本。性病淋巴肉芽肿取淋巴结脓液、生殖道上皮细胞刮片、直肠拭子或活检材料送检。肺炎衣原体感染可取痰液、支气管肺泡灌洗液、鼻咽部拭子、耳或鼻咽部的吸取物和血液标本。直接涂片 Giemsa 染色查包涵体、血清学试验、PCR 技术等方法作病原学检查。

## 四、防治原则

沙眼尚无特异性的预防方法,注意加强个人卫生,不使用公共毛巾及脸盆。生殖道衣原体感染的预防需要提倡健康的性行为,积极治愈患者和带菌者。衣原体感染治疗可用红霉素、四环素、诺氟沙星、磺胺类药物等。

**案例分析**

　　患者,男,5岁,咳嗽,头痛,发热5 d,咳出少量白色黏痰。体温38.5 ℃ ,X线胸片:两肺部可见边缘模糊、密度较低的云雾样片状浸润影。①患者可能患什么疾病? ②选择何种药物治疗? ③引起肺炎的病原体有哪些?

　　患者可能患支原体肺炎,选择红霉素治疗。肺炎的病原体有细菌、病毒、支原体、衣原体、真菌、寄生虫等,X线胸片检查、病原体分离培养是肺炎的重要检查方法。

# 第三节　立克次体

　　立克次体( rickettsia)是一类严格细胞内寄生、以节肢动物为传播媒介、革兰氏阴性的原核细胞型微生物。是斑疹伤寒、恙虫病、Q热等的病原体,常见的有普氏立克次体、莫氏立克次体、恙虫病立克次体、Q热立克次体等。共同特征有:专性细胞内寄生,以二分裂方式繁殖;大小介于细菌和病毒之间,形态以球杆状或杆状为主,革兰氏染色阴性;含有DNA和RNA两类核酸;以节肢动物为传播媒介;大多是人兽共患病原体;对多种抗生素敏感。

## 一、生物学特性

### (一)形态与染色

　　立克次体呈多形性,以短杆状为主,大小为$(0.8 \sim 2.0)\mu m \times (0.3 \sim 0.6)\mu m$。革兰氏染色阴性,但不易着色,Giemsa染色呈紫蓝色,Gimenza染色呈红色。在感染的宿主细胞内,立克次体排列不规则,位置不同,可供初步鉴定,如普氏立克次体分散在细胞质中,恙虫病立克次体在细胞质中靠近细胞核处成堆排列,Q热立克次体在细胞质空泡(吞噬溶酶体)内繁殖。

### (二)培养特性

　　立克次体不能用人工培养基培养,只能在活细胞内生长,二分裂繁殖。方法有动物接种、鸡胚培养和细胞培养,生长最适温度为$32 \sim 35$ ℃。采用豚鼠、小鼠可对多种病原性立克次体进行繁殖,鸡胚卵黄囊常用于传代培养,常用的组织培养系统有鸡胚成纤维细胞、L929细胞和Vero单层细胞。

### (三)抗原结构

　　立克次体抗原主要有群特异性和型特异性抗原,前者与细胞壁中的脂多糖有关,耐热;后者与细胞壁外膜中的表面蛋白有关,不耐热,两种用于分型定种鉴定。立克次体与普通变形杆菌的某些菌株( 如$OX_{19}$、$OX_2$、$OX_K$等)具有共同的耐热多糖抗原,发生交叉反应,但是立克次体难以培养,变形杆菌抗原易于制备,因此临床上常用变形杆菌的$OX_{19}$、$OX_2$、$OX_K$菌株代替相应的立克次体抗原进行非特异性凝集反应,检测人体血清中有无相应抗体,这种交叉凝集试验被称为外-斐反应（Wiel-Felix reaction）。用于辅助诊断斑疹伤寒、Q热、恙虫病等由立克次体引起的疾病。

表 8.2　立克次体与变形杆菌菌株抗原的交叉现象

| 立克次体 | 变形杆菌 | | |
| --- | --- | --- | --- |
| | OX$_{19}$ | OX$_2$ | OX$_K$ |
| 普氏立克次体 | +++ | + | − |
| 莫氏立克次体 | +++ | + | − |
| 恙虫病立克次体 | − | − | +++ |
| Q热立克次体 | − | − | − |

### （四）抵抗力

不耐热，56 ℃加热 30 min 死亡。0.5%石炭酸、75%乙醇等消毒剂均可以在数分钟内将其杀灭。对低温、干燥的抵抗力较强，在节肢动物粪便中传染性可保持半年以上。对四环素、氯霉素等抗生素敏感，对磺胺类药物不敏感。

## 二、致病性

### （一）普氏立克次体

普氏立克次体是流行性斑疹伤寒的病原体。多流行于冬春季，患者是唯一的传染源，人虱是主要传播媒介，经虱-人-虱方式传播。虱叮咬患者后普氏立克次体在虱肠管上皮细胞繁殖，虱再叮咬人时，粪便排在人皮肤上，粪便中的立克次体因人抓破的伤口进入人体引起感染。干燥粪便中的立克次体也可通过呼吸道或眼结膜感染。经 2 周左右潜伏期后，骤然发病，临床表现为高热、头痛、皮疹，可伴神经系统、心血管系统或其他脏器损害等症状。病后免疫力持久。可采用四环素类抗生素和氯霉素治疗，禁用磺胺类药物。

### （二）莫氏立克次体

莫氏立克次体是地方性斑疹伤寒的病原体。鼠是主要贮存宿主，经鼠蚤或鼠虱传播。当鼠蚤叮吮人体时，把立克次体传染给人。症状与流行性斑疹伤寒相似，但发病缓慢，病情较轻，很少累及神经系统和心肌等。病后可获得牢固的免疫力。

### （三）恙虫病立克次体

恙虫病立克次体是恙虫病的病原体，主要流行于东南亚、西南太平洋岛屿、日本及我国东南和西南地区。恙虫病为自然疫源性传染病，传染源是鼠类，恙螨既是传播媒介，又是贮存宿主。恙虫病立克次体寄居于恙螨体内，可经卵传代，立克次体由恙螨幼虫叮咬而侵入人体。患者被叮咬后，局部出现红色丘疹，成小疱后破裂，溃疡处形成黑色焦痂，是恙虫病的特征之一。可引起发热、皮疹，全身淋巴结肿大及内脏器官的病变。

## 三、病原学检查

目前多采用血清学检查，取患者双份血清做外斐反应，效价升高 4 倍以上可作为新近感染立克次体的指标。单份血清凝集效价超过 1∶160 时才有诊断意义。也可用 PCR 或基因探针技术进行检测。

### 四、防治原则

预防的主要措施是杀灭蚤、虱、螨、鼠等立克次体的传播媒介和储存宿主,加强个人卫生,防止节肢动物叮咬,接种死疫苗或减毒活疫苗。治疗可用四环素、氯霉素等抗生素。

# 第四节　螺旋体

螺旋体(Spirochete)是一类细长、柔软、弯曲、运动活泼、革兰氏染色阴性的原核细胞型微生物。基本结构和生物学性状与细菌相似,有细胞壁和原始核,二分裂繁殖,对抗生素敏感等,故分类学上归属于细菌范畴。螺旋体在细胞壁与细胞膜间有轴丝,屈曲和收缩使其能自由活泼运动。在自然界和动物体内广泛存在,种类多,引起人类致病的主要有钩端螺旋体、梅毒螺旋体。

### 一、钩端螺旋体

钩端螺旋体(*L. eptospira*)分为致病性(问号形钩端螺旋体)和非致病性(双曲钩端螺旋体)两大类,致病性钩端螺旋体引起人和动物钩端螺旋体病(简称钩体病)。

#### (一)生物学性状

1.形态与染色　大小为(6.0~20.0)μm×(0.1~0.2)μm,细长,螺旋紧密而规则,菌体一端或两端呈钩状,常呈 S 形或 C 形,如图 8.3 所示。革兰氏染色为阴性,但不易着色;常用 Fontana 镀银染色染成棕褐色。

2.培养特性　唯一能用人工培养基培养的致病性螺旋体。需氧或微需氧,营养要求高,常采用柯索夫(Korthof)培养基培养,含有 10% 兔血清或牛血清。最适生长温度为 28~30 ℃,最适 pH 值为 7.2~7.4。生长缓慢,液体培养基呈现半透明云雾状生长。

3.抵抗力　抵抗力弱,对热、常用消毒剂、青霉素等敏感,对酸、碱敏感,在中性的湿土或水中可存活数月,这在传播上有重要意义。

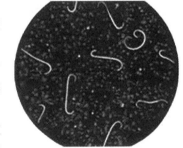

**图 8.3　钩端螺旋体**

#### (二)致病性

钩端螺旋体病是一种人兽共患性疾病,鼠类和猪为主要储存宿主,致病物质主要包括内毒素样物质、溶血素、细胞毒性因子等。动物感染钩端螺旋体后多呈隐性感染,少数家畜感染后可引起流产。在感染的动物肾脏内长期繁殖,并不断从尿液排出体外污染水和土壤,人通过与被污染物接触而感染。临床表现有发热、头痛、乏力、全身肌肉酸痛、眼结膜充血、浅表淋巴结肿大、腓肠肌压痛等典型症状。由于钩端螺旋体血清型别不同、毒力不同及宿主免疫水平的差异,故临床表现轻重相差较大。轻者仅出现感冒样症状及轻微的自限性发热,重者出现黄疸、出血、休克、DIC、心肾功能不全、脑膜炎,甚至死亡。病后对同型钩端螺旋体可产生持久的免疫力,以体液免疫为主。

### (三)病原学检查

患者发病1周内采取血液,1周以后取尿液,有脑膜刺激症状者取脑脊液。标本经离心后,利用暗视野显微镜直接观察,用于早期诊断;还可经 Fontana 镀银染色后用普通光学显微镜检查;也可接种于 Korthof 培养基或动物进行分离培养。进行血清学诊断同时还可使用DNA 探针、PCR 技术检查。

### (四)防治原则

搞好防鼠、灭鼠工作,加强对带菌家畜的治疗和管理,保护好水源,避免或减少与污染的水和土壤接触。对疫区人群可接种钩端螺旋体疫苗等。治疗首选青霉素,有特效。

## 二、梅毒螺旋体

梅毒螺旋体($T.$ $pallidum$)又称苍白密螺旋体,是引起人类梅毒的病原体。梅毒是一种危害性较严重的性传播疾病。

### (一)生物学性状

1.形态与染色　梅毒螺旋体大小为$(6.0 \sim 15.0)$ $\mu m \times$ $(0.1 \sim 0.2)$ $\mu m$,有$8 \sim 14$个规则而致密的螺旋,两端尖直,如图8.4所示,运动活泼。普通染料不易着色,Fontana镀银染色法染成棕褐色。

2.培养特性　梅毒螺旋体不能用人工培养基培养。在棉尾兔上皮细胞中有限生长,分裂缓慢,约30 h分裂1次,只能维持数代。

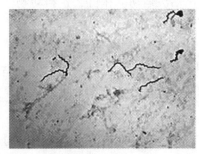

图 8.4　梅毒螺旋体

3.抵抗力　梅毒螺旋体抵抗力极弱,对热、冷、干燥及一般消毒剂敏感。50 ℃加热5 min、4 ℃3 d、在体外干燥环境中$1 \sim 2$ h即可死亡。故血液4 ℃存放3 d以上可避免传染梅毒的危险。对青霉素、四环素、红霉素、砷剂等敏感。

### (二)致病性与免疫性

梅毒螺旋体具有很强的侵袭力,以外膜蛋白、透明质酸酶等致病。自然情况下梅毒螺旋体只感染人,人是唯一的传染源。梅毒有获得性和先天性两种。

1.获得性梅毒　获得性梅毒又称后天性梅毒,主要通过性接触传播,具有反复、潜伏和再发的特点。临床上分为三期:①Ⅰ期:标志性临床特征是硬下疳,感染3周左右,出现无痛性硬下疳,好发部位是外生殖器、肛门,溃疡渗出液中有大量梅毒螺旋体,传染性极强,若能早期及时治疗可彻底治愈。②Ⅱ期:以梅毒疹为特征,全身皮肤、黏膜出现梅毒疹,全身淋巴结肿大,疹内和淋巴结中存在大量螺旋体,传染性强,破坏性小。③Ⅲ期,又称晚期梅毒,病变波及全身组织和器官,不仅皮肤黏膜出现溃疡性坏死,并侵犯内脏器官,出现慢性肉芽肿,严重时引起中枢神经系统和心血管病变,可危及生命。

2.先天性梅毒　先天性梅毒又称胎传梅毒,垂直传播即孕妇感染后经胎盘、产道等传给胎儿。先天性梅毒可导致胎儿全身感染,造成流产或死胎、马鞍鼻、间质性角膜炎、先天梅心肌炎、耳聋等。

机体对梅毒螺旋体的免疫主要是传染性免疫，即有螺旋体存在时就有免疫力，一旦螺旋体消灭后免疫力也随之消失。以细胞免疫为主，体液免疫只有一定的辅助防御作用。

### (三)微生物学检查

1.检查病原体　取梅毒硬下疳渗出液、梅毒疹渗出液或局部淋巴结穿刺液等标本，直接在暗视野显微镜下镜检，或者 Fontana 镀银染色后镜检，观察梅毒螺旋体的运动情况。

2.血清学检查　测定患者血清中的特异性抗体，有非特异性和特异性两类试验。①非特异性试验：以牛心肌的心脂质作为抗原测定患者血清中反应素，常用于梅毒患者的初筛，目前常用的方法有性病研究实验室试验(VDRL)、快速血浆反应素试验(RPR)、甲苯胺红不加热血清试验(TRUST)等。②特异性试验：以密螺旋体抗原检测患者血清中特异性抗体，用于梅毒确认，常用的方法有荧光密螺旋体抗体吸收试验(FTA-ABS)、抗梅毒螺旋体抗体微量血凝检测试验(MHA-TP)、梅毒螺旋体荧光抗体双染色试验(FTA-ABS-DS)、梅毒螺旋体抗体明胶颗粒凝集试验(TPPA)、酶联免疫吸附试验(ELISA)等。

### (四)防治原则

梅毒是一种性病，预防的主要措施是加强卫生宣传教育和社会管理。取缔娼妓，避免不安全的性行为。目前尚无疫苗预防。对病人应早诊、早治，减少传染源。治疗主要选用青霉素，但剂量和疗程要足够，并定期检查血清中抗体的动态变化，3 个月~1 年后血清中抗体转阴为治愈指标。

# 第五节　真　菌

真菌(fungus)是一种真核细胞型微生物，主要特征是有典型的细胞核及完整的细胞器，不含叶绿素、无根茎叶的分化，以寄生或腐生方式生存，能进行无性或有性繁殖，少数为单细胞、大多数为多细胞。在自然界分布广泛，种类繁多，导致人和动物疾病的为少数，但近年来真菌感染明显上升。

## 一、生物学特性

### (一)形态与结构

真菌的结构比细菌复杂，分单细胞真菌和多细胞真菌两大类。部分真菌在不同的环境条件下(营养、温度等)可以发生单细胞真菌与多细胞真菌两种形态的可逆转化，称为真菌的双相性或二相性。双相性转化与某些真菌的感染性与致病性有关。

1.单细胞真菌　呈圆形或卵圆形，直径 3~15 μm，出芽方式进行繁殖，芽生孢子成熟后脱落成独立个体，称为酵母菌或类酵母菌。对人致病的主要有白假丝酵母菌和新型隐球菌。

2.多细胞真菌　由菌丝和孢子组成，交织成团或丝状，故称霉菌或丝状菌。多细胞真菌的菌丝和孢子的形态不同，是鉴别真菌的重要标志。

(1)菌丝：呈管状，直径一般为 2~10 μm。孢子在适宜环境中长出芽管，逐渐延长成菌丝,又可长出许多分支。按照功能分为营养菌丝和气中菌丝,能产生孢子的气中菌丝称生殖菌丝。按照结构分为有隔菌丝与无隔菌丝。菌丝有多种形态,如结节状、球拍状、螺旋状、鹿角状和梳状等,如图 8.5 所示。

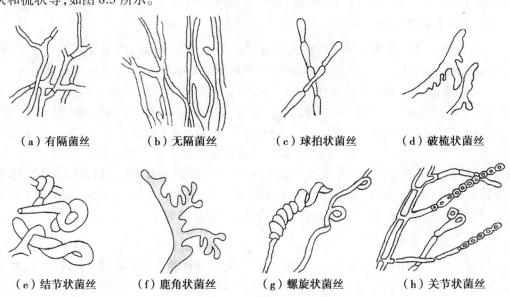

（a）有隔菌丝　　　（b）无隔菌丝　　　（c）球拍状菌丝　　　（d）破梳状菌丝

（e）结节状菌丝　　　（f）鹿角状菌丝　　　（g）螺旋状菌丝　　　（h）关节状菌丝

图 8.5　真菌菌丝形态示意图

（2）孢子:是真菌的繁殖结构,由生殖菌丝产生。分为有性孢子与无性孢子两类,致病性真菌多为无性孢子。无性孢子根据形态分为叶状孢子、分生孢子和孢子囊孢子 3 种类型;叶状孢子包括芽生孢子、厚膜孢子和关节孢子;分生孢子包括大分生孢子和小分生孢子;孢子囊孢子存在于孢子囊中。孢子的形态如图 8.6 所示。

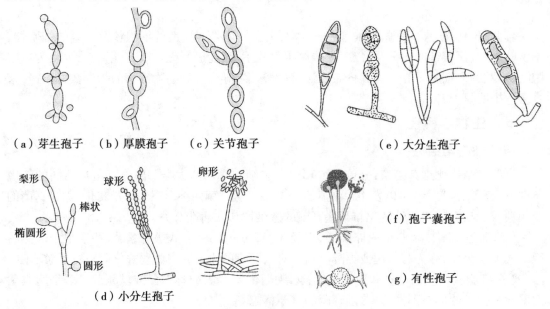

（a）芽生孢子　　（b）厚膜孢子　　（c）关节孢子　　　　　　（e）大分生孢子

（f）孢子囊孢子

（d）小分生孢子　　　　　　　　　　　　　　（g）有性孢子

图 8.6　真菌孢子形态示意图

## 知识链接

### 芽胞和孢子的区别

芽胞是细菌在不利环境下脱水浓缩形成的休眠体,一个细菌只能形成一个芽胞,一个芽胞也只能萌发一个细菌。孢子是真菌的繁殖结构,一个真菌可以形成多个孢子,一个无性胞子可形成一个真菌,但有性孢子两个才能形成一个真菌。

### (二)培养特性

真菌对营养要求不高,实验室培养选用沙保(Sabouraud)培养基,成分简单,主要含 1% 蛋白胨、4% 葡萄糖和 2% 琼脂,pH 为 4~6。浅部感染真菌最适温度为 22~28 ℃,但深部感染真菌最适温度为 37 ℃,多数致病性真菌生长缓慢,常需要 1~4 周,腐生性真菌生长很快。为防止污染,培养基中需加放线菌酮抑制污染真菌的生长和氯霉素抑制细菌的生长。

真菌的菌落有三大类:①酵母型菌落:是单细胞真菌的菌落形式,表面光滑湿润,柔软而致密,形态与一般细菌相似。如隐球菌菌落。②类酵母型菌落:部分单细胞真菌在出芽繁殖后,芽管延长不与母细胞脱离,形成假菌丝。假菌丝向下生长,伸入培养基,故称类酵母型菌落,如白假丝酵母菌菌落。③丝状菌落:多细胞真菌的菌丝交织成团,使菌落呈棉絮状、绒毛状或粉末状,菌落的正背两面可呈现不同的颜色。

### (三)抵抗力

真菌具有由特殊成分和结构组成的细胞壁,还有特殊的隔膜。细胞壁不含肽聚糖,含有葡聚糖、几丁质,细胞膜中含有大量的麦角固醇类化合物。

真菌对干燥、日光、紫外线及一般消毒剂均有较强的抵抗力。但对温度敏感,60 ℃ 1 h 可杀死菌丝和孢子。对常用抗细菌抗生素不敏感;灰黄霉素、制霉菌素、两性霉素 B、克霉唑、酮康唑、伊曲康唑等对多种真菌有抑制作用。

## 二、致病性

不同的真菌可通过不同的方式致病,主要有下述 5 种类型。

### (一)致病性真菌感染

致病性真菌感染主要是一些外源性真菌感染,可引起皮肤、皮下组织和全身性真菌感染。如:各种癣症、皮下组织真菌感染。致病机制可能是由于顽固性的增殖、机械性刺激、代谢产物及机体发生超敏反应共同作用,引起局部炎症和病变、慢性肉芽肿或组织溃疡坏死。

### (二)条件致病性真菌感染

条件致病性真菌感染主要是由一些内源性真菌引起,致病力不强,只有在机体免疫力降低时发生。如白假丝酵母菌、曲霉菌、毛霉菌。

### (三)真菌超敏反应性疾病

当过敏体质者主要通过食入、吸入或接触真菌的菌丝、孢子或代谢产物时可引起超敏反应,如曲霉菌、青霉菌等引起的荨麻疹、支气管哮喘、过敏性鼻炎;蘑菇菌孢子吸入后可引起过敏性间质性肺泡炎。

### （四）真菌性中毒症

粮食受潮霉变产生真菌毒素。人、畜食后可导致急、慢性中毒，称真菌中毒症。可引起肝、肾损害；有的引起血液系统的变化；有的作用神经系统引起抽搐、昏迷等症状。

### （五）真菌毒素与肿瘤

现已证实，某些动物和人类的肿瘤与真菌毒素有关，已发现有十余种真菌毒素可引起实验性动物的恶性肿瘤。所有真菌毒素中对环境污染最严重、对人畜危害最大的是黄曲霉毒素，动物试验已证明它是已知致癌化学物质中毒性最强的一种，可引起肝癌。

## 三、病原学检查

浅部感染真菌的检查可用70%乙醇棉球擦拭局部后可取皮屑、毛发、指（趾）甲屑等标本；深部感染的真菌检查可根据病情取痰、血液、脑脊液等标本。

### （一）显微镜检查

取皮屑、毛发、指（趾）甲屑等标本置玻片上，滴加少许10% KOH溶液处理，然后用低倍或高倍镜检查。若见菌丝或孢子，即可初步诊断患有真菌病。若为液体标本，一般需离心后取沉淀物镜检。如疑为隐球菌感染则取脑脊液用墨汁负染色后镜检；疑为白假丝酵母菌感染进行革兰氏染色镜检。

### （二）分离培养

直接镜检不能确诊时应做真菌培养。取标本接种于沙保培养基上，于25~28 ℃培养数日至数周，观察菌落特征。可进一步镜下观察菌丝和孢子的特征，进行鉴定；或进行生化反应鉴定。

## 四、防治原则

目前尚无有效疫苗预防真菌感染，预防皮肤癣菌感染主要是注意皮肤卫生，养成良好的卫生习惯，保持鞋袜干燥，防止真菌孳生。局部治疗可使用5%硫黄软膏、咪康唑霜、克霉唑软膏。预防深部真菌感染，要合理利用抗生素，防止菌群失调，增强机体免疫力。治疗可使用二性霉素 B、制霉菌素、酮康唑、伊曲康唑等。

## 五、常见致病性真菌

### （一）皮肤癣菌

皮肤癣菌是引起浅部真菌感染最常见的病原性真菌，主要侵犯人的皮肤、指（趾）甲等。多因接触患者、污染物（毛巾、衣服、鞋子等）感染。皮肤癣，特别是手足癣是人类最多见的真菌病。该类真菌具有嗜角质蛋白的特性，侵犯部位仅限于角化的表皮、毛发和指（趾）甲，病理变化是由真菌的增殖及其代谢产物刺激宿主引起的反应。皮肤癣真菌分为毛癣菌、表皮癣菌和小孢子癣菌3个属，见表8.3。

表 8.3　皮肤癣菌的种类及侵犯的部位

| 属 | 种 | 侵犯的部位 | | |
| --- | --- | --- | --- | --- |
| | | 皮肤 | 毛发 | 指（趾）甲 |
| 表皮癣菌属 | 1 | + | − | + |

续表

| 属 | 种 | 侵犯的部位 | | |
|---|---|---|---|---|
| | | 皮肤 | 毛发 | 指(趾)甲 |
| 毛癣菌属 | 20 | + | + | + |
| 小孢子癣菌属 | 15 | + | + | − |

### (二)白假丝酵母菌

白假丝酵母菌俗称白色念珠菌,为深部感染真菌。通常存在于人体表和腔道中,为正常菌群。当菌群失调或免疫力下降时,可引起深部组织感染。

白假丝酵母菌菌体圆形或卵圆形,革兰氏染色阳性,着色不均匀。以出芽繁殖,形成较长的假菌丝,如图8.7所示。在沙保培养基、普通培养基、血平板均生长良好,需氧,在37 ℃或室温培养2~3 d,可形成类酵母型菌落。

近年来,由于抗菌药物、免疫抑制药物和激素在临床上的大量使用,白假丝酵母菌感染日益增多,可引起多种感染:①皮肤黏膜感染:皮肤念珠菌感染多发于皮肤皱褶处和潮湿部位,如腋窝、乳房下、腹股沟、会阴部和指(趾)间等,形成有分泌物的糜烂病灶。常见的黏膜感染有鹅口疮、口角炎及阴道炎等,其中以鹅口疮最多见。②内脏感染:可引起肺炎、支气管炎、食管炎、肠炎、膀胱炎和肾盂肾炎等,偶可引起败血症。③中枢神经系统感染:可引起脑膜炎、脑膜脑炎、脑脓肿等。④过敏性疾病:可出现皮疹,症状类似湿疹或皮肤癣疹;还可出现呼吸道、消化道过敏症。

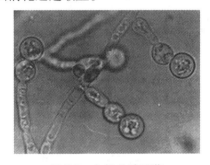

图8.7　白假丝酵母菌

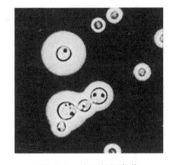

图8.8　新型隐球菌

### (三)新型隐球菌

新型隐球菌也称新生隐球菌,广泛分布于自然界,正常人体表、口腔、粪便有时也能查见此菌,属深部感染真菌。

新生隐球菌为酵母型真菌,菌体呈圆形,外周有一层肥厚的荚膜,折光性强。一般染色不被着色难以发现,故称隐球菌。通常用墨汁负染法镜检,可见黑色背景中有圆形或卵圆形的透亮菌体,包有一层透明的荚膜,如图8.8所示。在沙保和血琼脂培养基上,于25 ℃和37 ℃中均能生长,培养数天后生成酵母型菌落。

新型隐球菌一般是外源性感染。主要传染源是鸽子,在鸽粪中有大量存在,人因吸入鸽粪污染的空气而感染。肺部感染多见,大多数肺隐球菌感染症状不明显。但免疫功能低下者可引起支气管肺炎,严重病例可见肺大片浸润,呈爆发性感染并迅速致死。部分患者发生血行播散而累及中枢神经系统及其他组织,主要引起脑膜的亚急性和慢性感染。

# 第六节 放线菌

放线菌是一类丝状、呈分枝状生长的原核细胞型微生物,其结构简单,无完整的细胞核,革兰氏阳性菌。二分裂繁殖,对青霉素、四环素、磺胺类药物敏感。放线菌在自然界分布广泛,在人和动物的口腔、上呼吸道、消化道和泌尿生殖道中常有分布,属于正常菌群。对人致病的主要有衣氏放线菌、星形诺卡菌等,引起内源性感染。所致疾病的病灶组织和脓样物质中,有肉眼可见的黄色小颗粒,称硫黄样颗粒,是放线菌在组织中形成的菌落,有利临床诊断。将颗粒制成压片镜检,可见颗粒呈菊花状。

衣氏放线菌可在拔牙或外伤时引起内源性感染,通常导致面颈部、肺部等软组织慢性或亚急性化脓性炎症,常伴有多发性瘘管形成。

星形诺卡菌多为外源性感染,经呼吸道及皮肤伤口感染,主要引起原发性肺部化脓性感染,感染后可引起肺炎、肺脓肿。可以播散至脑、肝、肾等器官,形成慢性肉芽肿及瘘管,若该菌经皮肤创伤感染,可浸入皮下组织引起慢性化脓性肉芽肿,并可形成瘘管。

# 目标检测题

**一、名词解释**

1.支原体

2.衣原体

3.螺旋体

4.外斐反应

5.真菌的双相性

**二、单项选择题**

1.钩端螺旋体的主要传播途径是(　　)。

A.呼吸道　　　　　　　　B.昆虫叮咬　　　　　　C.皮肤伤口

D.消化道　　　　　　　　E.以上均不是

2.关于梅毒螺旋体叙述错误的是(　　)。

A.病人是梅毒的唯一传染源　　B.对青霉素敏感　　　C.螺旋致密而规则

D.对干燥热冷不敏感　　　　　E.主要通过性接触传播,也可通过胎盘传给胎儿

3.立克次体引起的疾病是(　　)。

A.沙眼　　　　　　　　　　B.伤寒　　　　　　　　C.斑疹伤寒

D.性病淋巴肉芽肿　　　　　E.间质性肺炎

4.外-斐反应应用于检查哪种微生物？（　　）

A.放线菌　　　　　　　　　B.支原体　　　　　　　C.细菌

D.真菌　　　　　　　　　　E.立克次体

5.下列哪种疾病是经人虱传播的？（　　）

A.沙眼　　　　　　　　　　B.流脑　　　　　　　　C.乙型脑炎

D.伤寒　　　　　　　　　　E.斑疹伤寒

6.下列哪种疾病是由鼠蚤传播的？（　　）

A.沙眼　　　　　　　　　　B.流脑　　　　　　　　C.乙型脑炎

D.伤寒　　　　　　　　　　E.流行性斑疹伤寒

7.梅毒是由哪种微生物引起的？（　　）

A.细菌　　　　　　　　　　B.病毒　　　　　　　　C.支原体

D.螺旋体　　　　　　　　　E.衣原体

8.下列哪项不是钩端螺旋体的特性？（　　）

A.是引起钩体病的病原体　　B.带菌鼠类和猪为主要传染源

C.自然生活力较弱　　　　　D.可经皮肤黏膜伤口侵入人体

E.可以用人工培养基分离培养

9.钩端螺旋体的储存宿主是哪一种？（　　）

A.带菌者　　　　　　　　　B.病人　　　　　　　　C.带菌鼠类

D.带菌猪　　　　　　　　　E.带菌鼠类和带菌猪

10.治疗钩体病应首选哪种抗生素？（　　）

A.氯霉素　　　　　　　　　B.庆大霉素　　　　　　C.链霉素

D.青霉素　　　　　　　　　E.以上均不是

11.钩体病病程第一周应采取什么标本分离培养钩端螺旋体？（　　）

A.尿液　　　　　　　　　　B.粪　　　　　　　　　C.痰

D.血液　　　　　　　　　　E.以上均不是

12.钩体病的病程第二周应采取什么标本分离培养钩端螺旋体？（　　）

A.尿液　　　　　　　　　　B.粪　　　　　　　　　C.痰

D.血液　　　　　　　　　　E.以上均不是

13.关于钩体病预防措施错误的是（　　）。

A.防蚊灭蚊　　　　　　　　B.灭鼠　　　　　　　　C.圈养家畜

D.加强家畜钩体病的防治工作　E.对流行区有关人员接种钩体疫苗

14.有关衣原体叙述错误的是（　　）。

A.对人致病的主要是沙眼衣原体　　　　　　B.对多种抗生素敏感

C.不能直接涂片染色镜　　　　　　　　　　D.能形成包涵体

E.沙眼衣原体分沙眼生物变种、性病淋巴肉芽肿变种和鼠生物变种

15.下述哪种疾病不是由沙眼衣原体引起的？（　　）

A.沙眼      B.包涵体结膜炎      C.泌尿生殖道感染

D.无菌性脑膜炎      E.性病肉芽肿

16.真菌的菌丝形状为(　　　)。

A.螺旋状      B.球拍状      C.鹿角状

D.结节状      E.以上均是

17.真菌的孢子有(　　　)。

A.大分生孢子      B.小分生孢子      C.时状孢子

D.孢子囊孢子      E.以上均是

18.真菌的繁殖方式有(　　　)。

A.出芽      B.形成菌丝      C.产生孢子

D.菌丝分支与断裂      E.以上均是

19.常见的念珠菌病为(　　　)。

A.脚癣      B.甲癣      C.鹅口疮、阴道炎、肠炎等

D.体癣      E.头癣

20.常见的新型隐球菌病为(　　　)。

A.尿道炎、阴道炎、肠炎      B.肺炎、脑膜炎      C.鹅口疮

D.甲沟炎      E.湿疹样皮炎

21.下列哪种真菌引起食物中毒?(　　　)

A.白色念珠菌      B.黄曲霉素      C.新型隐球菌

D.皮肤丝状菌      E.以上均不是

22.能导致肝癌或肝硬化的真菌是(　　　)。

A.镰刀菌      B.桔青霉菌      C.白色念珠菌

D.黄曲霉素      E.新型隐球菌

23.诊断新型隐球菌性脑膜炎应取(　　　)。

A.血      B.尿      C.皮屑

D.脑脊液      E.脓汁

24.治疗梅毒可选用(　　　)。

A.青霉素      B.四环素      C.制霉菌素

D.灰黄霉素      E.二性霉素 B

25.衣原体与下列哪种疾病有关?(　　　)

A.斑疹伤寒      B.沙眼      C.回归热

D.脑膜炎      E.Q 热

26.包涵体结膜炎发生与以下何者有关?(　　　)

A.立克次体      B.支原体      C.衣原体

D.螺旋体      E.病毒

27.衣原体引起的疾病不包括(　　　)。

A.沙眼      B.包涵体结膜炎      C.非淋病性尿道炎

D.性病淋巴肉芽肿      E.大叶性肺炎

28.与性接触传播无关的病原体是(　　)。

A.立克次体　　　　　　　　　B.支原体　　　　　　　C.真菌

D.螺旋体　　　　　　　　　　E.淋球菌

29.检测梅毒螺旋体最常用的染色方法是(　　)。

A.革兰染色　　　　　　　　　B.抗酸染色　　　　　　C.负染色法

D.镀银染色法　　　　　　　　E.姬氏染色法

30.针对Ⅰ期梅毒患者,检查梅毒螺旋体的最适标本是(　　　)。

A.血液　　　　　　　　　　　B.尿液　　　　　　　　C.硬性下疳渗出液

D.局部淋巴结抽出液　　　　　E.梅毒疹渗出液

### 三、问答题

1.简述衣原体的特点。

2.简述立克次体的特点。

3.说出有哪些致病性支原体。它们可引起哪些疾病?

4.说出支原体与L型细菌的主要区别。

5.说出病原性真菌的检查方法。

（龙小山）

# 第九章　人体寄生虫学概述

📖 **学习目标**

- 掌握寄生现象、寄生虫、宿主、生活史的概念。
- 熟悉寄生虫病的流行与防治原则。
- 了解寄生虫与宿主的相互关系。

人体寄生虫学（human parasitology）是研究与人类健康有关的寄生虫的形态结构、生活史、致病性、实验诊断、流行规律与防治措施的科学。内容包括蠕虫、原虫和节肢动物三部分，学习人体寄生虫学的目的在于弄清寄生虫病的发病机制及流行规律，控制或消灭寄生虫病，防治和杀灭传病的节肢动物，保障人类健康。

## 第一节　寄生现象与生活史

### 一、寄生现象

在自然界，生物在长期进化过程中，不同生物之间逐渐形成了复杂的关系。两种生物共同生活，从其利害关系可分为共栖、共生、寄生3种基本类型。

共栖指两种生物共同生活，一方受益，另一方既不受益也不受害。

共生指两种生物共同生活，双方相互依赖，彼此受益。

寄生指两种生物生活在一起，其中一方受益，另一方受害，并为受益的生物提供营养物质和居住场所。

#### （一）寄生虫

暂时或永久地生活在其他动物体内或体表，获取营养，使对方受损害的多细胞无脊椎动物和单细胞原生生物，称为寄生虫（parasite）。寄生于人体的寄生虫称为人体寄生虫或医学寄生虫。根据寄生虫与宿主的关系，寄生虫有以下类型：

1.按寄生性质分类

（1）专性寄生虫（obligatory parasite）：专性寄生虫的生活史各阶段都营寄生生活，如丝虫；或生活史某个阶段营寄生生活，如钩虫，其幼虫发育为丝状幼时，必须侵入宿主体内营寄生生活，才能发育至成虫。

（2）兼性寄生虫（facultative parasite）：既可营自生生活，又能营寄生生活。如粪类圆线虫成虫,既可寄生与宿主肠道内,也可在土壤中营自生生活。

（3）偶然寄生虫(accidental parasite)：因偶然机会进入非正常宿主体内寄生的寄生虫,如某些蝇蛆进入人体腔道而偶然寄生。

（4）机会致病寄生虫(opportunistic parasite)：在宿主体内通常处于隐性感染状态,当宿主免疫力降低时,可异常增殖且致病力增强。如弓形虫、卡氏肺孢子虫、隐孢子虫等。

2.按寄生部位分类

（1）体内寄生虫(endoparasite)：如寄生于肠道、组织内或细胞内的蠕虫或原虫。

（2）体外寄生虫(ectoparasite)：如蚊、蚤、螨和蜱等,吸血时与宿主体表接触,饱食后则离开。

3.按寄生时间分类

（1）永久性寄生虫(permanent parasite)：如蛔虫,其成虫期永久寄生宿主肠道。

（2）暂时性寄生虫(temporary parasite)：如吸血节肢动物,仅在吸血时才接触宿主。

### （二）宿主

被寄生虫寄生并遭受损害的动物或人称为宿主(host)。寄生虫要有适宜的宿主才能完成生长、发育和繁殖过程。有的寄生虫只需一个宿主,有的需要两个或两个以上宿主。寄生虫不同发育阶段所寄生的宿主不同,宿主有以下类型。

1.中间宿主　中间宿主(intermediate host)是寄生虫幼虫或无性生殖阶段所寄生的宿主。若有两个以上的宿主,可按寄生先后分为第一,第二中间宿主等。如某些种类的淡水螺和淡水鱼分别是华支睾吸虫的第一、第二中间宿主。

2.终宿主　终宿主(definitive host)是寄生虫成虫或有性生殖阶段所寄生的宿主。如人为血吸虫的终宿主。

3.保虫宿主　保虫宿主(reservoir host)是某些蠕虫成虫或原虫某一发育阶段,既可寄生于人体,也可寄生于某些脊椎动物,在一定条件下可传播给人,在流行病学上,称这些脊椎动物为保虫宿主或储存宿主。如日本血吸虫成虫可寄生于人和牛,牛即为日本血吸虫的保虫宿主。

4.转续宿主　转续宿主(paratenic host)是含有滞育状态寄生虫幼虫的非适宜宿主。幼虫在转续宿主体内不发育,若有机会进入适宜宿主体内可继续发育。如曼氏迭宫绦虫第二中间宿主蛙(体内含有曼氏迭宫绦虫幼虫裂头蚴),被非适宜宿主蛇、鸟或人食入,裂头蚴不发育;但是当猫、狗等终宿主食入含裂头蚴的蛇、鸟肉后,裂头蚴则继续发育为成虫。

## 二、生活史

寄生虫完成一代生长、发育和繁殖的全过程及其所需的外界环境,称为寄生虫的生活史。不同的寄生虫生活史各异,根据生活史中是否需要转换宿主,分为：①直接型：不需更换宿主,如蛔虫、钩虫等。②间接型：需更换宿主,如肝吸虫、肺吸虫、血吸虫等。有的生活史简单,只需一个宿主,如蛔虫、钩虫;有的生活史复杂,需两个或两个以上的宿主,如肺吸虫等。有些寄生虫仅有无性生殖如痢疾阿米巴、阴道滴虫等;有些寄生虫仅有有性生殖,如蛲虫等。有些寄生虫需无性生殖和有性生殖交替进行才能完成一代发育,称为世代交替,如疟原虫、弓形虫及吸虫等。寄生虫的生活史包括感染阶段、侵入宿主的方式和途径、在宿主体内移行或到达寄生部位的途径、正常的寄生部位、离开宿主的方式以及所需要的终宿主(及保虫宿主)、中间宿主及传播媒介的种类等。

寄生虫生活史中具有感染人体能力的阶段称为感染阶段。感染阶段中侵入机体门户的过程称感染途径。如肝吸虫的生活史经历虫卵、毛蚴、胞蚴、雷蚴、尾蚴、囊蚴、童虫和成虫阶段,只有活的囊蚴被人误食才能使人感染,所以囊蚴是肝吸虫的感染阶段,而感染途径是经口感染。

# 第二节　寄生虫与宿主的相互关系

寄生虫侵入宿主后,一方面宿主影响着寄生虫,寄生虫需适应宿主环境;另一方面寄生虫对宿主造成损伤,同时宿主也会产生不同程度的防御反应和抗损害作用,这种相互作用贯穿于寄生虫感染的整个过程。

## 一、寄生虫对宿主的作用

### (一)夺取营养

寄生虫在宿主体内生长、发育和繁殖,需要从宿主体内夺取大量的营养物质。如寄生肠道的蛔虫和绦虫,夺取大量的养料并影响肠道吸收功能,引起宿主营养不良。钩虫附于肠壁吸取大量血液,引起贫血。

### (二)机械损伤

寄生虫对所寄生的部位及邻近器官产生机械性刺激,并引起损伤、压迫、阻塞作用。如肝吸虫成虫寄生肝胆管壁引起炎症。猪囊尾蚴寄生人脑、眼,压迫脑组织和眼球,引起癫痫和失明。大量蛔虫堵塞肠道,引起肠梗阻等。

### (三)毒性和免疫损伤

寄生虫的分泌物,排泄物或虫体死亡后的分解产物,对宿主均有毒性及致敏作用。如痢疾阿米巴分泌的溶组织酶,溶解组织、细胞,引起肠壁溃疡。日本血吸虫卵内毛蚴分泌物作为变应原,刺激周围组织形成虫卵肉芽肿。

## 二、宿主对寄生虫的作用

### (一)寄生生活对寄生虫的影响

寄生虫经历了漫长的适应宿主环境的过程,寄生生活对寄生虫的影响有:①某些器官退化或消失:如绦虫消化器官的消失,靠体表的微绒毛吸收营养。②某些器官发达:如蛔虫的生殖器官发达,每条雌虫每天产卵24万个;绦虫的孕节内只有高度发达的子宫,牛带绦虫孕节含卵约8万个。③新器官的产生:有些虫种如吸虫和绦虫形成吸盘、吸槽、小钩等固着器官,以附着于寄生局部如宿主肠道等部位。④体形的改变:如肠道内寄生虫为适应环境多为线状、扁平带状或叶状,而蚤类为适应宿主体毛间活动逐渐演变为左右扁平的体形。⑤生理功能改变:许多能在低氧环境中以酵解的方式获取能量,繁殖能力增强等。

（二）宿主与寄生虫相互作用的结果

宿主与寄生虫相互作用的结果，一般分为3类：①宿主的防御能力强于寄生虫的侵袭力和适应力时，宿主可清除、消灭寄生虫，并防御再感染；②宿主的防御能力与寄生虫的侵袭力和适应力处于相对平衡状态时，寄生虫可在宿主体内存活，宿主成为寄生虫感染者或带虫者；③寄生虫的致病力强于宿主的防御力时，宿主出现明显的临床症状和病理变化，成为寄生虫病患者。

（三）寄生虫感染的免疫

寄生虫感染免疫包括宿主对寄生虫的非特异性免疫和特异性免疫，两者相互作用，共同消灭人体寄生虫。

1.非特异性免疫　非特异性免疫也称固有免疫、先天性免疫，由遗传决定的对某种寄生虫的先天抵抗力，如皮肤、黏膜和胎盘的屏障作用；吞噬细胞的吞噬作用；体液因素对寄生虫的杀伤作用，例如补体系统因某种原因被活化后，可参与机体的防御功能。

2.特异性免疫　（1）消除性免疫：宿主能消除寄生虫，并对再感染具有完全的抵抗力，如皮肤黑热病原虫产生的免疫，这种免疫类型在寄生虫感染中较为少见。

（2）非消除性免疫：寄生虫感染中常见的免疫类型，包括：①带虫免疫：人体感染寄生虫后，对寄生虫再感染产生一定程度的免疫力，但体内原有的寄生虫未被完全清除，维持在一个低水平，临床表现为不完全免疫这种免疫状态，称为带虫免疫。如人体感染疟原虫后，体内疟原虫并未被清除，而维持在低虫血症，宿主对同种疟原虫的再感染，具有一定抵抗力。如果用药物清除体内残存的疟原虫、宿主所获得的这种免疫力便消失。②伴随免疫：感染血吸虫后，活的成虫使宿主产生特异性免疫力，这种免疫力对体内存在的成虫没有明显的影响，可继续存活，但对再感染入侵的童虫，具有一定的抵抗力，这种活动性感染与免疫力并存的免疫状态，称为伴随免疫。

（3）免疫逃避：寄生虫能在具有免疫力的宿主体内生存的现象。逃避机制有：①抗原变异：如寄生人体的非洲锥虫，表面抗原经常发生变异，因而不受宿主体内抗体的作用而在宿主体内长期存活下去。②抗原伪装：寄生虫的体表可结合宿主的抗原性物质，或被宿主的抗原包被，妨碍了宿主免疫系统的识别和清除抗原异物的作用。如日本血吸虫体表结合有宿主的血型抗原，这种抗原伪装，有助于虫体逃避宿主的免疫攻击。③释放可溶性抗原：寄生虫释放可溶性抗原，可干扰宿主的免疫效应。这类抗原与特异性抗体结合后，形成抗原抗体复合物，能阻断由特异性抗体参与的对虫体的免疫杀伤作用。如疟疾与血吸虫病人血清中存在的可溶性抗原。

（4）寄生虫性超敏反应：宿主感染寄生虫后，一方面抗寄生虫的重复感染，对宿主起保护性作用；另一方面能导致超敏反应，引起宿主局部或全身损害和生理功能紊乱。按发病机制分为四型：Ⅰ型超敏反应多见于对蠕虫的过敏性感染。如日本血吸虫尾蚴引起的尾蚴性皮炎，包生绦虫囊壁破裂，囊液吸收入血而产生的过敏性休克。Ⅱ型超敏反应如黑热病原虫引起的贫血。Ⅲ型超敏反应如疟疾和血吸虫病患者出现的肾小球肾炎。Ⅳ型超敏反应如血吸虫虫卵引起的肉芽肿。在寄生虫感染中，有的寄生虫病可同时存在多型超敏反应，复杂多变，如血吸虫病可同时存在Ⅰ型、Ⅲ型、Ⅳ型超敏反应。

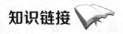

**知识链接**

**五大寄生虫病**

1956年,我国提出限期消灭的"五大寄生虫病":疟疾、血吸虫病、丝虫病、黑热病和钩虫病,经过几十年的防治,取得了举世瞩目的成就。但近年这些寄生虫病又有再现的趋势,新的寄生虫又在不断被发现。因此,寄生虫病的消灭与控制是医务工作者一项长期而艰巨的任务。

# 第三节 寄生虫病的流行与防治原则

## 一、流行的基本环节

寄生虫病流行的基本环节包括:传染源、传播途径和易感人群。

### (一)传染源

人体寄生虫病的传染源是指感染了寄生虫的人和动物,包括患者、带虫者、保虫宿主及含有感染阶段的寄生虫病原存在的外环境。有些寄生虫感染的早期尚不构成传染源,如疟疾患者在血中配子体出现之前;有些晚期不再排出病原体,如晚期血吸虫病等。

### (二)传播途径

寄生虫从传染源到易感宿主的途径常见的有:①经口感染:通过食物或饮水等进入机体,如食入感染期蛔虫卵、感染期蛲虫卵等。②经皮肤感染:寄生虫的感染阶段经皮肤侵入人体,如钩虫的丝状蚴、血吸虫的尾蚴均可经皮肤侵入人体使人感染。③经媒介昆虫感染:某些寄生虫必须在昆虫体内才能发育至感染阶段,如蚊传播的疟疾和丝虫病。④经接触感染:某些寄生虫可通过直接接触或间接接触而感染,如阴道毛滴虫、蠕形螨等。⑤经其他途径感染:如弓形虫通过胎盘感染、疟疾通过输血感染、粪类圆线虫体内重复感染等。

### (三)易感人群

指对寄生虫缺乏免疫力的人。一般而言,人对寄生虫普遍易感。而一些特定人群如儿童、从非流行区进入流行区即以前未曾接触该病原的人群尤其易感。

## 二、流行因素

寄生虫病的流行因素有:①自然因素:地理环境、温度、湿度、光照、雨量等自然因素可通过对流行过程3个环节的影响而发挥作用。②生物因素:寄生虫的储蓄宿主、中间宿主、媒介昆虫或媒介植物及这些生物的天敌和致病微生物,构成了影响寄生虫病流行的复杂生态系统。③社会因素:社会的经济发展、文化、教育、卫生水平以及生产方式、生活习惯等直接或间接影响寄生虫病流行;另外对寄生虫病流行的人为介入,如防治工作的开展也是重要影响因素。

### 三、流行特点

#### (一)地方性

由于地理环境、中间宿主、媒介昆虫等因素影响,寄生虫病有明显的地域性,多流行于热带、亚热带和温带地区。如吸虫的中间宿主中有螺类,故在我国东南部水域丰富的地区流行,而西北干燥高寒地区少见。

#### (二)季节性

外界环境条件直接影响寄生虫病的流行与传播,如蚊传播丝虫和疟疾,而每年的 5~10 月是蚊的繁殖季节,亦是丝虫病和疟疾的高发季节。

#### (三)自然疫源性

有的人体寄生虫可在脊椎动物和人之间自然传播,称为人畜共患寄生虫病。某些寄生虫病在荒漠地区,在脊椎动物之间传播,当人进入该地区时可被感染。

### 四、防治原则

切断寄生虫病流行的三个环节是防治寄生虫病的基本措施。

#### (一)控制和消灭传染源

普查普治寄生虫病患者和带虫者;查治和处理保虫宿主。此外,还要作流动人口的监测,控制流行区传染源的输入和扩散。

#### (二)切断传播途径

加强粪便和水源的管理,搞好环境卫生和个人卫生,控制和消灭媒介节肢动物和中间宿主,切断传播途径。

#### (三)保护易感人群

加强个人和集体的防护工作,改变不良的饮食习惯。用驱避剂和防护剂涂擦皮肤及预防性服药等,都可保护易感人群。

对人体寄生虫的防治要根据流行区的实际情况,因地制宜,采取综合防治措施。

# 目标检测题

### 一、名词解释

1.宿主

2.生活史

3.传播途径

### 二、单项选择题

1.寄生指两种生物生活在一起的利害关系是(　　　)。

A.一方受益另一方受害　　　B.双方都受益　　　C.双方都受害

D.一方受益另一方无害　　　E.双方无利也无害

2.过寄生生活的低等动物被称为（　　）。

　　A.保虫宿主　　　　　　　B.中间宿主　　　　　　C.终宿主

　　D.寄生虫　　　　　　　　E.传播媒介

3.人体寄生虫包括三大类（　　）。

　　A.蠕虫、原虫、节肢动物　　B.线虫、吸虫、绦虫　　C.吸虫、绦虫、原虫

　　D.原虫、线虫、节肢动物　　E.蠕虫、原虫、弓形虫

4.寄生虫的成虫阶段或有性生殖阶段所寄生的宿主被称为（　　）。

　　A.保虫宿主　　　　　　　B.中间宿主　　　　　　C.终宿主

　　D.转续宿主　　　　　　　E.成虫宿主

5.在寄生虫的生活史中,具有感染人体能力的发育阶段是（　　）。

　　A.幼虫阶段　　　　　　　B.繁殖阶段　　　　　　C.感染阶段

　　D.致病阶段　　　　　　　E.成虫阶段

6.有些寄生虫必须在昆虫体内发育至感染期,再通过叮咬等使人感染,称（　　）。

　　A.接触传染　　　　　　　B.伤口感染　　　　　　C.经皮肤感染

　　D.经媒介昆虫感染　　　　E.节肢动物感染

7.蛔虫幼虫在肺内移行时穿破肺泡壁毛细血管,导致肺部损伤属于（　　）。

　　A.机械性损伤　　　　　　B.掠夺营养　　　　　　C.毒性作用

　　D.致敏作用　　　　　　　E.免疫损伤

8.哪项不属于"五大寄生虫病"?（　　）

　　A.疟疾　　　　　　　　　B.血吸虫病　　　　　　C.丝虫病

　　D.蛔虫病　　　　　　　　E.钩虫病

9.防治人体寄生虫病,应采取（　　）。

　　A.治疗寄生虫病患者　　　B.普查普治带虫者　　　C.切断传播途径

　　D.保护易感人群　　　　　E.采取综合防治措施

10.寄生虫感染常见免疫类型是（　　）。

　　A.消除性免疫　　　　　　B.先天性免疫　　　　　C.非消除性免疫

　　D.免疫逃避　　　　　　　E.免疫缺陷

11.寄生虫能在自然界得以延续生存,最主要的适应性是（　　）。

　　A.形态结构的适应　　　　B.营养代谢适应　　　　C.新器官产生

　　D.生殖能力加强　　　　　E.发生变异

12.有些寄生虫是人兽共患寄生虫,在流行病学上这些畜、兽是寄生虫的（　　）。

　　A.终宿主　　　　　　　　B.中间宿主　　　　　　C.保虫宿主

　　D.转续宿主　　　　　　　E.传播媒介

13.寄生虫的生活史是指寄生虫的（　　）。

　　A.取食来源　　　　　　　B.感染方式、途径　　　C.生长繁殖

　　D.生长的环境　　　　　　E.生长、发育、繁殖的过程及环境

14.人感染疟原虫后的免疫类型多属于（　　）。

A.带虫免疫        B.ADCC 获得性免疫    C.消除性免疫

D.伴随免疫        E.先天性免疫

15.在宿主体内,寄生虫使宿主产生获得性免疫力,对成虫不发生影响,但可作用于入侵的早期童虫,这种免疫力称为(    )。

A.带虫免疫        B.保护性免疫        C.消除性免疫

D.伴随免疫        E.缺乏有效的获得性免疫

## 三、问答题

1.解释宿主,并说出宿主的类别有哪些?

2.寄生虫对宿主的致病作用有哪些?

3.叙述寄生虫病的防治原则。

（徐 章）

# 第十章　常见人体寄生虫

📖 学习目标

- 掌握常见人体寄生虫的生活史和致病性。
- 熟悉常见人体寄生虫病的流行环节与防治原则。
- 了解常见人体寄生虫形态、寄生虫学检查法。

## 第一节　医学蠕虫

蠕虫(Helminth)是软体的多细胞无脊椎动物,借助身体肌肉的伸缩蠕动。寄生在人体内的蠕虫称为医学蠕虫,包括线虫、吸虫、绦虫。根据寄生虫是否需要更换宿主,将蠕虫分为两大类:一类不需要更换宿主(如蛔虫和钩虫),它们的虫卵或幼虫直接在外界发育成感染阶段,人们通过食入被污染的食物或接触被污染的土壤而感染,称为土源性蠕虫。另一类需要更换宿主(猪带绦虫和日本血吸虫),这类蠕虫在发育过程中,必须经过中间宿主体内的发育,才能感染人,称为生物源性蠕虫。

### 一、线虫

#### (一)似蚓蛔线虫

似蚓蛔线虫(*Ascaris lumbricoides*)简称蛔虫,是一种大型线虫,寄生人体小肠,引起蛔虫病。本虫呈世界性分布,遍布国内各个省、市、区,农村高于城市,是我国最常见的寄生虫之一。

1.形态

(1)成虫:虫体呈圆柱状,形似蚯蚓。活体呈粉红色或微黄色,死后呈灰白色,口孔位于虫体顶端,周围有三个唇瓣,排列呈"品"字形,体表有横纹和两条白色的侧线。雄虫长15~31 cm,尾部向腹面卷曲。雌虫长20~35 cm,尾部尖直。

(2)虫卵:有3种:①受精卵:呈宽椭圆形,大小(45~75) $\mu$m×(35~50) $\mu$m。卵壳表面有一层由子宫分泌的、凹凸不平的蛋白质膜,胆汁染成棕黄色。卵壳厚而透明,卵内含有一个未分裂的圆形卵细胞,在卵细胞与两端卵壳之间,有新月形的间隙。②未受精卵:呈棕黄色,较狭长,形状不规则,多为长椭圆形,大小(88~94) $\mu$m×(39~44) $\mu$m,卵内含有许多大小不等,折光性强的卵黄颗粒。③脱蛋白质膜卵:受精卵未受精卵的蛋白质膜有时可脱落,称为脱蛋白质膜卵。蛔虫卵脱去蛋白质膜后,无色透明,检查时注意与钩虫卵区别,如图10.1所示。

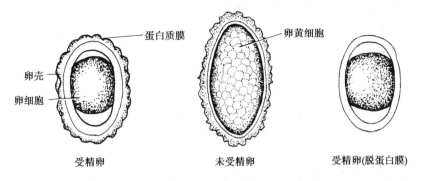

图 10.1　蛔虫卵

2.生活史　成虫寄生于人体小肠中,以肠内半消化食物为营养。雌雄交配产卵,每天雌虫产卵高达 24 万个,卵随粪便排出体外。

(1)在外界的发育:受精卵在适宜的温度、湿度、荫蔽及氧气充足的泥土中,约经过 2 周,卵内细胞发育为幼虫;再经 1 周,幼虫第一次蜕皮,成为二期幼虫,称为感染性虫卵,是蛔虫的感染阶段。

(2)在人体内的发育:人误食感染虫卵后,在人体小肠中,卵壳被胃液、胰液及幼虫释放的消化液消化后,幼虫孵出钻入肠壁,进入血管和小淋巴管,经肝、右心,到达肺泡上的毛细血管,进入肺泡;在肺泡内约 2 周发育,进行第二次及第三次蜕皮。然后,幼虫经支气管、气管到达咽部,被吞入食管,经胃到肠;在小肠内经 4 次蜕皮成为童虫,再经数周,发育为成虫。自感染卵感染人体到雌虫开始产卵,需60~75 d。蛔虫在人体内的寿命一般为 1 年左右,如图 10.2 所示。

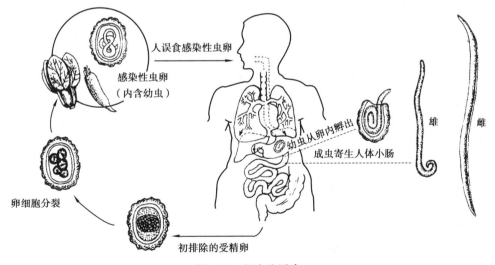

图 10.2　蛔虫生活史

3.致病性

(1)幼虫致病性:幼虫钻入肠壁,经肝、肺移行,在移行过程中,发育、蜕皮、释放变应原物质,引起人体超敏反应。人体最常受损的器官是肺,出现肺出血、肺水肿,支气管扩张及黏液分泌增多等,临床表现为发热、咳嗽、血痰及血中嗜酸性粒细胞增高,即肺蛔虫症。

(2)成虫致病性:成虫寄居在人体的小肠中,引起蛔虫病。成虫致病因素主要为机械性损伤,夺取营养及毒性和抗原物质的作用。临床表现为食欲不振、营养不良、恶心、呕吐、腹痛等,儿童重度感染可出现发育障碍。成虫的钻孔习性,可引起胆道蛔虫症、蛔虫性胰腺炎和阑尾炎,严重者可引起肠穿孔,导致腹膜炎。此外,大量成虫扭结成团堵塞肠管或蛔虫寄生部位的肠段蠕动障碍,可引起肠梗阻,是常见的并发症之一。蛔虫变应原被人体吸收后,可引起超敏反应,临床表现为荨麻疹、皮肤瘙痒、血管神经性水肿等。

4.寄生虫学检查

(1)虫卵的检查:粪便直接涂片,必要时也可采用沉淀集卵法和盐水漂浮法。

(2)成虫的检查:粪便排出、呕吐及由其他部位取出成虫、驱虫法。

5.防治原则

(1)对患者、带虫者进行积极治疗,是控制传染源的重要措施,常用的驱虫药有甲苯达唑、阿本达唑。

(2)加强粪便管理和无害化处理,防止污染环境。消灭传播媒介苍蝇和蟑螂等,切断传播途径。

(3)加强健康教育,注意饮食卫生,纠正不良的饮食习惯,防止食入感染期卵,减少感染机会,保护易感人群。

### (二)十二指肠钩口线虫和美洲板口线虫

十二指肠钩口线虫(*Ancylostoma duodenale*)和美洲板口线虫(*Necator americanus*)寄生于人体小肠,引起钩虫病,可造成消化系统的紊乱,人体长期慢性失血,重度感染者会造成严重贫血,是我国重要的寄生虫病之一。

1.形态

(1)成虫:虫体细长略弯曲,长约10 mm。活体肉红色,死后灰白色。雌虫大于雄虫,尾部尖直,雄虫尾部膨大呈伞状。十二指肠钩虫外形呈 C 形,口囊腹侧前缘有 2 对钩齿;美洲钩虫外形呈 S 形,口囊腹侧前缘有 1 对板齿。虫体前端两侧有 1 对头腺,能分泌抗凝素,使血液不能凝固。

(2)虫卵:两种虫卵的形态不容易区分,均为椭圆形。大小(55~76)μm×(36~40)μm。两端钝圆,壳薄,无色透明。卵内有 2~4 个卵细胞,卵壳与卵细胞间有明显的间隙。

2.生活史  钩虫的生活史基本相同,如图10.3所示,均不需中间宿主。成虫寄生在小肠上段,借口囊内的钩齿和板齿咬附在肠黏膜上,以人体血液、组织液、肠黏膜及脱落的上皮细胞为食。

(1)在外界的发育:虫卵在菜地、农田等温暖、潮湿、肥沃、荫蔽及含氧充分的疏松土壤中,卵细胞不断分裂,约经1 d,卵内孵出幼虫,称为杆状幼,杆状幼以土壤中的细菌和其他有机物为营养,约2 d进行第一次蜕皮,变成第二期杆状幼。再经 1 周左右,进行第二次蜕皮,变成丝状幼,丝状幼是钩虫的感染阶段。

(2)在人体内的发育:丝状幼有明显的向温性,当人体的皮肤接触时,受到皮肤温度的刺激,靠机械的穿刺钻入毛囊、汗腺、皮肤破损处及较薄的指、趾间皮肤,也可通过口腔或食管黏膜侵入人体。侵入24 h后,进入小血管和淋巴管,随血流经右心、肺、穿出肺毛细血管进入肺泡,经支气管,气管上行至咽,再随人体吞咽活动,经食管、胃到达小肠。小肠内的幼虫经第三次蜕皮,形成口囊,经3~4周,进行第四次蜕皮发育为成虫。自丝状幼钻入皮肤或黏膜到成虫交配产卵,一般需5~7周。十二指肠钩虫的寿命约7年,美洲钩虫的寿命长达13~15年。十二指肠钩虫日平均产卵10 000~30 000个,美洲钩虫为5 000~10 000个。

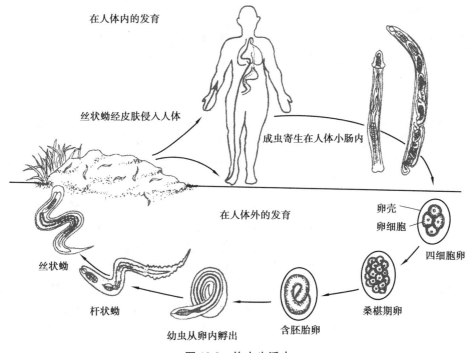

图10.3 钩虫生活史

3.致病性

(1)幼虫致病性:丝状幼侵入皮肤后数分钟至1 h,既可引起皮肤奇痒、灼痛,局部形成丘疹、水泡,称为钩幼性皮炎,俗称粪土,若并发细菌感染则形成脓疱。幼虫移行至肺部,可损伤肺毛细血管,引起局部出血、超敏反应和炎症病变,临床表现为钩幼性肺炎,重者引起哮喘。

(2)成虫致病性:成虫咬附人体小肠黏膜,造成肠壁散在性出血点及小溃疡,引起上腹部不适及隐痛、恶心、呕吐、腹泻等消化道症状,食欲增加体重减轻。钩虫成虫以血液为食,吸血时分泌抗凝素使血液不凝固;钩虫不断更换吸血部位的习性,以致肠黏膜多处伤口出血,此外,虫体活动造成组织损伤也可引起人体失血。由于慢性失血,人体内的铁质、蛋白质消耗导致缺铁性贫血。临床表现为皮肤、黏膜苍白、乏力、心悸、气促、全身浮肿等,重者导致劳动力丧失。少数有异嗜症,喜欢食生米、茶叶、泥土、石块等。异嗜症原因不明,似与铁质的损耗有关,给病人服用铁剂后,症状自行消失。婴儿钩虫病病死率高。儿童重度感染,可引起严重贫血及发育障碍。妇女严重感染,可出现闭经、流产等。

4.寄生虫学检查 常采用饱和盐水漂浮法检查虫卵,可提高虫卵检出率,也可采用粪便直接涂片法,产卵量少,检出率低。若检不出虫卵,可采用钩幼培养法。

5.防治原则

(1)治疗患者,常在冬季普治病人,常用药物有甲苯达唑、阿本达唑。钩幼性皮炎可采用热敷法治疗。

(2)加强粪便管理,使用无害化粪便做肥料,减少外界环境中的钩虫卵。

(3)预防感染,加强个人防护,改良耕作方法,减少皮肤接触泥土的机会,防止丝状幼感染人体。

### (三)蠕形住肠线虫

蠕形住肠线虫(Enterobius vermicularis)又称蛲虫,主要寄生于人体的回盲部,引起蛲虫病。蛲虫呈世界性分布,国内流行也很广泛,城市高于农村,儿童高于成人,尤其是幼儿园、学龄前儿童感染率为高。

1.形态

(1)成虫:虫体细小如线头状,乳白色。前端角皮膨大形成头翼,咽管末端膨大呈球形,称咽管球。雌、雄异体,雄虫微小,大小(2~5)mm×(0.1~0.2)mm,体后端向腹面卷曲;雌虫大小(8~13)mm×(0.3~0.5)mm,虫体中部膨大,呈纺锤形,尾部尖直,每条雌虫子宫内含卵量为5 000~10 000个。

(2)虫卵:略呈椭圆形,无色透明,大小(50~60)μm×(20~30)μm。卵壳厚,一侧扁平,另一侧凸出,形似柿核。卵自虫体产出时,卵内细胞已发育成蝌蚪期胚,在外界与空气接触后,蝌蚪期胚很快发育为幼虫,在卵内经一次蜕皮后成为感染期卵。

2.生活史　蛲虫的生活史简单,不需要中间宿主。成虫寄生在人体的回盲部,用其头部吸附于肠黏膜上,以肠内容物,肠组织或血液为食。雌、雄成虫交配后,雄虫很快死亡,虫体随粪便排出。成熟的雌虫子宫内充满虫卵,压迫咽管球,使虫体不能牢固附着肠壁,而从肠黏膜脱落,抵达直肠,当宿主睡眠时,可自肛门爬出体外,受体外温度及湿度变化和氧气的刺激,在肛门周围大量产卵。雌虫产卵后,多数死亡,少数可爬回肛门,或进入阴道、尿道等处,引起异位损害。

(1)在外界的发育:黏附在肛门周围的虫卵,在适宜温度和湿度条件下,在空气的刺激下,卵内蝌蚪期胚约经6 h即发育为幼虫,再经一次蜕皮,即发育为感染期卵。感染期卵是蛲虫的感染阶段。

(2)在人体内的发育:感染期虫卵经口或随空气吸入等方式被人吞食后,在胃和小肠内受消化液的作用,幼虫在十二指肠中孵出。幼虫沿小肠下行,途中蜕皮两次,在结肠内再蜕皮1次而发育为成虫。自吞食感染期卵至虫体发育成熟产卵,约需1个月。雌虫的寿命为2~4周,如图10.4所示。

3.致病性　由于蛲虫在肛周皮肤产卵,虫卵抵抗力强,温湿度适宜发育快,容易造成人体的反复感染和相互感染,尤以体外自身感染常见。蛲虫寄生在人体回盲部,引起蛲虫病。由于雌虫夜间在肛门外爬行、产卵,刺激皮肤黏膜,引起肛门及会阴部皮肤瘙痒及炎症,并影响睡眠。瘙痒时如果抓破皮肤,可引起细菌继发性感染。如雌虫钻入阴道、尿道等处异位寄生,可引起阴道炎、子宫内膜炎、输卵管炎和尿道炎。此外还可引起胃肠消化功能紊乱或慢性炎症。

4.寄生虫学检查

(1)虫卵的检查:常采用肛门拭擦法检查虫卵,多用透明胶纸法和棉拭漂浮法。一般在清晨便前检查虫卵,如为阴性,可连续检查2~3次,能提高检出率。

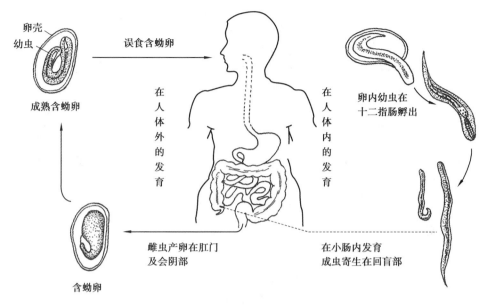

图 10.4 蛲虫生活史

（2）成虫的检查：若在粪便中或夜间在患者肛门周围检获雌虫，即可确诊蛲虫感染。

5.防治原则

（1）注意公共卫生、家庭及个人卫生，防止相互感染。

（2）患儿夜间不穿开裆裤，避免手指直接搔抓肛周皮肤，以防自身反复感染。

（3）积极治疗病人，常用药物有甲苯咪唑、丙硫咪唑，也可外用蛲虫膏，有止痒和杀虫作用。

**（四）旋毛形线虫**

旋毛形线虫（*Trichinella spiralis*）简称旋毛虫，主要寄生于猪、羊、犬、猫、鼠等哺乳动物的小肠，也可寄生于人体小肠。幼虫寄生于同一宿主的横纹肌内引起旋毛虫病。旋毛虫分布于全世界，我国的西藏、云南、黑龙江、吉林、辽宁、广西、四川、湖北、河南等地均有流行。

1.形态

（1）成虫：虫体细小如线状，前端较后端细。雌、雄异体，雄虫大小（1.4~1.6）mm×0.04 mm，雌虫大小（3~4）mm×0.06 mm。

（2）幼虫囊包：刚从雌虫排出的幼虫细长，宿主肌肉囊包中的幼虫卷曲。幼虫囊包大小为（0.25~0.5）mm×（0.21~0.42）mm，1 个幼虫囊包内常含 1~2 条幼虫。

2.生活史　旋毛虫的生活史可在同一宿主体内完成。人、猪、猫、犬、鼠及多种野生动物均可作宿主，被寄生的宿主既是终宿主，又是中间宿主，虫体不需在外界环境中发育。当宿主食入生的或半生的含活旋毛虫幼虫囊包的肉类后，囊包在消化液的作用下，幼虫在小肠上段脱囊而出，并立即侵入肠黏膜。约经 24 h，幼虫又回到肠腔，然后在小肠末端及回盲部定居，经 2 d 发育为成虫。雌、雄交配后，雌虫排出幼虫，幼虫进入小血管或淋巴管，经右心、肺、左心、主动脉，到达身体各部，但只有在横纹肌中才能继续发育。感染后 1 个月，在横纹肌内形成幼虫囊包，幼虫囊包是旋毛虫的感染阶段。经 6~7 个月，幼虫囊包两端开始钙化，囊内幼虫随之死亡。雌虫寿命为1~2个月,雄虫寿命很短,交配后立即死亡,如图 10.5 所示。

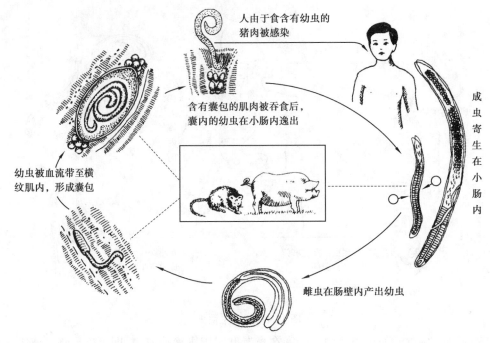

人由于食含有幼虫的
猪肉被感染

含有囊包的肌肉被吞食后,
囊内的幼虫在小肠内逸出

幼虫被血流带至横
纹肌内,形成囊包

成虫寄生在小肠内

雌虫在肠壁内产出幼虫

图 10.5　旋毛虫生活史

3.致病性　旋毛虫成虫以肠绒毛为食,致病作用可能与虫体在机体内的移行,幼虫的分泌物和排泄物及肌纤维破坏后产生的有毒物质引起的机械性损伤、毒性作用和超敏反应有关。致病过程分为 3 期:①侵入期(肠型期):约 1 周,幼虫自囊包脱出并发育为成虫的阶段,主要引起十二指肠炎、空肠炎,临床表现为恶心、呕吐、腹痛、腹泻等。②幼虫移行寄生期(肌型期):2~3 周,幼虫随淋巴血管移行至全身各器官及侵入横纹肌内发育的阶段,主要引起肌肉病变,临床表现为全身肌肉酸痛、压痛,尤以腓肠肌、肱二头肌、肱三头肌疼痛明显,全身性血管炎、水肿、发热、血中嗜酸性粒细胞增高等,严重感染多因心肌炎、心力衰竭、毒血症及呼吸系统感染而死亡。③成囊期:4~16 周,幼虫刺激导致宿主肌组织有损伤到修复的结果。幼虫周围形成梭形囊包,其纵轴与肌纤维平行。随着囊包的逐渐形成,组织炎症逐渐消失,症状减轻,但肌肉疼痛仍可维持数周。

4.寄生虫学检查　常用活检法检查幼虫,通常取腓肠肌或二头肌近肌腱处一小块组织,置于两块载玻片中间,镜下检查幼虫。也可用旋毛虫制作的抗原物质作免疫学检查,如酶联免疫试验等。

5.防治原则　以预防为主,加强肉类管理,不吃生的或半生的猪肉等肉类及肉制品,囊包污染餐具也是传播条件之一,还应加强对动物及肉类检疫;改善养猪的方法以减少传染源等,也应积极治疗病人,常用的药物有阿苯达唑、丙硫咪唑、甲苯咪唑等。

**(五)毛首鞭形线虫**

毛首鞭形线虫(*Trichuris trichiura*)简称鞭虫,主要寄生回盲部,引起鞭虫病。鞭虫广泛分布于热带及亚热带地区,我国各地都有分布,常与蛔虫分布相一致。

1.形态

(1)成虫:外形似马鞭,前端细长约占虫体的 3/5,后端为粗管状。雌雄异体,雌虫大于雄虫。雄虫长30~45 mm,尾部向腹面弯曲呈螺旋形。雌虫长35~50 mm,尾部钝圆。

(2)虫卵:腰鼓形,黄褐色,两端各有一个透明塞状小栓,大小(50~54)μm×(22~23)μm,卵内有 1 个卵细胞。

2.生活史和致病性

鞭虫生活史简单,不需要中间宿主。成虫主要寄生于人体回盲部。雌虫产卵,卵随粪便排出体外,在适宜的温度下约经 3 周,卵内细胞发育为成熟的幼虫,即感染虫卵,是鞭虫的感染阶段。人因误食污染了感染期卵的食物而感染。感染期虫卵进入人体后,幼虫在小肠内孵出,幼虫先附着肠黏膜上进行初步发育,然后移行至回盲部等处发育为成虫。从食入感染期卵至发育为成虫,需1~3 个月,成虫寿命为3~5 年,如图 10.6 所示。

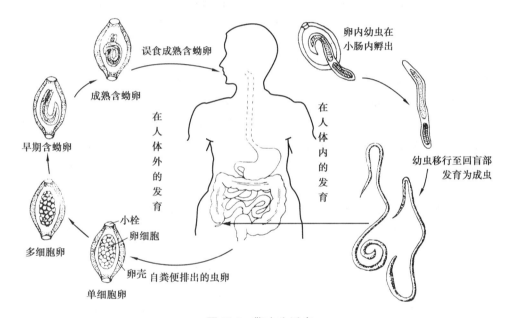

误食成熟含蚴卵

卵内幼虫在小肠内孵出

成熟含蚴卵

在人体外的发育

在人体内的发育

早期含蚴卵

幼虫移行至回盲部发育为成虫

多细胞卵

小栓
卵细胞
卵壳 自粪便排出的虫卵
单细胞卵

图 10.6 鞭虫生活史

虫体前端钻入肠黏膜、黏膜下层或肌层,吸食组织液和血液,破坏组织,分泌物有刺激作用,引起肠壁局部组织慢性炎症、充血、水肿或出血。感染严重的患者可致慢性失血性贫血。

3.寄生虫学检查和防治原则 常用粪便直接涂片和饱和盐水漂浮法检查虫卵。治疗药物有甲基咪唑、丙硫咪唑等。

(六)广州管圆线虫

广州管圆线虫寄生于鼠的肺部血管,幼虫也可感染人体引起嗜酸性粒细胞增多性脑膜炎或脑膜脑炎。近年来在我国食用福寿螺发生群体管圆线虫病,应引起高度重视。

成虫为细线状,体表有微细横纹,雌虫大小 (17~45)mm×(0.3~0.66)mm,雄虫(11~26)mm×(0.21~0.53)mm。第三期幼虫为感染阶段,虫体长0.462~0.525 mm,无色透明。

在生活史中,成虫寄生于鼠的肺动脉内,产生的虫卵在肺毛细血管内发育为第一期幼虫,幼虫穿过肺毛细血管经肺泡、呼吸道上行到咽,吞入消化道后幼虫随粪便排出。福寿螺等多种螺类以及蛞蝓为中间宿主,第一期幼虫被吞入或侵入中间宿主体内,先后发育为第二及第三期幼虫。鼠吞食含第三期幼虫的中间宿主或转续宿主(蛙、蜗牛等)感染,在鼠的体内发育为成虫。人类感染的方式也是如此,但人是此虫的非正常宿主,幼虫一般不能发育成熟。

幼虫主要侵犯人体中枢神经系统,引起嗜酸性粒细胞增多性脑膜脑炎或脑膜炎。患者以脑脊液中嗜酸性粒细胞显著升高为特征,以剧烈头痛为主要症状,另有颈项强直、躯体疼痛、发热、恶心、呕吐等表现。幼虫也可侵入其他部位。

目前对此病的诊断依据为食用或接触过中间宿主或转续宿主;有头痛等明显症状;脑脊液中嗜酸性粒细胞增高;抗体检测阳性;从脑脊液中查出幼虫或发育期的成虫。

广州管圆线虫病主要在热带及亚热带地区流行,属于食源性寄生虫病。在我国,近年来随着人工养殖螺类及饮食习惯的变化,病例增多,而且发生群体感染事件,现已高度重视对此病的防治。预防感染的关键是不食生的或半生的螺类、蛙、鱼、虾等食物,不喝生水。幼虫也可经皮肤进入人体,因此,应避免接触中间宿主和转续宿主。治疗药物有阿苯达唑、甲苯咪唑。

## 二、吸虫

### (一)日本裂体吸虫

日本裂体吸虫(*Schistosoma japonicum*)又称日本血吸虫。成虫寄生在人体门静脉、肠系膜静脉系统内,引起血吸虫病。寄生于人体的血吸虫,除日本血吸虫外,还有曼氏血吸虫、埃及血吸虫、间插血吸虫、湄公血吸虫及马来血吸虫。我国仅流行日本血吸虫。血吸虫病在我国有两千多年的历史,主要分布在长江及长江以南等地方,是我国当前重点防治的寄生虫病。

1.形态

(1)成虫:雌、雄异体。虫体呈圆柱状,外观似线虫。口、腹吸盘位于虫体前端,腹吸盘稍比口吸盘大,略突出。雄虫较粗短,活体为乳白色,大小(12~20)mm×(0.5~0.55)mm,口、腹吸盘较发达,腹背扁平,自腹吸盘后,虫体两侧向腹面卷折,形成一个沟槽,雌虫居留在沟槽中,故称抱雌沟。雌虫常停留于雄虫的抱雌沟内,呈雌雄合抱。雌虫较雄虫细长,圆柱状,虫体肠管内充满消化后的血液,活的虫体呈黑褐色,长20~25 mm,前端纤细,后半部稍粗。腹吸盘稍大于口吸盘,略突出。卵巢1个,椭圆形,子宫内含虫卵50~300个。

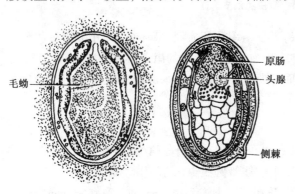

图10.7　日本血吸虫卵

(2)虫卵:椭圆形,淡黄色,大小(74~106)μm×(55~80)μm。壳薄,无盖,壳的一侧有一小棘。虫卵经肠黏膜随粪便排出,外周粘附有坏死组织等污物,故镜下常不易看到小棘。成熟虫卵内含一个毛蚴,毛蚴与卵壳间有一些油滴状毛蚴头腺分泌物,如图10.7所示。

(3)毛蚴:呈梨形,前端稍尖,灰白色,半透明,周身遍布纤毛,大小99 μm×35 μm体内有顶腺和一对头腺,两种腺体开口于虫体前端,分泌溶组织物质,如图 10.8 所示。

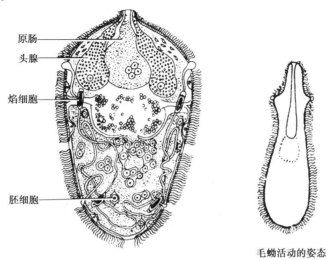

原肠
头腺
焰细胞
胚细胞

毛蚴活动的姿态

图 10.8　日本血吸虫毛蚴

(4)尾蚴:分体部和尾部,尾部又分尾干和尾叉。体部长,宽为(100~160)μm×(44~66)μm,体部有口吸盘及腹吸盘各一个。吸盘两侧有 5 对穿刺腺,开口于虫体前端。尾干为(140~160)μm×(20~30)μm,尾叉长50~70 μm,尾叉长度小于尾干长度的 1/2 为日本血吸虫尾蚴的重要特征,如图 10.9 所示。

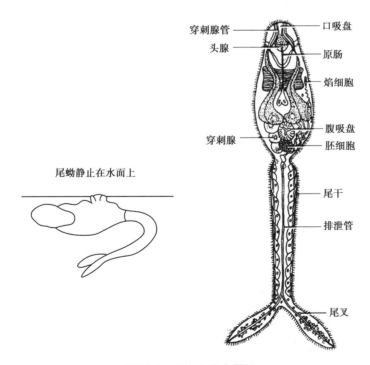

穿刺腺管
头腺
口吸盘
原肠
焰细胞
穿刺腺
腹吸盘
胚细胞
尾干
排泄管
尾叉

尾蚴静止在水面上

图 10.9　日本血吸虫尾蚴

**2.生活史** 成虫寄生于人或牛等哺乳动物的门静脉、肠系膜静脉系统的血管内,以血液为食,雌雄虫交配后产卵,卵随粪便排出体外。

(1)在钉螺体内的发育:成熟的虫卵进入水中,在25 ℃左右水温中孵出毛蚴。毛蚴在水中一般可以存活2~3 d,如遇中间宿主钉螺钻入螺体。在钉螺体内,经过母胞蚴、子胞蚴等无性生殖阶段的发育,形成大量的尾蚴。尾蚴是日本血吸虫的感染阶段。尾蚴自螺体逸出后,利用尾部的摆动,上浮到水表层。尾蚴在夏季水中可存活3 d,秋、冬季稍长。

(2)在人体或其他哺乳动物体内的发育:当人和哺乳动物接触含有尾蚴的水时,尾蚴以口、腹吸盘附着于宿主皮肤,凭借其尾叉的摆动及体部的伸缩推进,利用穿刺腺分泌的溶蛋白酶类溶解皮肤组织,进入宿主皮肤,脱去尾部和部分皮层变为童虫。童虫经小血管或小淋巴管,随血流至右心,经肺动脉、肺静脉、左心、进入体循环而到达全身各部。但只有达到门脉、肠系膜静脉系统血管里的童虫才能发育成熟。童虫在门静脉系统血管中经初步发育后,再回到肠系膜下静脉中定居,雌雄在此合抱,性器官发育成熟。合抱的虫体可逆血流移行到肠黏膜下层的静脉末梢。雌雄交配后产卵,一部分虫卵随血流到肝,大部分虫卵沉积在肠壁小血管中。卵内毛蚴分泌的溶组织物质、能透过卵壳,破坏血管壁及周围肠黏膜组织,加之肠蠕动,腹内压力及血管内压力增加,致使虫卵随坏死组织进入肠腔,并随粪便排出体外。自尾蚴经皮肤侵入人体至雌、雄成虫成熟,交配并开始产卵,约需24 d。感染后7~9周可在宿主粪便中见到虫卵。每条雌虫每日产卵量300~3 000 个。成虫在宿主体内的寿命一般为5 年,最长可达40 年,如图10.10所示。

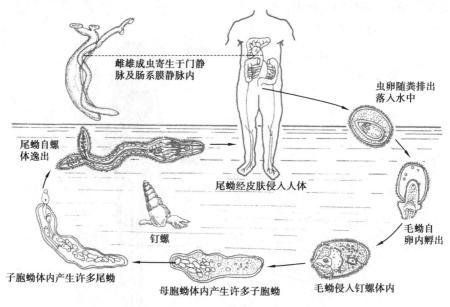

**图 10.10 日本血吸虫生活史**

**3.致病性** 日本血吸虫的尾蚴、童虫、成虫和虫卵对宿主均能造成机械性损伤,并引起超敏反应,其中以虫卵的致病作用最为显著。

(1)幼虫致病性:尾蚴钻入人体皮肤,可引起尾蚴性皮炎。患者局部出现丘疹、奇痒等,这是尾蚴导致的Ⅰ型与Ⅳ型超敏反应。童虫在体内移行过程中,损害组织及器官,最常受累的器官是肺,表现为肺的局部炎症。可能与童虫代谢或死后崩解产物引起的超敏反应有关。

(2)成虫致病性:成虫寄生于门脉、肠系膜静脉血管里,虫体的机械性损伤作用,引起寄生部位的静脉内膜炎和静脉周围炎。成虫以摄取大量红细胞为生,故可引起患者贫血。

(3)虫卵致病性:虫卵沉积于肝和肠壁血管中,卵内毛蚴分泌可溶性虫卵抗原,透过卵壳微孔进入血液,使 T 细胞致敏,再次遇到相同抗原后,刺激致敏 T 细胞,释放各种淋巴因子,吸引巨噬细胞、嗜酸性粒细胞等聚集到虫卵周围,形成虫卵肉芽肿,又称成纤维细胞虫卵结节,属于Ⅳ型超敏反应。日本血吸虫产出的虫卵常呈簇沉积于组织内,所以虫卵肉芽肿的体积大,其细胞成分中,嗜酸性粒细胞数量多,并有浆细胞。急性虫卵肉芽肿常出现中心坏死,称嗜酸性脓肿,临床表现为发热、腹痛、腹泻、肝脾肿大及嗜酸性粒细胞增多,粪检血吸虫卵或毛蚴孵化结果为阳性,称急性血吸虫病。随着机体免疫力增强,病情逐渐转向慢性期,临床症状不明显,或出现腹泻、肝脾肿大、贫血和消瘦,称慢性血吸虫病。卵内毛蚴死亡,虫卵破裂或钙化,脓肿被吸收,逐渐发生纤维化,导致肝硬变、肠壁纤维化等,临床表现为肝脾肿大、腹水、门脉高压、食管及胃底静脉曲张等,多因上消化道出血,肝昏迷而死亡,称晚期血吸虫病。儿童时期反复感染,可影响垂体前叶的功能,导致生长发育障碍,临床表现为侏儒症。严重感染时,还可有肠肝以外的异位寄生,临床上多见于肺,其次是脑。

(4)循环抗原引起的损害:童虫、成虫、虫卵的抗原物质随血流至全身各组织成为循环抗原,与相应抗体结合形成免疫复合物,沉积在血管壁基底膜及关节滑膜等部位,导致Ⅲ型超敏反应,引起关节炎、肾小球肾炎等。

4.寄生虫学检查　从患者粪便中检获虫卵或孵出毛蚴,即可确诊为血吸虫病。

(1)虫卵的检查及毛蚴孵化:常用的方法有粪便直接涂片法,这种方法简单,但检出率低,适用重度感染的早期病人。水洗沉淀毛蚴孵化法检出率较高,检查程序是先将粪便多次清洗,沉淀后检查虫卵,如检出虫卵即可确诊本病。如未检出虫卵,可在沉淀物中加清水,使虫卵内的毛蚴在 24 h 内孵化出来,根据毛蚴的形态及运动特点,即可确诊。

(2)肠黏膜活组织检查:本法适用于慢性血吸虫病患者及粪便检出率低的血吸虫病患者,对未经治疗的患者,检出的虫卵不论死活,均有诊断价值;对于经过治疗的患者,如检出活虫卵或近期变性虫卵,表明受检者体内有成虫寄生,也有诊断意义。

(3)免疫学检查:常用方法有皮内试验、环卵沉淀试验、间接红细胞凝集试验、酶联免疫吸附试验(ELISA)、循环抗原检测等

5.防治原则

(1)查治病人病畜,减少传染源:治疗药物有吡喹酮、硝硫氰胺等,其中吡喹酮疗效好,疗程短、副作用少,是当前治疗血吸虫病的理想药物。

(2)消灭钉螺,切断传播途径:采用结合农田水利建设、改造环境、消灭钉螺滋生地为主,辅以土埋、火烧、药杀等方法,积极消灭钉螺。常用灭螺药物有五氯酚钠、氯硝柳胺、氯乙酰胺等。

(3)加强卫生管理,保护易感人群:管理好人、畜粪便,防止血吸虫卵随粪便污染水源。做好个人防护,下水时,皮肤涂擦防护剂,如磷苯二甲酸二丁酯、氯硝柳胺等。也可穿胶鞋、塑料防护裤等,防止尾蚴侵入皮肤。提倡安全用水,在流行区提倡井水或加强饮水的消毒等。

### （二）华支睾吸虫

华支睾吸虫(*Clonorchis sinensis*)又称肝吸虫,成虫寄生肝胆管内引起肝吸虫病。

**1.形态**

(1)成虫:虫体背腹扁平,前端稍窄,后端钝圆,如狭长的树叶。雌雄同体,有口腹吸盘各一个,大小(10～25)mm×(3～5)mm,睾丸前后排列,因呈分支状故名。

(2)虫卵:黄褐色,略似芝麻粒形。虫卵大小(27～35)μm×(12～20)μm,是人体蠕虫卵中最小的一种虫卵。前端较窄,有一卵盖,卵盖两旁可见肩峰突起。后端钝圆,有一小疣状突起。卵内含有一个毛蚴。

**2.生活史** 成虫寄生于人或猫、犬、猪等动物的肝胆管内,以肝胆管黏膜、分泌物和血细胞等为食。虫卵随胆汁进入消化道,然后,随粪便排出。

(1)在淡水螺体内发育:虫卵入水,被第一中间宿主豆螺或沼螺、涵螺等淡水螺吞食,在螺体内消化道孵出毛蚴。毛蚴经胞蚴、雷蚴等无性生殖阶段,形成许多尾蚴。

(2)在淡水鱼、虾体内发育:尾蚴成熟后,自螺体逸出,在水中游动,如果遇到淡水鱼、虾时,即侵入鱼或虾体内,形成囊蚴。囊蚴是肝吸虫的感染阶段。

(3)在人或其他哺乳动物体内发育:当人或猫、犬等哺乳动物食入含活囊蚴的鱼或虾时,囊蚴进入消化道,经蛋白酶、胰蛋白酶的作用,幼虫在十二指肠中破囊而出。由于对胆汁的向性,幼虫从十二指肠循总胆管进肝胆管。幼虫也可穿过肠壁经腹腔到达肝或经血管到达肝,最后寄生在肝胆管。幼虫发育为成虫并产卵约需1个月。成虫寿命可达20～30年,如图10.11所示。

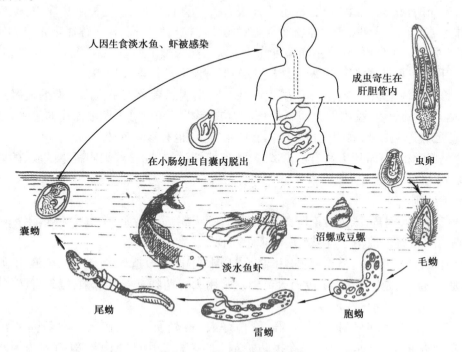

图 10.11 华支睾吸虫生活史

3.致病性　成虫寄生在人体肝胆管内,其病变程度因感染轻重而异。成虫的分泌物、代谢产物及虫体机械性刺激,引起胆管上皮细胞脱落、增生、管壁变厚,管腔变窄,周围纤维组织增生,导致肝吸虫病。虫体量较多时,还可致管腔阻塞,引起胆汁淤滞。胆管扩张,表现为阻塞性黄疸;若合并细菌感染,则表现为胆管炎和胆囊炎。虫卵、死亡的虫体及其碎片和脱落的胆管组织,可构成结石的核心,引起胆石症。儿童反复感染,可致发育障碍。晚期患者可出现肝硬化。

4.寄生虫学检查

(1)虫卵的检查:直接涂片检出率不高,常用沉淀法和改良加藤厚涂片法。必要时作十二指肠引流胆汁进行离心沉淀,检出率高,但患者较痛苦,不易接受。

(2)免疫学检查:常采用酶联免疫吸附试验(ELISA)、间接血凝试验。

5.防治原则

(1)开展卫生宣传教育,改进烹饪方法,不吃生的鱼、虾,注意生熟炊、食具分开。

(2)加强粪便管理,防止污染水源,不在鱼塘上建厕所,结合农业生产治理鱼塘或用药物灭螺。

(3)查治患者、病畜,首选药物吡喹酮。

### (三)布氏姜片虫

布氏姜片虫(*Fasciolopsis buski*)简称姜片虫,是寄生于人体小肠中的大型吸虫,引起姜片虫病。

1.形态

(1)成虫:背腹扁平、肥厚、前窄后宽,形似姜片。活体肉红色,死后为青灰色。雌雄同体,大小(20~75)mm×(8~20)mm,厚为0.5~3 mm,是人体寄生吸虫中最大的一种,口吸盘位于虫体前端,口吸盘之后紧接腹吸盘,比口吸盘大4~5倍,呈漏斗状。咽和食管短,两肠支呈波浪状弯曲达虫体后端。两个睾丸高度分支如珊瑚状,前后排列在虫体后半部。

(2)虫卵:椭圆形,淡黄色,大小(130~140)μm×(80~85)μm,是人体蠕虫卵中最大的。卵壳薄而均匀,前端有一个不明显的卵盖,卵内含1个卵细胞和20~40个卵黄细胞。

2.生活史　成虫寄生于人或猪的小肠上段,严重感染时可存在胃和大肠,以肠腔内半消化食物为食,虫卵随粪便排出。

(1)在扁卷螺内发育:虫卵入水,在适宜温度下,经3~7周发育孵出毛蚴,毛蚴侵入中间宿主扁卷螺体内,经过胞蚴、母雷蚴、子雷蚴等发育,最后形成大量尾蚴。

(2)在水生植物表面发育:尾蚴自扁卷螺逸出后,如遇水红菱、茭白等水生植物,尾蚴即吸附其表面,脱去尾部,形成囊蚴,囊蚴是姜片虫的感染阶段。

(3)在人或猪体内发育:人或猪食入携带有囊蚴的水红菱、茭白或饮用含囊蚴的生水后,囊蚴进入消化道,在消化液作用下,幼虫在小肠上段破囊而出,用吸盘附着小肠壁寄生。经1~3月发育为成虫。成虫寿命1年左右,最长达4年,如图10.12所示。

3.致病性　姜片虫寄生人体小肠上段,引起姜片虫病。姜片虫虫体较大,吸盘肌肉发达,吸附力强,被吸附的肠壁组织可发生水肿、点状出血、严重以致形成溃疡或脓肿。虫体吸附在局部摄取营养,大量虫体覆盖肠黏膜而影响消化、吸收功能。临床表现为腹痛、腹泻、消化功能紊乱等。严重者出现营养不良、贫血。大量感染时虫体成团,堵塞肠腔,可引起肠梗阻。儿童反复感染,可导致发育障碍。

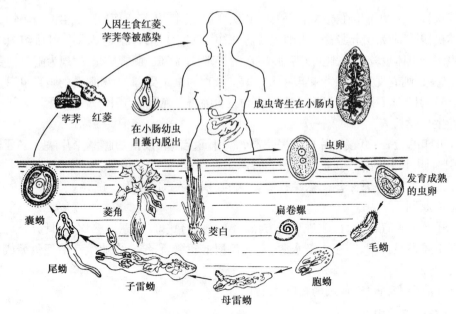

图 10.12　姜片虫生活史

4.寄生虫学检查　常采用直接涂片和沉淀法检查虫卵诊断,也可通过粪便排出的成虫形态特征诊断。

### (四)卫氏并殖吸虫

卫氏并殖吸虫(*Paragonimus westermani*)简称肺吸虫,寄生于人肺,引起肺吸虫病。

1.形态

(1)成虫:活体红褐色,虫体肥厚,背侧稍隆起,腹面扁平,形如半粒黄豆。长、宽为(7.5~12)mm×(4~6)mm,厚3.5~5.0 mm。雌雄同体,有口、腹吸盘大小相似,雌雄虫生殖器官均并列,故名并殖吸虫。

(2)虫卵:金黄色,椭圆形,前端较宽,后端较窄,两侧多不对称,大小(80~118)μm×(48~60)μm,卵盖大,近卵盖端壳薄,无卵壳端壳厚。卵内有 1 个卵细胞及 10 多个卵黄细胞。

2.生活史　成虫寄生在人或猫、犬、虎、豹等动物的肺,以坏死组织和血液为食,产出的虫卵随痰液或粪便排出体外。

(1)在川卷螺内发育:虫卵入水,在适宜温度下,经 2~3 周发育,虫卵孵化成毛蚴。毛蚴侵入第一中间宿主川卷螺,经过胞蚴、母雷蚴、子雷蚴发育,形成大量尾蚴。

(2)在淡水蟹或蝲蛄内发育:成熟的尾蚴自螺体逸出,如遇第二中间宿主淡水蟹、蝲蛄即钻入或食入。尾蚴在淡水蟹、蝲蛄的肌肉或内脏中形成囊蚴,囊蚴是感染阶段。

(3)在人或其他哺乳动物体内发育:人或猫、犬及其他野生动物食入含有活囊蚴的淡水蟹、蝲蛄或生水后被感染。囊蚴进入消化道,幼虫在小肠脱囊,发育为童虫。童虫可穿过肠壁进入腹腔,再穿过膈,经胸腔到达肺寄居,在肺中发育为成虫。自囊蚴发育为成虫并产卵,约需 2 个月。童虫在腹腔移行,可侵入皮下、肝、脑、脊髓、肌、眼眶等处,引起异位寄生。但不一定能发育成熟。成虫在体内寿命5~6 年,也有长达 20 年,如图 10.13 所示。

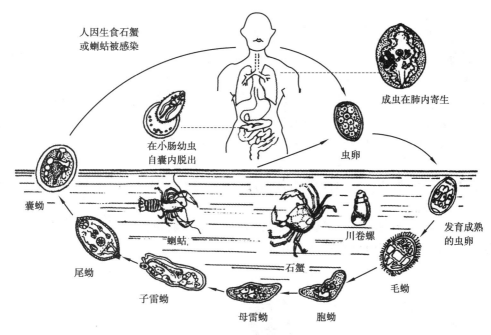

人因生食石蟹
或蝲蛄被感染

成虫在肺内寄生

在小肠幼虫
自囊内脱出

虫卵

囊蚴

蝲蛄

川卷螺

发育成熟
的虫卵

尾蚴

石蟹

子雷蚴

母雷蚴

胞蚴

毛蚴

**图 10.13　卫氏并殖吸虫生活史**

3.致病性　肺吸虫在组织器官中移行、定居引起机械性损伤和免疫病理反应。在急性期童虫的移行造成相应部位的出血、组织损伤及炎症。患者出现消化道症状、低热、乏力、胸痛、咳嗽、荨麻疹、嗜酸性粒细胞明显增多等表现。慢性期主要为虫体在肺内引起的病变,病理过程分为脓肿期、囊肿期和纤维瘢痕期。根据寄生部位不同临床上分为胸肺型、腹型、皮下型、脑型肺吸虫病。以胸肺型多见,主要表现为咳嗽、胸痛、咳血痰等症状。

4.寄生虫学检查

(1)痰液或粪便标本查虫卵,皮下型的从摘除的包块中查到虫体或虫卵为诊断依据。

(2)免疫学检测:皮内试验、酶联免疫吸附试验(ELISA)、免疫印斑技术等。

(3)活组织检查:患者皮下结节,可手术摘除,置镜下检查,若检出肺吸虫虫卵、童虫及成虫,均有诊断意义。

5.防治原则

(1)做好卫生宣传教育工作,不生食淡水蟹、蝲蛄,不饮用生水,以防止囊蚴侵入人体。妥善处理保虫宿主,减少传染源。

(2)普查普治患者,常用药物有硫双二氯酚和吡喹酮等。

## 三、绦虫

### (一)链状带绦虫

链状带绦虫(*Taenia solium*)也称猪带绦虫、猪肉绦虫,寄生于人体的小肠,引起猪带绦虫病,幼虫除寄生猪外,还可寄生于人体内,引起猪囊虫病。呈世界性分布,检查率不高,我国的东北、华北、西北及云南等地均有分布。

1.形态

(1)成虫:虫体扁平,长带状,长2~4 m,乳白色,整个虫体由700~1 000个节片组成,包括头节、颈部和链体。头节圆球形,似米粒状,直接约1 mm,上有4个吸盘,头节的顶端突起称顶突,顶突上有两圈小钩25~50个,如图10.14所示。颈部位于头节之后,与头节无明显界限,颈部细长,5~10 mm,具有生发功能。链体依次分为幼节、成节、孕节。幼节内部生殖器官未发育成熟,仅有雄性器官;成节内每一节片中均有发育成熟的雌雄生殖器官个一套;孕节内子宫呈分支状,向两侧各伸出7~13个分支,子宫内有3万~5万个虫卵,节片侧缘有不规则排列的生殖孔。

(2)虫卵:球形,卵壳薄,卵壳内有胚膜、棕黄色,在光镜下呈放射状条纹。胚膜内含有六钩蚴,有3对小钩。

(3)猪囊尾蚴:又称猪囊虫,呈黄豆状,乳白色,半透明的囊状物,内充满囊液,头节凹入囊内呈乳白色点状,其结构与成虫头节相似。

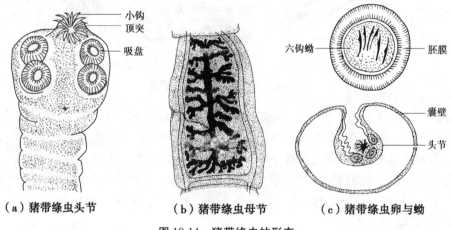

（a）猪带绦虫头节　　　（b）猪带绦虫母节　　　（c）猪带绦虫卵与蚴

图10.14　猪带绦虫的形态

2.生活史　成虫寄生在人体小肠内,靠头节上的吸盘和小钩附着肠黏膜,用体表吸收肠腔中营养物质。孕节常数节相连,不断从虫体末端脱落至肠腔,其释放的虫卵随粪便排出体外。

(1)在猪体内发育:孕节及虫卵被中间宿主猪吞食,在消化液作用下经24~72 h,胚膜破裂孵出六钩蚴,钻入肠壁,随血循环到达全身,以运动较多的肌肉处为多。在猪肉中经60~70 d发育为囊尾蚴,是猪带绦虫感染阶段之一,有囊尾蚴寄生的猪肉俗称米猪肉、豆猪肉。

(2)在人体内发育:人因食入含活囊尾蚴的猪肉而感染。囊尾蚴在小肠内受胆汁的刺激,头节翻出,用吸盘和小钩吸附肠壁,颈部不断长出链体,经2~3个月发育为成虫。孕节散出的虫卵也是猪带绦虫感染阶段。

人不仅是猪带绦虫的终宿主,若误食虫卵,可发育为囊尾蚴,人则成了被囊尾蚴寄生的中间宿主。人感染虫卵的方式有3种。一是食入被虫卵污染的食物,即异体感染;二是食入被患者自己粪便污染的食物而感染,即体外自身感染;三是消化道中脱落的孕节,随消化道的逆蠕动进入胃中,再回到肠腔,经消化液作用,孕节破裂虫卵,孵出六钩蚴,称自身感染。六钩蚴穿过肠壁进入血液,随血循环到人体全身,经10周发育为囊尾蚴,寄生人体的皮下组织、肌、脑、眼、心、肺等处。寿命为3~5年,个别为十多年或二十多年,如图10.15所示。

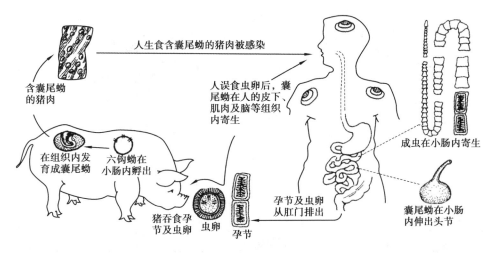

图 10.15　猪带绦虫生活史

3.致病性

（1）成虫致病性：成虫寄生于人体小肠，引起猪带绦虫病。成虫的头节及虫体表层上的微绒毛附着肠黏膜上，夺取大量营养物质。头节上的顶突及小钩，可造成肠壁损伤及溃疡，代谢产物的刺激，可引起腹痛、腹泻或便秘、恶心、乏力、消瘦、贫血及头痛、头晕等消化道及神经系统症状，严重时，可穿破肠壁，引起腹膜炎。

（2）囊尾蚴致病性：囊尾蚴的致病性较成虫强，寄生人体，引起猪囊尾蚴病。危险程度可因数量和部位不同。常见的有皮下及肌肉囊尾蚴病，可形成皮下结节；脑囊虫病，引起癫痫；眼囊虫病，导致视力下降及失明。

4.寄生虫学检查

（1）猪带绦虫病的检查：询问患者有无食"米猪肉"及粪便排出节片史，对检查的孕节，计数子宫分支数目可鉴定，也可用直接涂片、饱和盐水漂浮法，但不能区分猪带和牛带绦虫。

（2）免疫学检查：主要检查囊尾蚴病，用囊尾蚴的囊液制成抗原做直接血凝试验、酶联免疫吸附试验（ELISA）等血清学诊断。

（3）囊尾蚴病的检查：询问病史，根据寄生部位手术摘除患者的皮下结节或浅部肌肉的囊尾蚴，镜下检查。若发现头节上的吸盘和小钩，即可确诊囊虫病。眼囊尾蚴病，用眼底镜检查，多可见活的虫体。

5.防治原则

（1）积极治疗患者，猪带绦虫病多采用槟榔和南瓜子合剂驱虫，也可用吡喹酮、阿苯达唑等药物治疗或手术摘除囊尾蚴。

（2）科学养猪，管理好粪便，控制人畜相互传染。

（3）加强健康教育，注意个人卫生，不是生的或未熟透的猪肉，加强肉类检疫。

**（二）肥胖带吻绦虫**

肥胖带吻绦虫（*Taenia saginata*）又称牛带绦虫、牛肉绦虫，寄生于人体小肠中，引起牛带绦虫病。呈世界性分布，我国的新疆、内蒙古、云南、宁夏、广西、贵州的苗族等地区均有分布。

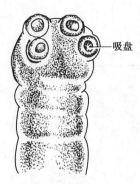
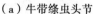
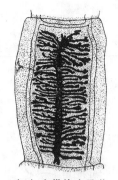

（a）牛带绦虫头节　　　　　（b）牛带绦虫孕节

**图 10.16　牛带绦虫的形态**

　　牛带绦虫的形态、生活史、致病性、寄生虫学检查及防治原则与猪带绦虫相近似（图 10.16、图 10.17），猪带绦虫与牛带绦虫的区别见表 10.1。牛带绦虫卵和猪带绦虫卵不易区别，故检查虫卵时，只能诊断为带绦虫。

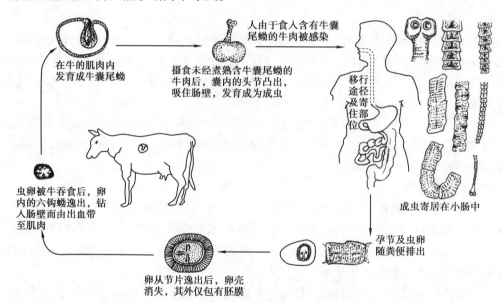

**图 10.17　牛带绦虫的生活史**

表 10.1　猪带绦虫和牛带绦虫的区别

| 比较项目 | | 猪带绦虫 | 牛带绦虫 |
|---|---|---|---|
| 形态 | 体长/m | 2~4 | 4~8 |
| | 节片数 | 700~1 000 | 1 000~2 000 |
| | 头节 | 圆球形，直径约1 mm，具有顶突及小钩 | 方形，直径为1.5~2.0 mm，无顶突及小钩 |
| | 孕节 | 子宫分支不整齐，每侧支数为7~13 支，略透明 | 子宫分支整齐，每侧支数为15~30 支，不透明 |

续表

| 比较项目 | | 猪带绦虫 | 牛带绦虫 |
|---|---|---|---|
| 生活史 | 感染阶段 | 猪囊尾蚴,猪带绦虫卵 | 牛囊尾蚴 |
| | 中间宿主 | 猪、人 | 牛 |
| | 孕节脱落情况 | 数节连在一起脱落,被动排出 | 单节脱落,常主动爬出肛门 |
| 致病性 | 幼虫 | 引起猪囊尾蚴病 | |
| | 成虫 | 引起猪带绦虫病 | 引起牛囊尾蚴病 |
| 寄生虫学检查 | 孕节、虫卵检查 | 粪便孕节、虫卵 | 粪检孕节,肛门拭擦法易检获虫卵 |
| | 囊尾蚴检查 | 手术摘除皮下结节检查囊尾蚴 | |
| | 免疫学检查 | 用囊液作抗原进行间接血凝试验等 | |
| 防治原则 | 防治绦虫病 | 防治绦虫病 | |
| | 防治囊虫病 | | |

### (三) 细粒棘球绦虫

细粒棘球绦虫(*Echinococcus granulosus*)简称包生绦虫,成虫寄生在犬小肠内,幼虫(棘球蚴)除寄生于牛、羊、猪等动物体内外,也可寄生于人体各内脏器官,引起棘球蚴病和包虫病。包虫病分布于世界各地的畜牧地区。我国高发区是新疆、青海、甘肃,四川等地也有分布。

1.形态

(1)成虫:虫体长2~7 m,由头节、颈部及链体组成。头节呈梨子形,有4个吸盘和顶突,顶突伸缩能力很强,上有两圈小钩(28~48 个)。链体由幼节、成节及孕节各1节组成。有雌雄生殖器官各一套,孕节最长,子宫向两侧突出,含有200~800 个虫卵。

(2)虫卵:包生绦虫卵的形态与猪带绦虫、牛带绦虫相似,镜下不易区分。

(3)幼虫:即棘球蚴,呈球形的囊状物,大小不等,直径从几毫米至几百毫米。棘球蚴由囊壁和内含物组成,囊壁分两层,外层为角皮层,容易破裂;内层为生发层,具有细胞核,可向囊内长出原头蚴、育囊,育囊含有5~30 个原头蚴,原头蚴发育为育囊,育囊可长出子囊,子囊又可以长出原头蚴、育囊。从生发层脱落的原头蚴、育囊、子囊悬浮囊液中,称为棘球蚴砂。

2.生活史　成虫寄生在犬科动物的小肠中,借头节的顶突及吸盘附着于肠壁,靠体表吸收肠腔内营养物质。其孕节自虫体脱落随粪便排出体外。

(1)在牛、羊体内的发育:孕节或虫卵被牛、羊等中间宿主吞食后,在消化液和胆汁作用下,孵出六钩蚴钻入肠壁,随血循环达到全身各处,主要停留在肝、肺等器官中,经3~5个月发育为10~30 mm棘球蚴,随后棘球蚴内长出原头蚴、育囊、子囊。

(2)在犬科动物体内的发育:含有棘球蚴动物内脏,被犬科动物等终宿主吞食,棘球蚴中的原头蚴,经3~10周发育为成虫。犬科动物体内寄生成虫可达数百条至数千条。虫体成熟后产卵,虫卵是包生绦虫的感染阶段。

人因与有成虫的寄生的犬科动物接触,误食包生绦虫卵而感染。虫卵进入人体经3~5个月,在肝、肺等器官中发育为棘球蚴,如图10.18所示。

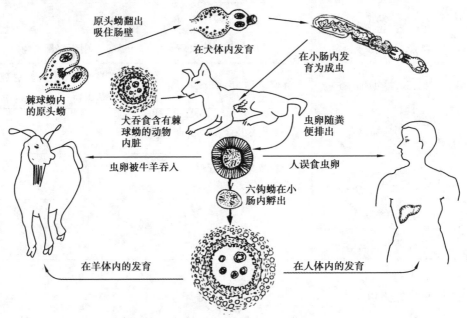

图 10.18　包生绦虫生活史

3.致病性

(1)局部压迫和刺激症状:棘球蚴常寄生在人体的肝、肺,造成肝区疼痛、肿大的症状,及干咳、呼吸急促、胸痛等症状;寄生脑部则产生颅内高压、头痛、呕吐、视乳头水肿、癫痫等症状;寄生骨骼可破坏骨质,易发生骨折或骨破裂。

(2)过敏反应及毒性作用:外伤或手术不慎棘球蚴液渗出或溢出,可引起过敏反应,出现荨麻疹等,如果大量棘球的蚴液溢出可致休克甚至死亡。棘球蚴砂进入体腔或其他组织,可引起继发性棘球蚴病。

4.寄生虫学检查

(1)常用棘球蚴液制成抗原,进行皮内试验,间接血凝试验和酶联免疫吸附试验(ELISA)等血清学试验,可协助棘球蚴病的诊断。

(2)手术摘除的棘球蚴或偶尔从痰、尿、胸腔积液或腹水镜检发现棘球蚴确诊,因穿刺常引起休克或继发棘球蚴病,故一般严禁穿刺。

5.防治原则

(1)加强卫生宣传,培养良好卫生习惯,不喝生水、生奶,防止食入包生绦虫卵。

（2）严格处理病畜的内脏，要深埋或焚烧，不准用病畜内脏喂狗。

（3）治疗病人，选用手术摘除棘球蚴，较小的棘球蚴可用阿苯达唑、丙硫咪唑、吡喹酮等药物治疗。

# 第二节　医学原虫

原虫（protozoa）是单细胞低等动物，个体微小，结构简单，借助显微镜才能观察。具有运动、消化、排泄、呼吸、生殖以及对外界刺激产生反应等生理功能。分布广泛，大多数营自生生活，少数营寄生生活，寄生于人体的原虫称为医学原虫。根据运动细胞器的有无和类型，分为根足虫、鞭毛虫、纤毛虫和孢子虫四大类。

## 一、溶组织内阿米巴

溶组织内阿米巴（*Entamoeba histolytica*）又称为痢疾阿米巴，主要寄生于人体结肠内，引起阿米巴病。本虫呈世界分布，多流行于热带、亚热带。我国各地均有分布，农村高于城市。

1.形态

（1）大滋养体：寄生于组织中，虫体较大，直径20～60 μm，活动时形态多变。胞质分外质和内质界限清晰，外质透明，运动时伸出舌状伪足，内质随即流进伪足，作定向运动称为阿米巴运动；内质中有细胞核、食物泡和被吞噬的大小不等的红细胞，此特征是与小滋养体鉴定的依据。虫体经铁苏木素染色后，胞核清晰，核膜内缘有一圈排列整齐、大小均匀的染色质粒。

（2）小滋养体：寄生于肠腔，虫体较小，直径12～30 μm，体形变化不大。内、外质不明显，内质细胞核同大滋养体，无红细胞。

（3）包囊：圆形，直径5～20 μm，囊壁厚，内含1～4个细胞核，碘液染色后包囊呈淡黄色，可见到核及核仁。在未成熟包囊内可见棕色的糖原泡和透明无色的棒状的拟染色体，成熟的四核包囊内糖原泡、拟染色体消失，是痢疾阿米巴的感染阶段，如图10.19所示。

2.生活史　成熟的四核包囊为感染阶段，经口进入人体消化道内，在小肠下段虫体脱囊，分裂为4个小滋养体，以肠内黏液、细菌、消化的食物为食，二分裂繁殖。小滋养体随着肠内容物的下移，虫体分泌囊壁形成包囊，核分裂为4个形成4核包囊，随粪便排出体外。当机体免疫力降低、生理变化和肠壁受损时，小滋养体可借伪足运动及分泌的化学物质，侵入肠壁组织内，吞噬红细胞，转变为大滋养体并大量繁殖，不断破坏肠壁导致肠壁溃疡，大滋养体若随坏死的组织脱落进入肠腔，可随腹泻的粪便排出体外，或在肠腔转为小滋养体再形成包囊，肠壁中的大滋养体也可随血流到其他组织或器官，引起肠外阿米巴病，肠外组织内的大滋养体不能变成包囊，离开组织迅速死亡，如图10.20所示。

3.致病性

（1）肠阿米巴病：大滋养体在盲肠和升结肠等肠壁组织内繁殖，使组织溶解破坏，形成口小底大烧瓶状的溃疡。临床表现为腹痛、腹泻、里急后重、粪便呈果酱色带黏液，有腥臭味等，称阿米巴痢疾。

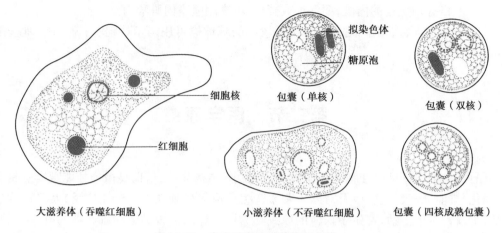

细胞核

红细胞

拟染色体

糖原泡

包囊（单核）

包囊（双核）

大滋养体（吞噬红细胞）

小滋养体（不吞噬红细胞）

包囊（四核成熟包囊）

图 10.19　痢疾阿米巴滋养体与包囊

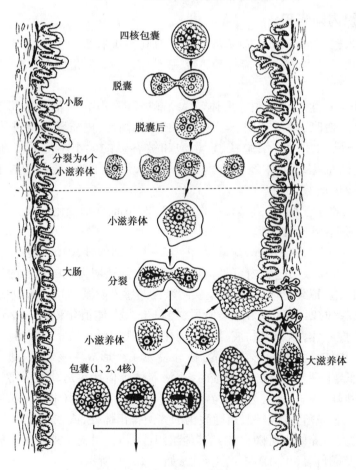

小肠

大肠

四核包囊

脱囊

脱囊后

分裂为4个
小滋养体

小滋养体

分裂

小滋养体

包囊(1、2、4核)

大滋养体

图 10.20　痢疾阿米巴生活史

（2）肠外阿米巴病：肠壁内的大滋养体随血流播散至肝、肺、脑等脏器引起脓肿，以肝脓肿最常见。

4.寄生虫学检查

（1）病原学检查：生理盐水直接涂片法，查急性阿米巴痢疾患者腹泻的新鲜粪便中活动的滋养体；碘液染色法，查带虫者及慢性阿米巴痢疾粪便中的包囊；肠外脓肿穿刺液涂片，检查大滋养体；此外，还可取肠病变处的活组织检查。

（2）免疫学检查：常用方法有间接血凝试验、间接荧光抗体试验、酶联免疫吸附试验。

5.防治原则

（1）查治病人和带虫者，尤其是对饮食从业人员进行定期检查和治疗。常用药物有甲硝唑、氯喹、大蒜素等。

（2）加强粪便管理及水源保护，对粪便进行无害化处理，杀灭其中的包囊，防止粪便污染水源。

（3）注意个人卫生、饮食卫生和环境卫生，消灭苍蝇和蟑螂等。

## 二、疟原虫

疟原虫寄生于人体红细胞和肝细胞内，引起疟疾，是我国重要寄生虫病之一。寄生于人体的疟原虫有4种，即间日疟原虫、恶性疟原虫、三日疟原虫和卵形疟原虫。本虫在世界上分布广泛。我国分布最广的是间日疟原虫，其次为恶性疟原虫，三日疟原虫少见、卵形疟原虫罕见。以间日疟原虫为例叙述。

1.形态

（1）滋养体：①早期滋养体：也称环状体，细胞核点状，细胞质环状，呈蓝色。被寄生的红细胞无变化。②晚期滋养体：虫体形状不规则，细胞核增大，细胞质增多，含有气泡，并伸出伪足。细胞质内出现散在棕黄色的疟色素，红细胞胀大，颜色变浅，有红色细小的薛氏小点。

（2）裂殖子：①未成熟裂殖子：虫体继续增大，伪足和空泡消失，细胞核分裂成2~10个，但细胞质未分裂，疟色素增多并开始集中，红细胞胀大。②成熟裂殖子：核继续分裂成12~24个，细胞质开始分裂，并包围每个核形成相应数目的裂殖子。疟色素集中成块状，红细胞与未成熟裂殖子相似。

（3）配子体：①雌配子体：又称大配子体，圆形，虫体较大。细胞质深蓝色，细胞核小而致密，呈深红色，常位于一侧，疟色素均匀分布细胞质内。②雄配子体：又称小配子体，圆形，虫体较小。细胞质淡蓝色，细胞核大而疏松，呈淡红色，多位于虫体中央，疟色素均匀分布细胞质内。

2.生活史　疟原虫生活史包括在人体内和蚊体内两个发育时期。在人体内进行裂体增殖并开始配子生殖，在按蚊体内完成配子生殖并进行孢子生殖，通过蚊媒介传播。4种疟原虫的生活史基本相同，现以间日疟原虫为例简述如下：

（1）在人体内的发育：疟原虫在人体的肝细胞红细胞内发育。在肝细胞内裂体增殖称为红细胞外期。在红细胞内的发育包括红细胞内裂体增殖，即红细胞内期和配子体形成即有性生殖开始。①红细胞外期的发育：当带有子孢子的蚊刺吸血时，子孢子随唾液进入人体血液内。间日疟原虫有速发型子孢子和迟发型子孢子，速发型子孢子进入肝细胞内，进行裂体增殖，经8~12 d分裂成许多裂殖子，并胀破肝细胞进入血窦，部分被吞噬细胞吞噬，部分侵入红细胞继续发育。迟发型子孢子需经过一段时间休眠期后，才能完成红细胞外期裂体增殖，再侵入红细胞内引起疟疾复发。②红细胞外期的发育：肝细胞释放出来的裂殖子侵入红细胞,经早期滋养体、晚期滋养体、未成熟裂殖子发育为成熟裂殖子,约经48 h,红细胞被胀破,裂殖子进入血液,一部分被吞噬,一部分侵入正常红细胞重复裂体增殖。裂体增殖一代的时间,间日疟原虫,恶性疟原虫为48 h,三日疟原虫为72 h。③配子体的形成:红细胞内期疟原虫经过几次裂体增殖后,部分裂殖子侵入红细胞不再进行裂体增殖,而发育为雌、雄配子体。

（2）在蚊体内的发育:当按蚊刺吸疟原虫病人或带虫者时,疟原虫被吸入蚊胃,红细胞内期各阶段的疟原虫均被消化,只有雌、雄配子体继续发育为雌、雄配子。雌、雄配子受精形成圆形的合子,合子伸长形成动合子,穿过蚊胃壁,在蚊胃内形成卵囊,虫体在囊内迅速进行孢子增殖,形成1 000~10 000个梭形子孢子,子孢子从囊壁中溢出,到达蚊涎腺中,子孢子是疟原虫的感染阶段。当蚊刺吸人体血时,子孢子随唾液侵入人体。我国疟原虫主要传播蚊种有中华按蚊、嗜人按蚊、微小按蚊和大劣按蚊等,如图10.21所示。

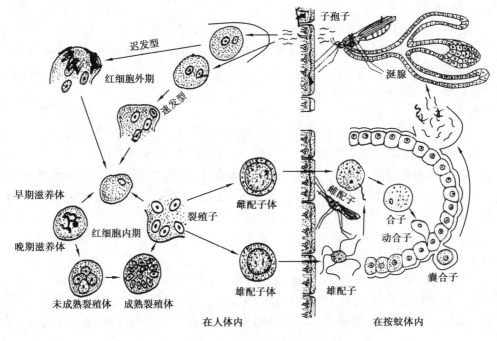

图10.21　间日疟原虫生活史

3.致病性　当子孢子进入人体到出现症状的时期为潜伏期。一般间日疟11~25 d,长潜伏期虫株为6~12个月或更长,恶性疟7~27 d,三日疟18~35 d。

（1）发作:典型疟疾发作时表现为周期性寒战、发热和出汗退热3个连续症状,成熟的裂殖子胀破红细胞释放裂殖子、原虫的代谢产物、变性的血红蛋白及红细胞碎片到血液中,部分被吞噬细胞吞噬后,刺激细胞释放内源性热原质,与原虫的代谢产物共同作用于人体下丘脑体温调节中枢,引起发热症状。发作周期性与红内期的裂体增殖周期一致,典型间日疟及卵形疟隔日发作1次,恶性疟36~48 h发作1次,三日疟间隔2 d发作1次。

（2）再燃与复发:疟疾发作多次后可自行停止,患者若无感染,仅由于红内期残存的少量疟原虫,经过数周或数月后,在一定条件下大量繁殖又出现疟疾发作,称为再燃。

疟疾初发后,红细胞内的疟原虫已被消灭,无新的感染,但经过数周至数年后,再次出现疟疾发作称为复发。

（3）并发症：①贫血：由于疟原虫直接破坏红细胞,脾吞噬红细胞的功能亢进,免疫病理损伤和骨髓造血功能受抑制导致贫血。②脾肿大：因疟原虫及代谢产物的刺激,使脾充血与单核巨噬细胞增生,引起脾肿大,甚至巨脾病。③凶险型疟疾：由恶性疟所致,以脑型疟多见,主要是被疟原虫寄生的红细胞与脑血管内皮细胞黏附,阻塞脑血管,使脑组织缺氧,患者出现头痛、惊厥、昏迷、等表现。

4.寄生虫学检查

（1）病原学检查：从受检者耳垂或指尖采血作薄血膜和厚血膜涂片,用姬氏染液或瑞氏染液染色后镜检,查出疟原虫即可确诊。恶性疟宜在发作时开始采血,间日疟和三日疟在发作后数小时至 10 余小时采血。

（2）免疫学诊断：常用方法有间接荧光抗体试验、间接红细胞凝集试验和酶联免疫吸附试验（ELISA）。

5.防治原则

（1）普查普治患者,现症患者和休止期抗复发的治疗。常用药物有氯喹、伯喹、甲氟喹、乙胺嘧啶、青蒿素等。

（2）预防,防蚊灭蚊,切断传播途径。

（3）保护易感人群,有计划地预防服药。

## 三、阴道毛滴虫

阴道毛滴虫（*Trichomonas vaginalis*）,简称阴道滴虫,寄生于人体阴道和尿道中,主要引起滴虫性阴道炎。本虫呈世界性分布,国内各地均有感染,人群集中区域感染率高。

1.形态 阴道滴虫只有滋养体期。滋养体呈梨形,长7~32 μm。虫体前 1/3 处有长椭圆形细胞核,核前端有 5 颗排列成环状的基体,由此向前发出 4 根前鞭毛,游离虫体外；后鞭毛向后延伸,与虫体前半部的波动膜外缘相连,波动膜较短,不超过虫体 1/2。有轴柱一根,纵贯虫体自后端伸出。细胞质内有很多颗粒状染色质粒,如图 10.22 所示。新鲜标本中虫体如水滴状,借助 4 根前鞭毛和波动膜运动。

2.生活史 阴道滴虫生活史简单,发育过程只有滋养体期,无包囊期,主要寄生阴道和尿道,也可寄生前列腺,以二分裂法繁殖,滋养体是感染阶段。外界生存能力强,在干燥环境中能存活14~20 h；在湿毛巾、衣裤中可存活23 h；在40 ℃水中可存活102 h；肥皂水中可存活45~150 min。通过性生活直接接触或通过公共浴池、浴具、坐式马桶、游泳池、租借游泳衣等间接接触传播。

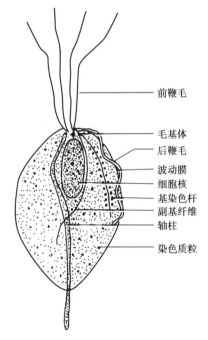

前鞭毛
毛基体
后鞭毛
波动膜
细胞核
基染色杆
副基纤维
轴柱
染色质粒

**图 10.22 阴道毛滴虫滋养体**

3.致病性 正常情况下,健康妇女因乳酸杆菌能酵解阴道上皮细胞的糖原,产生乳酸,使阴道维持pH3.8～4.4,抑制阴道滴虫和细菌的繁殖,即阴道的自净作用。大多数阴道滴虫致病率低,有些妇女虽有感染但无临床症状,成为带虫者。在妊娠、经期后或妇科病时,阴道内pH接近中性,有利于阴道滴虫生长繁殖,消耗糖原,妨碍乳酸酵解,使阴道内pH变为中性或碱性,使阴道滴虫大量繁殖,引起滴虫性阴道炎,临床表现为外阴瘙痒,阴道分泌物增多,呈黄色泡沫状,有异味,阴道黏膜赤红、肿胀,多数有尿路感染,出现尿频、尿急、尿痛等症状。男性感染多无症状带虫者,但可导致配偶连续重复感染,有时可引起尿道炎和前列腺炎。

4.寄生虫学检查 从阴道后穹窿分泌物、尿液沉淀物或前列腺液中检出滋养体即可确诊。常用生理盐水涂片法观察活动的滋养体,也可用瑞氏、姬氏染液染色后涂片镜检滋养体。冬季检查应注意保温。

5.防治原则 预防感染需注意个人卫生,妇女尤其注意经期卫生。提倡使用淋浴和蹲式厕所。积极治疗病人和带虫者,控制传染源。夫妻一方感染,双方应该同时治疗。首选药物口服甲硝唑,治疗期间可用1：5 000高锰酸钾溶液冲洗阴道。

### 四、其他原虫

#### (一)弓形虫

弓形虫又称弓形体或弓浆虫。广泛寄生于人体和多种动物的组织细胞内,造成多种脏器组织损害,专性细胞内寄生的机会致病性原虫,引起的疾病称为弓形虫病。

弓形虫的生活史有5个阶段,即滋养体、包囊、裂殖体、配子体和卵囊。其中对人体有传播意义的阶段是滋养体、包囊和卵囊。滋养体速殖子呈香蕉形或半月形,经姬氏染色或瑞氏染色后胞浆呈蓝色,胞核位于中央呈紫红色。包囊呈圆形或卵圆形,内含大量缓殖子。成熟卵囊圆形或椭圆形,内含两个孢子囊,每个孢子囊内含有4个新月形子孢子,如图10.23所示。

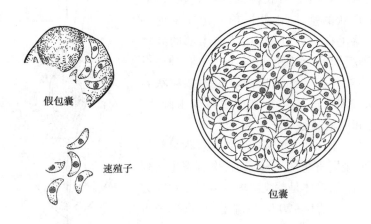

假包囊

速殖子

包囊

**图 10.23　弓形虫形态**

弓形虫生活史比较复杂,卵囊、包囊和假包囊均是感染阶段。人和其他动物吞食了卵囊或动物肉类中包囊、假包囊后,子孢子、缓殖子、速殖子逸出侵入肠壁,随血液、淋巴液到全身有核细胞内增殖,速殖子被宿主细胞膜包裹为假包囊,破裂后释放的速殖子再进入细胞重复进行增殖,随着免疫力的产生,速殖子增殖变慢为缓殖子,形成包囊。

猫科动物吞食卵囊、包囊和假包囊后,子孢子和滋养体侵入小肠上皮细胞内,发育为裂殖体,再发育为雌、雄配子结合后,发育为卵囊,肠上皮细胞破裂后卵囊随粪便排出。弓形虫也可在猫的肠外组织细胞内无性增殖。猫科动物是终末宿主又作中间宿主。

弓形虫寄生于人体各种有核细胞内,反复增殖破坏细胞,引起组织炎症、水肿、坏死或形成肉芽肿。弓形虫感染分先天性和获得性两种。先天性感染是孕妇感染弓形虫后经胎盘传播给胎儿,妊娠期的前 3 个月内发生感染,可出现流产、早产、死胎,妊娠后期感染可引起先天性畸形如视网膜脉络膜炎、脑积水、小脑畸形、智力障碍等。获得性感染多数无症状,机体免疫力降低时弓形虫增殖扩散,呈现多种不同的表现,如淋巴结肿大、视网膜脉络膜炎、脑膜炎、肝炎、肺炎、心肌炎等(图 10.24)。

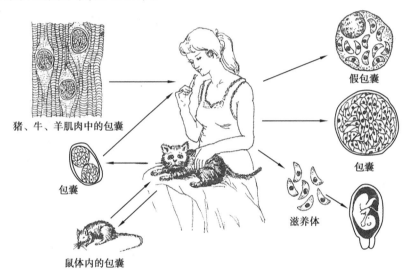

猪、牛、羊肌肉中的包囊　　包囊　　鼠体内的包囊　　滋养体　　假包囊　　包囊

图 10.24　弓形虫生活史

弓形虫病的病原学检查检出率低,多采用免疫学检查方法如染色试验、免疫酶染色试验、HIA、ELISA 等,结合临床症状诊断。

弓形虫为世界性分布,传染源主要是动物、经胎盘、食物、水源、破损皮肤黏膜、输血等途径传播。预防的主要方法是加强饮食卫生管理,强化肉类食品检疫,孕妇不要养猫并定期作弓形虫常规检查。治疗的药物有乙胺嘧啶、磺胺嘧啶、螺旋霉素、阿奇霉素等。

### (二)卡氏肺孢子虫

卡氏肺孢子虫又称为肺孢子虫,主要寄生于人和多种哺乳动物的肺部,引起肺孢子虫肺炎,对人致病的称为耶氏肺孢子虫,是一种机会致病寄生虫。

卡氏肺孢子虫生活史中有滋养体、包囊 2 个阶段的形态。滋养体在姬氏染色标本中,形态多样,大小为1~5 μm,有的伸出伪足,胞浆呈浅蓝色,1 个核呈紫红色。包囊呈圆形或椭圆形,直径为4~6 μm,成熟包囊内含有 8 个囊内小体,呈香蕉形,各有 1 个核(图 10.25)。

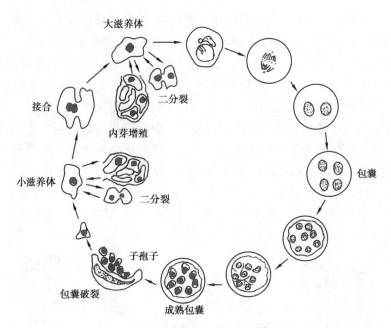

图 10.25　卡氏肺孢子虫生活史

肺孢子在体外的发育阶段不十分清楚,在人肺组织内的发育过程基本清楚。成熟的包囊为感染阶段。包囊随空气进入肺,在肺泡内滋养体逸出,以二分裂、内出芽及接合生殖等方式繁殖,逐渐形成包囊。囊内的核分裂后,每个核被胞质围绕为囊内小体,成熟的包囊含 8 个囊内小体,脱囊而形成滋养体。

宿主通常为隐性感染,当免疫力降低时,虫体在肺内大量繁殖和扩散,引起肺孢子虫肺炎。临床表现为干咳、呼吸困难,甚至呼吸衰竭导致死亡。

在清晨收集痰液或支气管分泌物涂片,姬氏染色镜检,若获得支气管肺泡灌洗液进行检查,可提高检出率。DNA 探针检测对轻度感染和亚临床患者有较高价值。

肺孢子虫呈世界分布,患者和带虫者为唯一传染源,可能经飞沫直接传播,发病者主要是 AIDS 患者,其次为免疫功能不全者及大剂量应用免疫抑制剂的患者。提高机体免疫力、慎用免疫抑制剂是预防本病的关键。复方新诺明为目前治疗的首选药物。

### (三)隐孢子虫

隐孢子虫广泛寄生于人和多种动物的肠道,是人类重要的机会性致病原虫,引起隐孢子虫病。此虫易感染免疫功能低的人群。

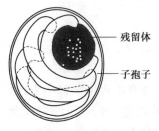

图 10.26　隐孢子虫卵囊

隐孢子虫生活史简单,在同一宿主体内完成其生活史。卵囊呈圆形或椭圆形,成熟的卵囊内含有 4 个子孢子,是本病的唯一感染阶段。当人和易感动物吞食卵囊后,子孢子逸出侵入肠上皮细胞内,进行无性生殖和有性生殖后发育为卵囊,成熟的卵囊随粪便排出体外(图 10.26)

隐孢子虫寄生于小肠黏膜,损害肠绒毛,对免疫功能正常的人引起急性水样腹泻,对于 AIDS 等免疫功能低下者,可导致长期严重的腹泻甚至死亡。

病原学检查取腹泻粪便,用金胺酚-改良抗酸染色等方法检查玫瑰红色卵囊。免疫学检查有 ELISA 等方法。

隐孢子虫病被列为世界最常见的腹泻之一。被感染的人类及牛、羊、猫、犬等动物均是传染源,主要经消化道传播,婴幼儿、免疫功能低下者等易发生感染。预防方面要加强人、畜粪便管理,注意个人和饮食卫生,加强对免疫功能低下者的保护。治疗尚无特效药,阿奇霉素、大蒜素等药物有一定效果。

# 第三节　医学节肢动物

## 一、概述

医学节肢动物(medical arthropod)指通过骚扰、蜇刺、吸血、寄生、毒害、致病等方式直接或间接危害人畜健康的节肢动物。

### (一)主要特征与分类

1.主要特征　节肢动物的身体左右对称并分节;体表由坚韧的外骨骼组成;循环系统为开放式;发育过程有蜕皮和变态现象等。

2.分类　危害人体健康的节肢动物主要有 5 个纲:①昆虫纲:虫体分头、胸、腹 3 部分,能传播疾病。引起疾病的有蚊、蝇、白蛉、蚤、虱等。②蛛形纲:虫体分头胸部和腹部,或头胸腹部愈合成躯体。能传播或引起疾病的有蜱、螨,能毒害人体的有蜘蛛和蝎子等。③唇足纲:虫体窄长,由头及若干相似的体节组成,蜇人时排出毒素伤害人体,如蜈蚣。④甲壳纲:虫体分头胸部和腹部,有些是蠕虫的中间宿主,如石蟹、蝲蛄、剑水蚤等。⑤倍足纲:虫体长形、分节、由头及若干形状相似的体节组成,分泌物常引起皮肤过敏,如马陆。

### (二)生态和发育

1.生态　生态学是研究生物与环境内各因素间相互关系的科学。周围环境因素包括无机、有机环境。无机环境指气候条件及土壤等。如温度、湿度、地理、地质等。有机环境是指动植物群落如昆虫的食性、滋生地、活动规律及栖息场所等。调查研究上述因素,对确定传播疾病的主要医学节肢动物,控制或消灭病媒节肢动物及其所传播的疾病具有重大意义。

2.发育　发育指节肢动物由卵变为成虫的过程中,外部形态、内部结构、生理功能、生活习性均发生一定程度的变化,变化的总和称为变态。根据生活史中是否有蛹期分为完全变态和不完全变态。完全变态要经过卵、幼虫、蛹、成虫,4 个时期的发育,各期形态和生活习性完全不同称完全变态,如蚊、蝇的发育;不完全变态只经过卵、若虫、成虫 3 个时期的发育,无蛹期的发育,若虫形态和习性与成虫相似,称不完全变态(半变态),如虱、臭虫等的发育。

### (三)对人体的危害

1.直接危害　医学节肢动物对人类的直接危害有:①骚扰和吸血:某些节肢动物嗜吸人血,频繁叮刺或飞动骚扰影响休息。如蚊、蚤、臭虫、虱、蜱、螨等。②寄生:某些节肢动物的幼虫或成虫寄生于人体引起疾病。如蝇类幼虫寄生肠道,创口引起蝇蛆病;疥螨;粉螨侵入肺引起肺螨病等。③毒害:某些节肢动物有毒腺和毒毛,体液有毒,蜇刺时分泌毒液注入人体,可以使局部红肿、剧痛、甚至引起全身症状。如蜈蚣、毒蜂等的毒毛及毒液引起皮炎等。④致敏:节肢动物的分泌物,代谢产物和皮壳等过敏原,可引起超敏反应性疾病。如尘螨引起的哮喘、鼻炎等。

2.间接危害　医学节肢动物对人类的间接危害有:①机械性传播:病原体在医学节肢动物体内和体表,不经过发育或繁殖即能传染人体。节肢动物起着机械地携带传递病原体的作用。如蝇携带病原体传播肠道传染病。②生物性传播:病原体在节肢动物体内,经过生长、发育和繁殖后才能传播给人。按病原体在节肢动物体内发育和增殖的情况,有以下四种形式:发育式:如丝虫在蚊体内发育;增殖式:如鼠疫耶尔森菌在蚤体内的增殖;发育增殖式:疟原虫在蚊体内发育增殖;经卵传递式:如恙螨幼虫感染恙虫病立克次体等。

节肢动物不但能在人与人之间传播疾病,也能在动物与动物之间以及动物与人之间传播。所传播的疾病包括病毒、立克次体、细菌、螺旋体、原虫及蠕虫等生物病原体所引起的各类疾病。因此,节肢动物既是某些疾病的传播媒介,又是病原体的长期保虫宿主,成为自然疫源性疾病长期存在的重要流行因素。

## 二、常见节肢动物

### (一)蚊

蚊是重要的医学节肢动物,传播疾病的蚊有按蚊、库蚊和伊蚊。成虫体表有鳞片,呈黑色、灰褐色或棕褐色,体长 1.6~12.6 mm,分头、胸、腹 3 部分。

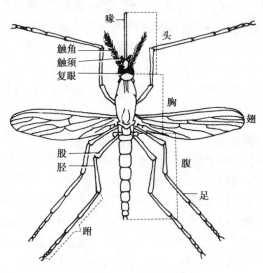

图 10.27　蚊的形态

蚊为全变态,生活史分卵、幼虫、蛹及成虫 4 个阶段。卵、幼虫、蛹生活在水中,成虫生活在陆地。雌蚊产卵于水中,在 30 ℃时经2~3 d 可孵出幼虫,幼虫以水中微小生物为食,经5~7 d,蜕皮 4 次化为蛹,再经1~2 d 羽化为成蚊。蚊的全部生活史需7~15 d,一年繁殖7~8 代。雌蚊在 10 ℃以上叮人吸血,除伊蚊白天吸血外,其他蚊类多在夜晚吸血。气温低于 10℃时蚊类开始越冬。温度、湿度及雨量对蚊的季节消长有很大影响。在江南,蚊虫 3 月开始出现,5 月密度上升,7—9 月达高峰,以后逐渐下降。熟悉蚊虫季节分布,有利于对蚊传播疾病的流行病学的调查及预防。

蚊通过叮刺及吸血,皮肤红肿瘙痒,并间接传播疾病。①疟疾:传播媒介为按蚊,在平原地区,主要是中华按蚊;在长江流域的山丘地区,主要是嗜人按蚊;在南方山区和森林地带,主要是微小按蚊,大劣按蚊则是我国海南山林及山麓地区的重要传播媒介。②丝虫病:主要传播媒介是淡色库蚊和致倦库蚊,其次是中华按蚊;马来丝虫病的传播媒介是中华按蚊和嗜人按蚊。③流行性乙型脑炎:病原体为流行性乙型脑炎病毒,传播媒介是三带喙库蚊、致倦库蚊、淡色库蚊及白纹伊蚊等。病原体可在蚊体内越冬,并可经卵传递至下一代。④登革热:病原体是登革热病毒,主要传播媒介是埃及伊蚊和白纹伊蚊。该病曾在广东、广西及海南等地流行。

**(二)蝇**

蝇属双翅目,环裂亚目,能传播多种传染病,并作为病原体引起蝇蛆病。国内发现蝇类近千种。与疾病有关的属于非吸血蝇、吸血蝇和蛆症蝇 3 类。

蝇躯体多毛,分头、胸、腹三部。蝇多为舐吸式口器,有的蝇种为刺吸式口器。蝇前胸和后胸退化,中胸特别发达。中胸背板上的鬃毛、斑纹,可作为分类依据。有足 3 对,末端有爪及爪垫各 1 对,爪间突 1 个,爪垫上密布细毛,可携带大量病原体。

除少数蝇种,如麻蝇直接产蛆外,绝大多数蝇的生活史分卵、幼虫、蛹和成虫 4 期。成蝇羽化后 2~3 d 可交配产卵,从卵发育至成蝇,8~10 d,1 只蝇可繁殖十几代。成蝇寿命为 1~2 个月。蝇类多孳生于腐败的有机物,如粪便垃圾,腐败的动植物上等。成蝇可黏附携带大量的病原体,故成为重要的传播媒介。

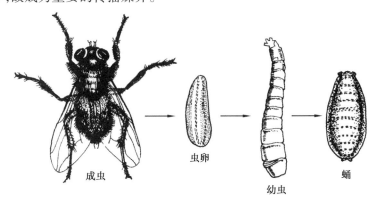

图 10.28　蝇的生活史

蝇类对人体的危害是传播疾病和寄生。①传播疾病:机械性传播:是蝇类主要的传病方式,所传播的疾病有肠道传染病、呼吸道传染病、皮肤病、眼病等。生物性传播:有的非吸血蝇可充当眼结膜吸吮线虫的中间宿主,有的吸血蝇可传播锥虫病。② 蝇蛆病:蝇类幼虫可寄生于组织或器官中,引起蝇蛆病。

**(三)蚤**

蚤属蚤目,常寄生于哺乳动物及鸟类的体外,通过叮刺、吸血等方式传播某些人畜共患病,以传播鼠疫等烈性传染病危害最严重,世界上有2 000多种,我国有近500种。

成蚤体小,侧扁,呈棕黄色或深褐色。体表有鬃、刺、毛、棘等衍生物。虫体可以分为头、胸、腹3部分。头节侧面似三角形,具刺吸式口器,触角1对,藏于头两侧触角的窝内。胸部分3节,无翅、足3对,长而粗壮,跗节末端有小爪,善跳跃。腹部10节,第1~7节有气门1对,雄蚤第7~9腹节变为生殖器,第10节为肛门,雌蚤末端钝圆,内有受精囊。雄蚤腹部末端较尖,有雄性外生殖器。

蚤生活史为全变态,包括卵、幼虫、蛹和成虫4个时期。雌蚤产卵于宿主皮毛上或窝巢中,因卵壳缺乏黏性常脱落地上;温度适宜时3~5 d孵出幼虫,白色,在阴暗角落、缝隙等处,在适宜条件下2~3周,蜕皮2次发育为成熟的幼虫;成熟的幼虫吐丝作茧,在茧内化蛹,蛹经1~2周发育为成虫,在受到环境振动或气温升高的影响,成虫破茧而出。成虫化羽后可交配,开始吸血,在1~2 d后产卵,适宜条件下卵发育为成虫,约1个月,蚤的寿命为1~2年,如图10.29所示。

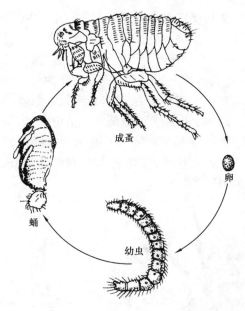

图 10.29　蚤的生活史

蚤类对人体的危害有:

(1)叮刺瘙痒:人被蚤叮刺后皮肤奇痒,出现红斑或丘疹等,严重者可影响休息或因骚破皮肤而继发感染。

(2)皮下寄生:潜蚤属雌蚤可寄生于动物和人的皮下,造成潜蚤病。

(3)传播疾病:①鼠疫:当蚤刺吸病鼠血后,鼠疫耶尔森菌在蚤内大量繁殖,在胃棘间形成菌栓塞堵塞食道,若蚤再吸新宿主的血时,便将前胃内的细菌随反流的血液回流到新宿主体内导致感染。②鼠型斑疹伤寒:病原体是莫氏立克次体,通过印鼠客蚤、缓慢细蚤等吸血传播。立克次体在蚤胃上皮细胞内繁殖,随蚤粪污染叮咬的伤口而感染。③绦虫病:蚤可作为犬复孔绦虫、微小膜壳绦虫、缩小膜壳绦虫的中间宿主,人因误食含囊尾蚴的蚤幼虫而感染。

### （四）虱

虱通过叮刺及吸血成为人体外永久性寄生虫。寄生人体的虱有人虱和耻阴虱。

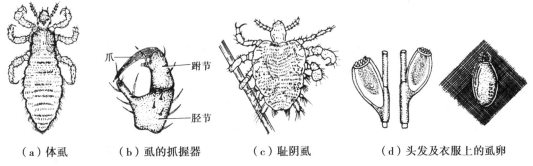

（a）体虱　　　（b）虱的抓握器　　　（c）耻阴虱　　　（d）头发及衣服上的虱卵

图 10.30　虱成虫、卵及抓握器

人虱有头虱、体虱，两者形态相似，成虫长椭圆形，背腹扁平，体灰白或灰褐色，雌虱体长为4~5 mm，大于雄虱，成虫分头、胸、腹3部分。头部扁平呈菱形，有刺吸式口器，触角约与头等长，分5节，眼突出，位于触角之后，胸部三节融合。无翅，足3对短而粗壮，各足胫节末端内侧具有指状胫突，蚹节仅1节，其末端有一弯曲的爪。爪与胫突形成抓握器，能紧抓住人的毛发、衣衫的纤维。腹部共9节，雌虱腹部较宽大，末端呈W形，雄虱腹部较小，尾部呈V形，末端有交尾器。耻阴虱体粗短似蟹，灰白色，雌虱长1.5~2 mm，雄虱较小，胸腹宽而短，足3对，前足及爪均细，中、后足胫节和爪明显粗大，腹两侧缘具有圆锥状刚毛的突起，如图10.30所示。

虱的发育为不完全变态，生活史分卵、若虫、成虫3期。卵呈椭圆形、白色、常黏附在毛发和纤维上，卵期1周。若虫从卵盖处孵出，形似成虫，但体小，生殖器官未发育成熟，经3次蜕皮发育为成虫。自卵发育至成虫需16 d。成虫寿命为1个月，如图10.31所示。人虱寄生于头发上，产卵于发根，耳后为多。体虱主要生活在贴身的内衣内裤上，多见于衣缝、衣领、皱褶和裤腰等处，产卵于衣裤织物纤维上。耻阴虱主要寄生在阴部和肛周的阴毛上，产卵毛根部。若虫及雌雄成虫均嗜吸人血，虱耐饥力不强，若虫每日吸血1次，成虫数次，常边吸血边排泄，粪内病原体可从皮肤损伤进入人体，引起疾病。虱怕热冷、又怕湿，当宿主患病或劳动体温升高、出汗或宿主死后体温降低时，虱便离开宿主，侵入新宿主体表寄生，这些习性与虱的传病及散布有重要作用。人虱的散布是通过人与人间的直接或间接接触而

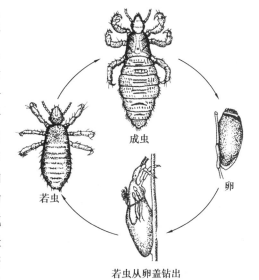

图 10.31　体虱的生活史

致。耻阴虱主要通过性交而散布。

虱传播的疾病有流行性斑疹伤寒、战壕热和虱传回归热，此外，地方性斑疹伤寒由蚤传到人后，也能由虱传播。虱还通过叮刺及吸血等方式损伤组织使人致病，引起皮炎及继发性感染。

### （五）白蛉

白蛉属毛蛉科，小型吸血昆虫，成虫 1.5~4 mm，体色灰黄，全身密布细毛。体分为头、胸、腹。头部复眼大而黑，触角 1 对，刺吸式口器，吸血为食。背面隆起似驼背，有 1 对狭长的翅，静态时翅与体成 45°角，足 3 对，腹部末端为外生殖器。

白蛉发育为全变态，雌蛉产卵于土质疏松的啮齿类动物穴内，卵长椭圆形，壳上有纵横纹格。幼虫形似小毛虫，全身有许多刚毛，尾部长鬃，有 4 龄期，土壤有机物为食，约 25 d 化为蛹。蛹浅黄色，无外茧，后端连附有第 4 龄幼虫蜕下的皮，6~10 d 后化羽为成虫。羽化后1~2 d 成虫交配，雄蛉不吸血，交配后不久死亡。雌蛉常在黄昏后或黎明前侵袭人体吸血。竖立毛类白蛉多吸人和哺乳动物的血。平卧毛类白蛉多吸鸟类和变温动物的血。成蛉多栖息在阴暗无风、安静的环境。白蛉出现的季节与温湿度有关，我国北部中华白蛉多于5—9 月出现，以幼虫越冬，如图 10.32 所示。

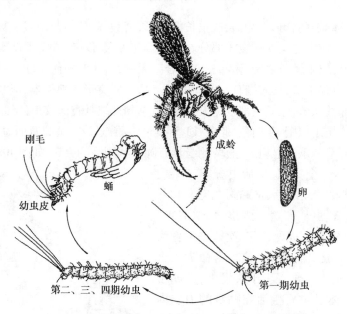

**图 10.32　白蛉生活史**

白蛉对人体的危害，主要是传播黑热病，其次通过叮刺及吸血等方式损伤组织引起皮炎。我国传播黑热病的主要媒介有中华白蛉、中华白蛉长管亚种、硕大白蛉吴氏亚种。白蛉活动范围小，飞行力弱，分布季节短和对药物敏感，如采用溴氰菊酯、马拉硫磷、杀蝇松等药物滞留喷洒或熏杀为主，结合环境治理和做好个人防护的综合防制措施，效果明显。

### （六）蜱

蜱属寄螨目，蜱总科。成虫躯体背面有壳质化较强的盾板，通称硬蜱；无盾板者，通称软蜱。世界约有 800 种，我国约有 100 种。

虫体椭圆形，饥饿时背腹扁平，饱血后胀大如豆，可达 30 mm，由颚体和躯体组成。颚体位于躯体前端，由颚基、螯肢、口下板及须肢组成。颚基与躯体前方相连接。从颚基背面中央伸出 1 对螯肢，是重要的刺割器。螯肢腹面为口下板，与螯肢合拢形成口腔，口下板腹面有倒齿,吸血时刺入,固定于皮肤。螯肢两侧为须肢,由 4 节组成,是分类依据。硬蜱的鄂体位于躯体前端,从背面可见。雌虫在鄂基背面有孔区 1 对,软蜱的鄂体位于躯体腹部前方,从背面不能见,鄂基较小,但螯肢比硬蜱发达。躯体呈袋状,大多褐色,雄蜱背面的盾板几乎覆盖着整个背面,雌蜱的盾板仅占体背前部的一部分,有的蜱在盾板后缘形成不同化饰称缘垛。软蜱背面无盾板。腹面有足 4 对,分基节、转节、股节、膝节、胫节、跗节 6 节。硬蜱第 1 足跗节背面有哈氏器,具嗅觉功能,末端有爪 1 对,垫状爪间突 1 个,气门 1 对,位于第 4 足基节后外侧,气门板宽阔。肛门位于躯体后部,有肛沟。生殖孔位于腹面前方,雄蜱腹面有几丁质板,数目因种而不同。软蜱的气门位于足第 4 基节前外侧。成虫及若虫足 1~2 基节之间有基节腺的开口,基节腺液的分泌有调节水分、电解质及血淋巴成分的作用。有的软蜱吸血时,病原体也随基节腺液的分泌而污染宿主伤口造成感染,如图 10.33 所示。

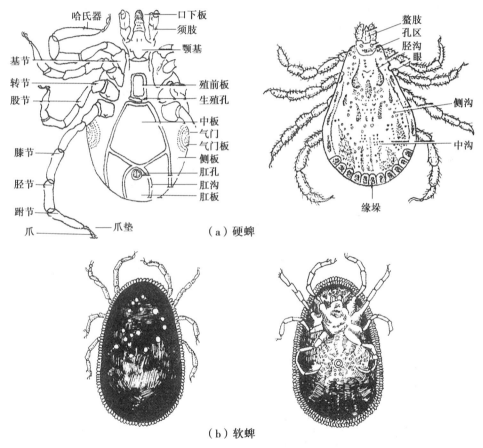

图 10.33　硬蜱、软蜱成虫

发育过程分卵、幼虫、若虫及成虫 4 个时期。雌雄成虫吸血后,交配落地产卵。硬蜱一次把卵产完,产卵后干死。雄蜱一生可交配数次。卵呈椭圆形,淡黄色或棕黄色。适宜条件下卵经 2~4 周孵出幼虫。幼虫寻觅宿主吸血后经 1~4 周蜕皮为若虫,若虫吸血后 1~4 周蜕皮成为成虫。硬蜱完成一代生活史需 2 个月到 3 年不等,软蜱 6 个月至 2 年。硬蜱寿命一般为几个月到 1 年,软蜱为 5~6 年或更长。因生活史中更换宿主次数不同而分 4 种类型:

①单宿主蜱:在1个宿主体上完成幼虫至成虫的发育,雌虫饱血后产卵,如微小牛蜱;②二宿主蜱:幼虫发育为若虫在同一宿主体上,成虫在另一个宿主体上寄生,如残缘璃眼蜱;③三宿主蜱:幼虫、若虫、成虫分别在3个宿主体上寄生,如全沟蜱;④多宿主蜱:幼虫、各龄若虫和成虫均需寻找宿主吸血,饱血后离去,多数软蜱属于此类。

硬蜱多生活在森林、草原、牧场、灌木、山地、耕田区等处。软蜱多栖息于家禽的圈舍、野生动物洞穴及鸟巢内。蜱发育的每个阶段均吸血,硬蜱多在白天侵袭宿主,吸血数天;软蜱多在夜间侵袭宿主,吸血时间短。吸血时对部位有一定的选择性,以皮肤嫩薄不易被宿主搔动的部位,如人体的颈部、耳后、腋窝、大腿内侧、阴部、腹股沟等处。温暖地区的蜱在春、夏、秋季活动,如全沟蜱成虫活动在4—8月,高峰5—6月,炎热地区的蜱在秋、冬、春季活动,如残缘璃眼蜱。软蜱在宿主巢穴内终年活动。越冬因种而异,成虫、若虫、幼虫多在栖息场所越冬。

我国传病蜱种有全沟蜱、亚东璃眼蜱、草原革蜱、乳突钝缘蜱。①直接危害:蜱叮刺吸血时,多无痛感,但因螯肢、口下板同时刺入宿主皮肤,可造成局部充血、水肿、急性炎症反应,还可引起继发感染。有些蜱唾液分泌神经毒素,导致宿主运动神经纤维的传导障碍,引起上行性肌麻痹,甚至呼吸衰竭死亡,称为蜱瘫痪,多见儿童。②间接危害:蜱传播的疾病有:病毒性疾病如森林脑炎、蜱媒出血热、立克次体性疾病Q热,北亚蜱传播斑疹伤寒;螺旋体病如蜱媒回归热、莱姆病;细菌性疾病如鼠疫、布鲁病、野兔热等。蜱能长时间保存病原菌,并经卵传播,在某些自然疫源性疾病的传播中,起着重要的作用。

### (七)恙螨

恙螨又称恙虫,属真螨目、恙螨科。世界已有约3 000种,我国发现约400种及亚种,其中约有50种可侵害人体,引起疾病。

恙螨的幼虫呈椭圆形,大小0.2~0.1 mm,呈红、橙、淡黄或乳白色。由鄂体和躯体组成。鄂体位于躯体前方,由螯肢及须肢1对组成,螯肢基节呈三角形,末节顶端为螯肢爪,是螯刺器。须肢在螯肢两侧,分4节,上有纲毛,末端有爪。躯体背面前部有一块盾板,形状因种而异。盾板上通常5根毛和1对感应器基,由此长出呈丝状,羽状或球杆状且具特殊功能的感器。盾板背面有排成横列的背毛,其行数及毛数因种而异,足3对,足末端有爪1对和爪间突1个,如图10.34所示。

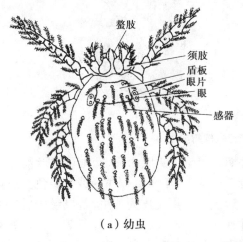
（a）幼虫

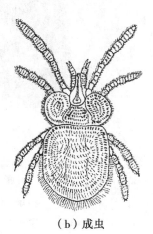
（b）成虫

图10.34　恙螨幼虫、成虫

恙螨发育过程分卵、前幼虫、幼虫、若蛹、若虫、成蛹、成虫 7 个时期，以地理纤恙螨为例简述。雌虫产卵于泥土表层缝隙中，呈球形。经 5~7 d 卵壳破裂，逸出 1 个被有薄膜的幼虫，称为前幼虫，再经 10 d 左右，幼虫破膜而出，遇到宿主爬到体上寄生，经 2~3 d 饱食后，落地静止不动化为若蛹，若蛹内幼虫发育成熟，从蛹背逸出。经 3 周静止变为蛹。再经 1~2 周蜕皮为成虫。若虫和成虫大多呈葫芦状，体被密毛。雄虫性成熟后，产精球于体外，雌虫摄取精球并在体内受精，一生产卵 100~200 个，发育 1 代约 3 个月。

恙螨在地势低洼、潮湿、环境卫生差及鼠类常经过或停留的场所滋生。恙螨幼虫的宿主范围广泛，主要是鼠类，有些可侵袭人体。幼虫多寄生在宿主体外，如鼠的耳窝、会阴部。人的腰、腋窝、腹股沟、阴部等。当宿主在其滋生地停留时，幼虫可被宿主的呼吸气味吸引。在宿主体上叮刺吸吮时，先以螯肢爪刺入皮肤，然后注入唾液，宿主组织受唾液内的溶组织酶作用，上皮细胞、胶原纤维及蛋白质均发生变性，出现凝固性坏死，在唾液周围形成一个环圈，以后继续增长形成一根小"吸管"，通到幼虫口中，称为茎口，被分解的组织和淋巴液，通过茎口进入幼虫消化道。幼虫在刺吸过程中，一般不更换部位或转换宿主。幼虫活动范围不大，喜温暖潮湿的环境，故在热带、亚热带及热带雨林中多见。恙螨出现的季节也因对温、湿度要求不同而分为秋冬型、夏季型、春秋型等。

恙螨引起的危害有：①恙螨皮炎：恙螨唾液溶解宿主皮肤组织，引起局部凝固性坏死，引起皮肤炎症，叮刺处出现痒感、丘疹，并可继发细菌感染。②恙虫病：感染立克次体的恙螨幼虫叮刺人体引起急性传染病，临床表现为持续高热、皮疹，叮刺处有焦痂和溃疡，局部或全身表浅淋巴结肿大等症状。恙螨幼虫叮刺病人时，可将病原体吸入体内，并传给下一代幼虫，感染新的宿主。

### （八）疥螨

疥螨属真螨目，疥螨科。寄生于人和哺乳动物的皮肤表皮内，是疥疮的病原体。寄生于人体的为人疥螨。

成虫呈类圆形，背面隆起，乳黄色，虫体 0.2~0.5 mm，由鄂体和躯体组成。鄂体短小，位于前端，有钳状螯肢及三角形须肢各 1 对。躯体背面有 1 盾板和许多波状横纹。磷状皮棘及成对的粗刺、纲毛和长鬃。腹面有足 4 对，均粗短，雌、雄螨前 2 对足末端均具有长柄吸盘，雌虫后 2 对足为长纲毛，而雄虫第 3 对足为长纲毛，第 4 对为长柄吸垫，如图 10.35 所示。

疥螨的生活史包括卵、幼虫、前若虫、后若虫和成虫 5 个阶段，疥螨寄生人体皮肤表皮角质层间，幼虫、若虫、成虫以啮食角质组织和渗出的淋巴液为营养，并以螯肢和前跗爪在皮下开凿一条与体平行而迂曲的隧道。雄虫与雌后若虫在皮肤背面交配，雄虫交配后死亡。雌后若虫受精后极活跃，每分钟可爬行 25 mm，此时最容易散布感染新宿主，雌后若虫钻入宿主皮内，蜕皮为雌虫，啮食组织，开凿隧道，经 2~3 d 后在隧道内产卵，如图 10.36 所示。卵呈椭圆形，壳薄，0.1~0.5 mm，卵期 2~5 d，孵出幼虫，幼虫足 3 对。经 3~4 d 蜕皮为前若虫，形似成虫，有足 4 对，生殖器官未发育成熟，2 d 后蜕皮为后若虫，其阴道孔已形成，可行交配。再经 3~4 d，蜕皮为成虫。疥螨完成一代生活史需 8~11 d，产卵量 40~50 个，雌疥螨寿命 5~6 周。

疥螨寄生人体皮肤柔软嫩薄处，常见于指间、腕内侧、腋窝前后、腹股沟、乳房下等处皮肤表皮层内。儿童全身可侵犯。皮损常为淡红色丘疹，小泡及隧道，针头大小，对称分布。疥螨最突出症状为剧烈的瘙痒。因雌螨挖掘隧道时的机械刺激及排泄物、分泌物、死亡的虫体引起超敏反应而致,夜间尤甚。剧痒,搔抓可引起继发性感染,如脓疱疮、毛囊炎。可挑破皮肤隧道,取出螨虫而确诊。

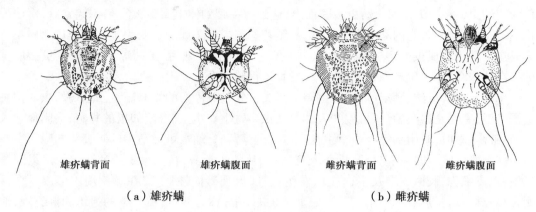

雄疥螨背面　　　　雄疥螨腹面　　　　雌疥螨背面　　　　雌疥螨腹面

（a）雄疥螨　　　　　　　　　　　（b）雌疥螨

图 10.35　人疥螨成虫

### (九) 蠕形螨

蠕形螨俗称毛囊虫,属蠕形螨科。是一类永久性寄生螨,宿主有严格的选择性,寄生人体的蠕形螨有毛囊蠕形螨、皮脂蠕形螨。它们形态结构相似。

螨体细长呈蠕虫状,乳白色,半透明。雌虫大于雄虫,前端为鄂体,宽短呈梯形。刺吸式口器由螯肢、须肢和口下板组成。躯体分足体和膜体。足体腹面有足 4 对,粗短呈芽突状。膜体细长,体表有明显环状横纹,末端钝圆。皮脂蠕形螨略短,末端尖细,如图 10.37 所示。

两种蠕形螨的生活史相似,分卵、幼虫、前若虫、若虫及成虫期。蠕形螨通过接触传播。毛囊蠕形螨营群居于毛囊,集中在毛囊口,寄生于鼻、额、外耳道、颈、阴部等。主要取食宿主细胞和皮脂腺的分泌物。被寄生的毛囊扩大,表皮角化,真皮层毛细血管增生并扩张。皮脂蠕形螨常单个寄生在皮脂腺内,使皮脂腺分泌阻塞。虫体代谢物引起超敏反应。虫体进出可携带病原微生物引起炎症和组织增生。临床上分酒渣鼻型、毛囊炎型、痤疮型、脂溢性皮炎型及眼睑类型。用挤压涂片法或透明胶纸法,检查阳性率高。

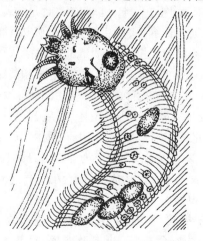

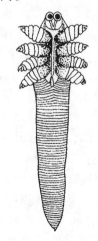

图 10.36　疥螨在皮肤内的隧道中　　　　图 10.37　毛囊蠕形螨

（十）尘螨

尘螨属螨科，普遍存在于人类居住场所的尘埃中，是一种强烈的变应原。主要有屋尘螨和粉尘螨，它们形态相似。

尘螨虫体呈长椭圆鄂体位于躯体前端，螯肢钳状，躯体表面有指纹状细密或粗皱皮纹，体背前端有狭长盾板，雄虫的背后有后盾。肩部有1对长鬃，后端有2对长鬃，生殖孔在腹面中央，肛门靠近后端。雄螨肛侧有肛吸盘。足4对，跗节端部具钟吸盘，如图10.38所示。

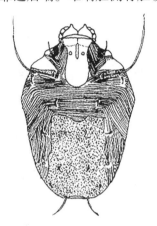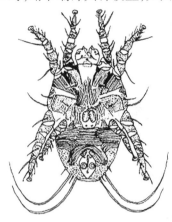

图10.38 屋尘螨雄虫背腹面

尘螨的发育分5个时期。大多营自生生活，主要滋生于卧室内、旧衣、枕头、软垫椅中。粉尘螨可在面粉厂、棉纺厂、中药仓库、食品仓库的地面大量滋生。尘螨是一种啮食性自生螨，以粉末状物质为食。如皮屑、面粉、真菌等。一般在春秋季大量繁殖，秋后数量下降。尘螨主要引起尘螨性超敏反应，属于Ⅰ型超敏反应。常见如尘螨性哮喘、过敏性鼻炎、过敏性湿疹等。

# 目标检测题

## 一、名词解释

1.土源性蠕虫

2.钩幼性皮炎

3.尾蚴

4.再燃

5.半变态

## 二、单项选择题

1.寄生虫病流行的环节是（　　　）。

A.传染源、中间宿主、传播媒介　　　B.传染源、传播途径、易感人群

C.自然因素、生物因素、社会因素　　D.温度、湿度、地域

E.寄生虫种类、数量、致病性

2.关于蛔虫的叙述不正确的是(　　　)。

A.幼虫可致肺蛔虫症　　　　　　　　B.感染阶段是受精卵

C.感染途径是消化道　　　　　　　　D.成虫有钻孔习性

E.一般用直接涂片检查

3.蛔虫感染后常见的并发症是(　　　)。

A.营养不良　　　　　　　　B.肺蛔虫症　　　　　　　　C.超敏反应

D.肠梗阻　　　　　　　　　E.贫血

4.钩虫的感染阶段是(　　　)。

A.含蚴卵　　　　　　　　　B.感染性虫卵　　　　　　　C.丝状蚴

D.杆状蚴　　　　　　　　　E.成虫

5.钩虫感染人体的主要途径是(　　　)。

A.消化道　　　　　　　　　B.皮肤　　　　　　　　　　C.输血

D.蚊叮咬　　　　　　　　　E.蚤传播

6.鞭虫卵的形态主要特征是(　　　)。

A.纺锤形　　　　　　　　　B.两侧不对称　　　　　　　C.卵壳厚

D.卵含细胞　　　　　　　　E.卵的两端各有一个透明塞状突起

7.蛲虫病的主要临床表现是(　　　)。

A.失眠　　　　　　　　　　B.嗜睡　　　　　　　　　　C.腹痛

D.腹泻　　　　　　　　　　E.肛周皮肤瘙痒

8.人感染旋毛虫是由于(　　　)。

A.吞入感染性虫卵　　　　　　　　　B.吞食幼虫包囊　　　　C.幼虫从皮肤钻入

D.误食新生幼虫　　　　　　　　　　E.饮用含丝状蚴生水

9.日本血吸虫的感染阶段是(　　　)。

A.虫卵　　　　　　　　　　B.毛蚴　　　　　　　　　　C.尾蚴

D.童虫　　　　　　　　　　E.成虫

10.日本血吸虫对人体损害最严重的时期是(　　　)。

A.尾蚴　　　　　　　　　　B.毛蚴　　　　　　　　　　C.胞蚴

D.虫卵　　　　　　　　　　E.童虫

11.日本血吸虫病传播途径中最重要的环节是(　　　)。

A.虫卵水源及阳性钉螺的存在　　　　B.带虫者和患者居多

C.有多种家畜作为传染源　　　　　　D.有多种野生哺乳动物保虫宿主

E.多种昆虫作为传播媒介

12.华支睾吸虫感染人的主要方式是(　　　)。

A.喝生水　　　　　　　　　B.生食淡水鱼、虾　　　　　C.喜食螺类

D.生吃蔬菜　　　　　　　　E.生食某些水生植物

13.人体蠕虫卵中最小的虫卵是(　　　)。

A.肝吸虫卵　　　　　　　　B.肺吸虫卵　　　　　　　　C.血吸虫卵

D.姜片虫卵　　　　　　　　　　　　E.斯氏狸殖吸虫

14.布氏姜片虫的储存宿主是(　　　　)。

A.牛　　　　　　　　　　B.猪　　　　　　　　　　C.猫

D.犬　　　　　　　　　　E.羊

15.含有布氏姜片虫囊蚴的水生植物称为(　　　　)。

A.终宿主　　　　　　　　　　B.第一中间宿主　　　　　　　　C.第二中间宿主

D.保虫宿主　　　　　　　　　　E.转续宿主

16.肺吸虫的第二中间宿主是(　　　　)。

A.淡水鱼、虾　　　　　　　　　　B.水红菱、荸荠　　　　　　　　C.扁卷螺

D.石蟹、蝲蛄　　　　　　　　　　E.川卷螺

17.肺吸虫病常见的临床表现是(　　　　)。

A.阻塞性黄疸　　　　　　　　　　B.肠功能紊乱　　　　　　　　C.过敏性皮炎

D.发冷、高热　　　　　　　　　　E.低热、咳嗽、咳铁锈色痰、胸痛

18.猪带绦虫对人体的主要危害是(　　　　)。

A.小钩和吸盘对肠壁的刺激　　　　B.吸收大量的营养

C.代谢产物毒素作用　　　　　　　D.六钩蚴穿过组织时的破坏作用

E.囊尾蚴寄生组织器官所造成的损害

19.牛带绦虫感染人体的阶段是(　　　　)。

A.虫卵　　　　　　　　　　B.原头蚴　　　　　　　　　　C.六钩蚴

D.棘球蚴　　　　　　　　　　E.牛囊尾蚴

20.溶组织内阿米巴的感染阶段是(　　　　)。

A.二核包囊　　　　　　　　　　B.滋养体　　　　　　　　　　C.四核包囊

D.卵囊　　　　　　　　　　E.包囊和滋养体均可

21.引起胎儿早产或死胎、先天畸形的常见原虫是(　　　　)。

A.疟原虫　　　　　　　　　　B.弓形虫　　　　　　　　　　C.痢疾阿米巴

D.黑热病原虫　　　　　　　　　　E.贾第虫

22.疟原虫的感染阶段是(　　　　)。

A.滋养体　　　　　　　　　　B.裂殖体　　　　　　　　　　C.裂殖子

D.配子体　　　　　　　　　　E.子孢子

23.疟疾的再燃原因是(　　　　)。

A.肝脏内残存的疟原虫进入血流　　B.血液内有残存的红内期的疟原虫

C.迟发型子孢子进入血流　　　　　D.速发型子孢子进入血流

E.休眠期疟原虫进入血流

24.阴道毛滴虫生长繁殖适宜的 pH 是(　　　　)。

A.pH3.8～4.4　　　　　　　　　　B.pH＜3.8　　　　　　　　C.pH7.0～7.4

D.pH＜4.4　　　　　　　　　　E.pH＞7.0

25.阴道滴虫的感染方式是(　　　　)。

A.经口感染　　　　　　　　　　B.经接触感染　　　　　　　　C.经呼吸道感染

D.经媒介昆虫感染　　　　　　　　E.经胎盘感染

26.可由怀孕母亲传染胎儿引起畸胎或死胎的寄生虫病是(　　　)

A.血吸虫病　　　　　　　　B.旋毛虫病　　　　　　C.钩虫病

D.弓形虫病　　　　　　　　E.疟疾

27.危害人体健康的节肢动物主要属于(　　　)。

A.昆虫纲、唇足纲　　　　　　B.蛛形纲、昆虫纲　　　　C.蛛形纲、甲壳纲

D.甲壳纲、昆虫纲　　　　　　E.蛛形纲、唇足纲

28.口器为舐吸式的昆虫是(　　　)。

A.蝇　　　　　　　　　　　B.蚊　　　　　　　　　C.白蛉

D.蚤　　　　　　　　　　　E.虱

29.能传播鼠疫和地方性斑疹伤寒的医学节肢动物是(　　　)。

A.蚤　　　　　　　　　　　B.恙螨　　　　　　　　C.蜱

D.虱　　　　　　　　　　　E.蠕形螨

30.寄生于人体皮肤内的医学节肢动物是(　　　)。

A.恙螨　　　　　　　　　　B.蜱　　　　　　　　　C.尘螨

D.疥螨　　　　　　　　　　E.蚤

### 三、问答题

1.简述蛔虫、钩虫、蛲虫、鞭虫、旋毛虫的生活史和所致疾病。

2.列表归纳4种吸虫生活史要点及所致疾病。

3.描述猪带绦虫、牛带绦虫成虫(头节、孕节)、虫卵、囊尾蚴形态特征及所致疾病。

4.叙述阴道滴虫、弓形虫所致疾病,周期性疟疾发作、复发和再燃的原因。

5.简述医学节肢动物对人体的危害情况。

(张世微)

# 第十一章 病原生物与免疫学基础实验指导

## 实验一 细菌的形态和结构观察

📖 **实验目的**

- 掌握光学显微镜油镜的使用、细菌的基本形态及特殊结构。
- 熟悉革兰氏染色的步骤及结果判断。
- 了解油镜原理和显微镜的保护方法。

## 【实验内容】

### 一、光学显微镜的油镜使用

1.取镜 左手托显微镜的镜座,右手紧握显微镜的镜臂,将显微镜放在左胸前的实验台上,镜座距实验台边缘约5 cm。检查显微镜部件是否齐全,机械部分用绸布擦拭,光学部分用擦镜纸擦拭。使用油镜时不要倾斜载物台。

2.对光 接通光学显微镜的电源,转动转换器选择低倍镜对准通光孔中央,打开光圈后上升聚光器,视野内的光线明亮。

3.置片 将载玻片放在光学显微镜的载物台上,有观察物的一面朝上,用标本推进器固定好载玻片,调节标本推进器使观察物在通光孔的正中央。

4.低倍镜观察 首先双手旋转粗调节器使载物台上升,双眼观察物镜镜头距标本片约5 mm时停止旋转;然后双眼注视目镜,双手缓慢转动粗调节器使载物台下降,直到视野中出现物像;最后双手缓慢转动细调节器使物像清晰。物像不在视野中心可调节标本推进器;视野亮度不合适可调节光圈的大小。

5.高倍镜观察 首先调节标本推进器将需要进一步观察的部位调到视野中心;然后转动转换器选择高倍镜;最后双眼注视目镜,双手调节细调节器出现清晰物像。

6.油镜观察 首先调节标本推进器将需进一步放大观察的部位调到视野中心,然后转动转换器使高倍镜离开通光孔,在需观察部位的玻片上滴加一滴香柏油,再转动转换器选择油镜,最后注视目镜,双手调节细调节器至物像清晰为止。油镜观察完毕后取下玻片,用擦镜纸将油镜头上的香柏油擦干净。

7.还镜 关闭光学显微镜的电源,转动转换器使物镜呈"八"字形,下降镜筒,左手托光学显微镜的镜座,右手紧握光学显微镜的镜臂,将光学显微镜归还原处。

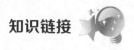

### 光学显微镜物镜的分辨方法

如何分辨光学显微镜物镜的镜头? 分辨物镜镜头有3种方法:①镜头长度:低倍镜最短,高倍镜比低倍镜略长,油镜最长。②放大倍数:镜头上有标识,如油镜一般标有"100/1.25"和"160/0.17",其中100为物镜的放大倍数;1.25为数值孔径,也称镜口率;160为镜筒长度;0.17为盖玻片的标准厚度,单位是mm,通常情况下镜头标识分别是低倍镜是10,高倍镜是40,油镜是100。③圆圈颜色:镜头前端有圆圈标识,低倍镜是黄色,高倍镜是蓝色,油镜是白色。

## 二、细菌革兰氏染色

1.制片 细菌涂片标本按照涂片→干燥→固定的步骤完成。①涂片:取干净的载玻片一块,灼烧接种环后取生理盐水1~2环涂在载玻片上,再用接种环挑取培养基上的菌落少许,在生理盐水中磨匀,涂布成1 cm×1 cm大小的圆形薄膜。②干燥:涂好的玻片置于室温中自然干燥,或者用洗耳球吹干,或者在酒精灯火焰上方不烤手的高处烘干,或者放在烘片机上烘干。③固定:手执玻片一端,菌膜朝上,快速来回通过火焰2~3次,注意不要将菌体烤焦,冷却后进行染色。

2.染色 革兰氏染色按照初染→媒染→脱色→复染的步骤完成。①初染:将玻片置于废液缸玻片搁架上,滴加结晶紫(盖满细菌涂面)染色1 min,水洗甩干。②媒染:滴加卢戈碘液染色1 min,水洗甩干。③脱色:滴加95 %乙醇,轻摇动玻片,0.5~1 min后水洗甩干。④复染:滴加稀释复红,0.5~1 min后水洗甩干。

3.镜检 将染好的标本片用吸水纸吸干,用光学显微镜观察,判断细菌的染色性,紫色者为革兰氏阳性菌,红色者为革兰氏阴性菌。

## 三、细菌基本形态和特殊结构观察

1.基本形态观察 显微镜油镜观察细菌的革兰氏染色标本时,注意细菌的形态、大小、排列方式和染色性等,同时绘图记录。①球菌:葡萄球菌菌体正圆,呈葡萄串状排列,紫色,革兰氏阳性;链球菌菌体圆形,呈链状排列,紫色,革兰氏阳性;脑膜炎奈瑟菌的菌体肾形,成双排列,红色,革兰氏阴性。②杆菌:大肠埃希菌的菌体短杆状,分散排列,红色,革兰氏阴性。③螺形菌:霍乱弧菌的菌体弧形,分散排列,红色,革兰氏阴性。

2.特殊结构观察 显微镜油镜观察细菌染色标本,注意特殊结构的位置、形态、大小和染色性等,同时绘图记录。①鞭毛:观察伤寒沙门菌鞭毛染色标本,菌体较粗大,杆状,分散排列,周围可见到波浪状弯曲,较长,红色鞭毛。②荚膜:观察肺炎链球菌荚膜染色标本,视野背景蓝色,菌体成双排列,周围有未染色的浅发光区即为荚膜。③芽胞:观察破伤风梭菌芽胞染色标本,菌体是革兰氏染色阳性长杆菌,顶端有色浅的圆形结构即为芽胞,大于菌体,使细菌似"鼓槌状"。视野中其他散乱分布的无色球体为菌体脱落的成熟芽胞。

## 【实验报告】

(1)简述油镜观察细菌的操作步骤。
(2)说出革兰氏染色的方法。
(3)绘出细菌的基本形态和结构图。

(张新明)

# 实验二　细菌的人工培养

📖 **实验目的**

- 掌握细菌接种技术及无菌操作技术。
- 熟悉培养基的分类及用途,细菌在固体、半固体和液体培养基上的生长现象。
- 了解培养基的制备过程及涉及的仪器使用方法。

## 【实验内容】

### 一、培养基的制备

#### (一)培养基的种类

(1)培养基按照物理性状分为固体、半固体和液体3种,其主要用途见实验表1。

实验表 1　培养基的分类与用途

| 培养基 | 琼脂含量 | 主要用途 |
|---|---|---|
| 固体 | 1.5%~2.0% | 微生物分离、鉴定、计数,菌种保存等 |
| 半固体 | 0.5%~0.8% | 观察微生物运动特征,鉴定菌种,测定噬菌体的效价等方面 |
| 液体 | 无 | 发酵进行生理研究,微生物生长状况,大规模工业生产等 |

(2)培养基按照用途可分为基础培养基、营养培养基、选择培养基、鉴别培养基和特殊培养基等。

#### (二)培养基的制备程序

(1)制备程序是:配料→溶化→测定矫正 pH→过滤→灭菌→分装→检定→保存。

（2）分装容器：培养皿、试管或培养瓶。

## 二、细菌的接种与培养

### （一）平板分区画线接种法

通过平板画线后使细菌分散生长形成单个菌落，有利于从含有多种细菌的标本中分离出目的菌，故又称分离培养法。

1.接种环灭菌　点燃酒精灯，右手以持笔式拿住接种环，将接种环伸入酒精灯火焰的外焰中烧灼至通红，如实验图1所示，然后延伸到金属杆头，并快速来回2~3次，最后将接种环竖起。灭菌后的接种环不能再接触其他物体。

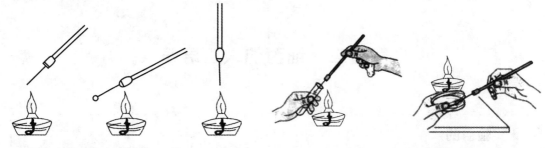

实验图1　接种环灭菌　　　　　　　　　实验图2　挑取菌种方法

2.挑取菌种　左手拿菌种管，右手持接种环。用右手的小指与手掌拔试管塞，如实验图2所示，将试管管口迅速通过火焰外焰2~3次灭菌。将已灭菌且冷却的接种环伸入菌种管中（刚烧灼的接种环必须在培养基上试触后再取菌落），挑取菌落后退出菌种管。将菌种管口再次通过火焰外焰2~3次灭菌，塞好试管塞，放回原处。

3.分区画线　左手换拿装有培养基的培养皿，在酒精灯火焰旁用左手大拇指掀开培养皿盖，角度不能超过45°。挑有菌落的接种环在培养皿中培养基上的边缘轻轻涂抹，然后不重叠来回连续画线，画线时接种环与平板表面成30°~40°角，用腕力在平板表面轻快地滑移，接种环不应划破培养基。第一区画线面积约占平板的1/5，如实验图3所示。

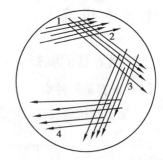

左手将培养基转动80°左右，再次烧灼接种环杀灭环上残留的细菌，在培养基边缘处试触接种环，进行第2区画线，第2区画线的前几次与第1区画线相交。按此方法依次进行第3区、第4区、第5区画线，将平板表面画完。画线完毕，盖上培养皿盖，翻转将底面朝上。接种环烧灼灭菌后放置试管架上。

实验图3　分区画线接种细菌

4.标记　在培养皿的底部用记号笔注明接种的菌名、接种者的姓名和班级、接种的日期等，或者贴上标签。

5.培养　置37 ℃温箱中孵育培养24 h后观察结果。注意观察最后1~2区内是否分离出单个菌落，记录菌落大小、形状、边缘、表面、颜色、透明度等情况。

### （二）斜面培养基接种法

斜面培养基接种法用于培养,保存菌种及其他实验用。

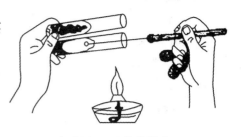

（1）左手拿菌种管和斜面培养基,如实验图4所示,菌种管在上,接种管在下。右手将接种环在火焰上灭菌、冷却。右手的小指、无名指分别拔出接种管、菌种管的管塞,勿放置桌上,若棉塞太紧时应预先松动。

实验图4 双管移种法

（2）试管管口往返通过火焰2~3次灭菌,接种环伸入菌种管中,取少量细菌,然后小心移至接种管中。

（3）在斜面上先由底部向上画一直线,再从管底向上连续画蛇行线,如实验图5（a）所示。

（4）取出接种环,火焰上灭菌试管口,先塞好菌种管管塞,再塞好接种管管塞。

（5）接种环灭菌后放回试管架上。

（6）做好标记,标明菌种名称、日期等。

（7）置37 ℃温箱中培养,次日观察结果。

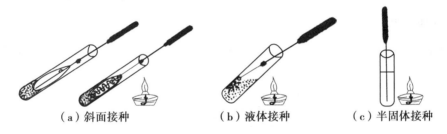

（a）斜面接种 （b）液体接种 （c）半固体接种

实验图5 培养基接种方法

### （三）液体培养基接种法

用于增菌、生化鉴定和观察细菌生长特点等。基本与斜面培养基接种相同,只是接种时应将接种管稍微倾斜,取菌的接种环在液面上方管壁轻轻研磨,并蘸取少数液体培养基调和,使细菌混入培养基内, 如实验图5（b）所示。

### （四）半固体培养基穿刺培养法

用于保存菌种、观察细菌动力等。用无菌操作技术,灭菌穿刺针蘸取细菌后,垂直刺入半固体培养基中央,接近管底处（不能与管底接触,距离管底约5 mm）,再沿原穿刺线抽出即可,如实验图5（c）所示。

## 三、观察细菌在培养基中的生长现象

细菌在液体培养基中生长出现菌膜、混浊、沉淀现象。在半固体培养基中,无鞭毛的细菌仅沿穿刺线生长,呈明显的线状;有鞭毛的细菌沿穿刺线扩散生长,呈云雾状或试管刷状。在固体培养基中出现菌落和菌苔现象,各种细菌的菌落在形状、大小、颜色、边缘整齐度、表面光滑度、湿润度、透明度、凹凸情况以及在血平板上的溶血情况等方面存在差异,分为光滑型、粗造型和黏液型 3 种类型的菌落。

在液体培养基中葡萄球菌浑浊生长,枯草芽胞杆菌形成菌膜,链球菌沉淀生长。在半固体培养基中痢疾杆菌沿穿刺线生长,穿刺线清晰,周围培养基仍透明、动力阴性;大肠埃希菌沿穿刺线扩散生长,穿刺线模糊,全部培养基变浑浊,动力阳性。

## 【实验报告】

1.简述固体、半固体和液体培养基的用途。
2.说出平板画线接种细菌的操作步骤。
3.列举固体、半固体和液体培养基的生长现象。

(张新明)

# 实验三　细菌的分布与消毒灭菌

### 📖 实验目的

- 掌握无菌操作技术、药敏试验在临床应用的实际意义。
- 熟悉高压灭菌器的使用及注意事项,紫外线灭菌。
- 了解药敏试验的操作步骤。

## 【实验内容】

### 一、细菌分布的检查

#### (一)空气中细菌检查——自然沉降法

1.实验原理　根据 5 min 内在 100 cm² 培养基中降落的细菌数相当于 10 L 空气中所含的细菌数,计算 1 m³ 空气中的细菌数。

$$细菌数／m^3 = N \times \frac{100}{A} \times \frac{5}{T} \times \frac{1\ 000}{10} = \frac{50\ 000N}{AT}$$

式中　$A$——平板面积;

　　　$T$——平板暴露时间;

　　　$N$——平板平均菌落数。

2.实验方法　将培养皿分别置于房间内的四角和中央,距离地面1.2 m,远离墙壁1 m以上,避开空调、门窗等空气流通处,暴露15 min。同时取一培养基不开盖,以作对照。置于37 ℃温箱培养48 h后观察结果,数菌落数,并计算。

### (二)水中细菌检查——倾注平板法

(1)酒精灯火焰灼烧自来水龙头灭菌,水龙头放水1~2 min,灭菌三角瓶接取水样。

(2)用无菌吸管吸取1 mL水样,注入直径9 cm灭菌的空培养皿中,每份水样倾注2个。

(3)倾注15 mL已融化并冷却到45 ℃左右的灭菌营养琼脂培养基,并立即在桌面上作平面旋摇,使水样与培养基充分混匀。

(4)另取一空的灭菌培养皿,倾注45 ℃左右的灭菌营养琼脂培养基15 mL,作空白对照。

(5)培养基凝固后,将培养皿翻转倒放,置于37 ℃温箱中,培养24 h。

(6)菌落计数,两个平板中的菌落数平均值即为1 mL水样的细菌总数。

### (三)咽喉部细菌检查

取血琼脂平板一个,在平皿底部正中画一直线分为两部分,分别做好标记,由两位同学无菌操作分别将咽喉部棉拭子标本涂于血琼脂平板培养基表面的相应位置,然后再用接种环画线分离,37 ℃温箱中培养24 h后,观察结果。注意菌落或菌苔的形态、大小、表面、边缘、颜色及溶血环。

### (四)皮肤消毒试验

每两位同学取一个普通琼脂平板,用蜡笔划分为5格,注上1、2、3、4、5,两人分别在培养基上涂1格,然后用2%碘酒消毒手指后再各涂1格,留1格作对照,置37 ℃温箱中培养24 h后,观察结果。

## 二、消毒灭菌方法

### (一)高压蒸汽灭菌法

1.高压蒸汽灭菌器的构造 高压蒸汽灭菌器是一个双层的金属圆筒,两层之间盛水,外层坚固厚实,上方有金属锅盖,盖旁附有螺栓,借以紧闭盖门,使蒸汽不能外溢,随着蒸汽压力升高,筒内温度也会升高。装有排气阀门、安全活塞,以调节筒内压力;有温度计及压力表,以表示内部的温度和压力。内装有带孔的金属搁板,用以放置要灭菌物体(实验图6)。

2.高压蒸汽灭菌器的用法 按照"加水→放料→密封→通电→设置→排气→升压→保压→降压"操作高压蒸汽灭菌器。①将内层灭菌桶取出,向外层锅内加适量的水,但不能超过高水位线。②放回灭菌桶,并装入待灭菌物品,注意不要装得太挤,安全阀放气孔位置必须留出空位。③放下锅盖,两两对称同时旋紧螺栓。④通电,人工设定灭菌的温度和时间,设定完毕时间栏开始倒计时。⑤加热,打开排气阀,排除锅内的冷空气,待冷空气排尽后关上排气阀,让锅内的温度随蒸汽压力增加而逐渐上升。当锅内压力升到所需压力时,控制热源,维持压力至所需时间。在103.4 kPa蒸汽压下,温度达到121.3 ℃,维持15~30 min。⑥灭菌时间到后,切断电源,让灭菌器内温度自然下降,压力表降至0时,打开排气阀,旋松螺栓,打开锅盖,取出灭菌物品。如果压力表未降到0时,打开排气阀,会因灭菌器内压力突然下降,使三角烧瓶的培养基由于内外压力不平衡而冲出烧瓶口,造成瓶塞沾染培养基而发生污染等。

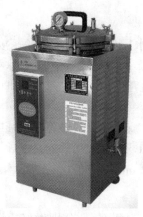

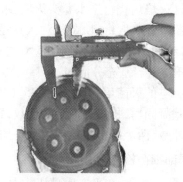

实验图 6　高压蒸汽灭菌器　　　　实验图 7　药敏试验

### (二)紫外线杀菌试验

取一个普通琼脂平板,用接种环密集划线接种葡萄球菌,用无菌纸贴一长方形黑纸于平板中央,再将平板置于紫外线灯下 20~30 cm 处照射 30 min,除去黑纸,置 37 ℃温箱中培养 24 h后,观察结果。

## 三、药物敏感试验

### (一)实验原理

将含有定量抗菌药物的纸片贴在已接种测试菌的琼脂平板上,纸片中的药物吸收琼脂中的水分后溶解,不断向纸片周围扩散形成递减的浓度梯度,在药敏片周围抑菌浓度范围内形成透明的抑菌圈。抑菌圈的大小反映测试菌对测定药物的敏感程度,并与该药物对测试菌的最低抑菌浓度(MIC)呈负相关,即抑菌圈越大,MIC 越小(实验图 7)。

实验表 2　常用药敏试验纸片判断标准

| 细　菌 | 抗菌药物 | 抑菌圈直径/mm | | |
| --- | --- | --- | --- | --- |
| | | 耐药(R) | 中介(I) | 敏感(S) |
| 葡萄球菌 | 青霉素 | ≤28 | — | ≥29 |
| | 红霉素 | ≤13 | 14~22 | ≥23 |
| | 氨苄西林 | ≤28 | — | ≥29 |
| | 头孢唑啉 | ≤14 | 15~17 | ≥18 |
| | 庆大霉素 | ≤12 | 13~14 | ≥15 |
| | 四环素 | ≤14 | 15~18 | ≥19 |
| | 环丙沙星 | ≤15 | 16~20 | ≥21 |
| | 磺胺药 | ≤12 | 13~16 | ≥17 |

续表

| 细　菌 | 抗菌药物 | 抑菌圈直径/mm | | |
|---|---|---|---|---|
| | | 耐药（R） | 中介（I） | 敏感（S） |
| 肠杆菌科 | 氨苄西林 | ≤13 | 14～16 | ≥17 |
| | 头孢唑啉 | ≤14 | 15～17 | ≥18 |
| | 庆大霉素 | ≤12 | 13～14 | ≥15 |
| | 四环素 | ≤14 | 15～18 | ≥19 |
| | 环丙沙星 | ≤15 | 16～20 | ≥21 |
| | 磺胺药 | ≤12 | 13～16 | ≥17 |

**（二）操作步骤**

（1）取水解酪蛋白（MHA）琼脂平板1个，内径90 mm的平板倾注25 mL，使琼脂厚度为4 mm，pH7.2～7.4，底部标记贴药敏纸片位置。

（2）制备菌液，使浓度为0.5麦氏标准，可用细菌浊度仪检测。

（3）用无菌棉拭子蘸取菌液，在管内壁将多余菌液旋转挤去后，在培养基表面均匀涂布接种3次，每次旋转60°，最后沿着平板内缘涂抹1周。

（4）镊子贴药敏纸片，各纸片中心距离>24 mm，距离培养皿内缘>15 mm，6张纸片为宜，一旦贴下不可再移动，镊子尖轻压纸片使其与培养基紧贴。

（5）37 ℃温箱培养18～24 h。

（6）用游标卡尺或直尺测量抑菌圈的直径。

（7）根据美国临床实验室标准化研究所（CLSI）制定的抗菌药物敏感性试验执行标准作出敏感、中介和耐药的结果判断。

# 【实验报告】

（1）记录并报告细菌分布实验的结果。

（2）简述高压蒸汽灭菌器的操作步骤，记录并报告紫外线杀菌试验结果。

（3）测量药敏试验的结果是什么？药敏纸片出现抑菌圈一定对药物敏感吗？

（张新明）

# 实验四　免疫学实验

> 📖 **实验目的**
>
> - 掌握玻片凝集反应的原理、方法及结果判断,效价判断方法。
> - 熟悉试管凝集反应的原理、方法及结果判断。
> - 了解吞噬细胞的吞噬现象、过敏性休克的表现及原理。

# 【实 验 内 容】

## 一、免疫细胞的观察

### (一)吞噬现象观察

1.中性粒细胞吞噬细菌

(1)标本片的制备:①取小试管 1 支,用滴管加入 1 滴 3.8%枸橼酸钠溶液。②用酒精棉球消毒左手无名指,采血针刺破皮肤,微量采血管取2~3滴血加入试管中。③取 1 滴菌液加入小试管中,用吸管吹打混匀。④置 37℃ 水浴箱水浴30 min,中途混匀一次。⑤取出小试管,吹打后取 1 滴于载玻片上,用另一载玻片推成薄血片。⑥待血涂片自然晾干后用瑞氏染液染色。

(2)油镜检查:寻找中性粒细胞,如果染色结果正确,可见细胞核及被吞噬的细菌染成紫色,而粒细胞的细胞浆则为淡红色。

2.巨噬细胞吞噬鸡红细胞

(1)标本片的制备:①实验前3 d取小白鼠腹腔注射 6%淀粉液1 mL(连续注射3 d效果较好)。②小鼠腹腔注射 1%的鸡红细胞悬液2 mL,轻揉腹部使鸡细胞分散。③25~30 min后,颈椎脱臼法处死小鼠,并腹腔注射生理盐水2 min。④在干净载玻片上滴加一滴生理盐水,向其中滴加 1 滴腹腔液,静置10 min,腹腔巨噬细胞贴壁,弃去生理盐水。⑤待其标本稍干后瑞氏染液染色。

(2)油镜检查:巨噬细胞经瑞氏染色后核着色较深,多为马蹄形,胞浆着色较浅。鸡红细胞为椭圆形,核淡红色。

### (二)E-花环观察

(1)标本片的制备:①制备 0.5%绵羊红细胞(SRBC)悬液 。②取肝素抗凝血,用密度梯度离心法分离淋巴细胞。③取 0.5%SRBC 悬液0.2 mL和小牛血清0.1 mL加入淋巴细胞沉淀管中混匀,置 37 ℃水浴5 min。④取出500 r/min离心5 min,置4 ℃1~2 h或过夜。⑤沿管壁加入0.8%戊二醛0.2 mL,置4 ℃20 min。⑥弃上清,留约0.2 mL,轻轻吹吸混匀沉淀细胞。⑦取细胞悬液涂片,自然干燥,用姬姆萨-瑞氏染液染10 min,水洗,干燥后,高倍镜或油镜下观察。

(2)结果观察:淋巴细胞呈蓝紫色或淡蓝色,SRBC 不着色,凡结合 3 个 SRBC 或以上者为 E 花环形成细胞。

## 二、抗原抗体反应——凝集反应试验

### (一)玻片凝集试验

(1)用 75%酒精棉球消毒左手无名指端,采血针刺破皮肤,用微量采血管取1~2 滴血放入盛有0.5 mL生理盐水的试管中,混匀制成红细胞悬液。

(2)取载玻片 1 块,用记号笔划分为两格,分别注明 A 和 B,并在相应部位各加 1 滴标准抗 A 血清和抗 B 血清。

(3)用滴管取红细胞悬液于标准抗 A 血清、抗 B 血清中各加 1 滴。手持玻片,前后左右轻轻转动,促其充分混匀。

(4)静止 10~15 min 后肉眼观察有无凝集现象。

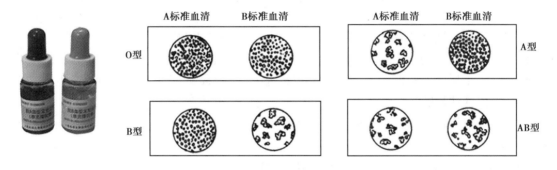

实验图 8 ABO 血型鉴定

混合液由均匀红色混浊状逐渐变为透明,出现大小不等的红色凝集块者,则为红细胞凝集,呈阳性(+);混合液仍呈均匀混浊状,红细胞均匀分布,无凝集颗粒者,则为不凝集,呈阴性(-)。肉眼观察难于判定是否凝集,可在显微镜下用低倍镜观察予以确认,ABO 血型鉴定如实验图 8。

### (二)试管凝集试验

试管凝集实验操作过程如实验图 9 所示。

(1)取洁净小试管 14 支分两排排列于试管架上,每排 7 支依次用蜡笔注明号码,于每排第 1 管中加入生理盐水0.9 mL,其余每管中分别加入0.5 mL生理盐水。

(2)在第 1 排 1 管中加入伤寒杆菌 H 血清0.1 mL,于管内连续吹吸 3 次,使血清与盐水充分混合,而后吸出0.5 mL注入第 2 管,同样予以混匀后吸出0.5 mL注入第 3 管。以此类推,稀释到第 6 管,自第 6 管吸出0.5 mL弃去。此时,自第 1 管至第 6 管的血清稀释倍数为1:10、1:20、1:40、1:80、1:160、1:320。第 7 管不加血清作为对照。

(3)同法用吸管吸取伤寒杆菌 O 血清0.1 mL加入第 2 排第 1 管,依次如上法予以稀释。

(4)用移液管吸取伤寒杆菌 H 菌液,加入第 1 排各管中每管0.5 mL,此时血清稀释倍数又增加了 1 倍。

(5)同法于第 2 排各管中加入伤寒 O 菌液0.5 mL。

（6）将各管振荡混匀,放 37 ℃水浴箱中2~4 h或 37 ℃孵育箱中过夜,次日取出观察结果。

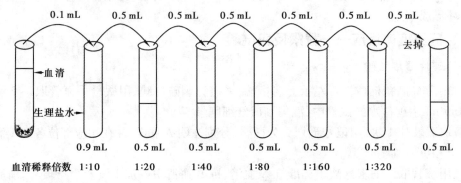

0.1 mL　0.5 mL　0.5 mL　0.5 mL　0.5 mL　0.5 mL　0.5 mL

去掉

血清

生理盐水

0.9 mL　0.5 mL　0.5 mL　0.5 mL　0.5 mL　0.5 mL　0.5 mL

血清稀释倍数　1:10　1:20　1:40　1:80　1:160　1:320

**实验图9　试管凝集试验**

从恒温箱内轻轻取出试管架,不要摇动,按液体的清浊和凝块的大小记录。观察时先观察生理盐水对照管(第7管),不发生凝集,液体混浊,管底沉淀呈圆形,边缘整齐,再从第一管依次与对照管对照观察并记录各管结果。++++表示细菌全部凝集,凝块沉于管底,上层液体澄清透明。+++表示大部分细菌(75%)凝集,上层液体稍浑浊。++表示部分细菌凝集(50%)凝集,上层液体较浑浊。+表示小部分细菌(25%)凝集,上层液体浑浊。−表示细菌不凝集,液体浑浊程度与对照管相同。

效价判定:通常以能与一定量的抗原发生肉眼可见的明显凝集(++)的血清最高稀释度为待检血清凝集效价。

### 三、超敏反应——豚鼠过敏性休克实验

（1）取体重200 g左右的健康豚鼠两只,1 只豚鼠腹股沟皮下注射鸡蛋清0.1 mL使之致敏,另 1 只对照。

（2）半个月后,两只豚鼠各心内注射鸡蛋清1 mL。

（3）动物注射后,密切观察两只豚鼠的反应。

半个月前注射过鸡蛋清的豚鼠因发生超敏反应,注射后数分钟,豚鼠会出现兴奋、不安、抓鼻、耸毛、咳嗽等现象,继而发生气急及呼吸困难,痉挛性跳跃,大小便失禁,倒地挣扎而死。解剖可见肺脏极度气肿,胀满整个胸腔,这是支气管平滑肌痉挛的结果。半个月前没有注射鸡蛋清的豚鼠不出现任何异常现象。

## 【实验报告】

（1）绘制吞噬细胞的吞噬现象。

（2）简述玻片凝集测定 ABO 血型的方法。

（3）判断试管凝集的效价方法。

（张静）

# 实验五 常见病原菌实验

> 📖 **实验目的**
>
> - 掌握常见病原菌的形态。
> - 熟悉血浆凝固酶试验的临床意义、抗酸染色的结果。
> - 了解血浆凝固酶试验、抗酸染色的原理。

## 【实验内容】

### 一、病原菌形态观察

显微镜观察葡萄球菌、肺炎链球菌、淋病奈瑟菌、脑膜炎奈瑟菌、大肠埃希菌、伤寒沙门菌、志贺菌、霍乱弧菌、结核分枝杆菌、白喉棒状杆菌、破伤风梭菌、炭疽杆菌等的形态、染色性、芽胞等。

### 二、病原菌培养物观察

金黄色葡萄球菌的溶血环、肺炎链球菌脐窝状菌落、变形杆菌的迁徙生长现象、铜绿假单胞菌的绿脓色素、结核分枝杆菌的菜花状菌落、产气荚膜梭菌的汹涌发酵现象、流感嗜血杆菌的卫星现象等。

### 三、血浆凝固酶试验

多数致病性葡萄球菌能产生血浆凝固酶,能使含有肝素等抗凝剂的人或兔血浆发生凝固;非致病性葡萄球菌不产生血浆凝固酶,因此能否产生血浆凝固酶是鉴别葡萄球菌有无致病性的重要指标。

#### (一)玻片法

在一张洁净的载玻片中央加1滴0.9%生理盐水,用接种环取待检培养物与其混合(设阳性和阴性对照)制成菌悬液,若经10~20 s内无自凝现象发生,则加入人或兔的新鲜血浆1环,与菌悬液混合,观察结果。

在5~10 s内出现颗粒状凝集者为阳性。血浆凝固酶试验金黄色葡萄球菌为阳性,表皮葡萄球菌为阴性。

#### (二)试管法

用生理盐水将新鲜的兔或人血浆4倍稀释,取0.5 mL加入试管中,再加1~2个待试菌菌落(需做阳性和阴性对照),混匀后置37 ℃水浴中,每30 min观察1次结果。

如有凝块或整管凝集出现为阳性。2 h后无上述现象出现,则放置过夜后再观察。血浆凝固酶试验金黄色葡萄球菌为阳性,表皮葡萄球菌为阴性。

## 四、肠道杆菌的生化鉴定

靛基质试验、甲基红试验、V-P 试验、枸橼酸盐利用试验合称为"IMViC"试验。

### (一)靛基质试验

(1)采用无菌操作,将待检纯种细菌接种到蛋白胨水中,然后置于 35 ℃恒温培养箱中培养18~24 h。

(2)取出培养物,沿试管壁加入靛基质试剂(对二甲基氨基苯甲醛溶液)0.5 mL。

(3)观察结果:试剂与培养基接触面出现玫瑰红色者为阳性,用"+"表示;不出现红色者为阴性,用"-"表示。

### (二)甲基红试验

(1)采用无菌操作,将待检纯种细菌接种于葡萄糖蛋白胨水中,然后置于 35 ℃恒温培养箱中培养18~24 h。

(2)取出培养物,滴加甲基红试剂(每 mL 培养基中滴加试剂 1 滴)。

(3)观察结果:培养基呈现红色者为阳性,用"+"表示;培养基呈黄色者为阴性,用"-"表示。

### (三)V-P 试验

(1)将待检纯种细菌接种于葡萄糖蛋白胨水培养基中,然后置于 35 ℃恒温培养箱中培养18~24 h。

(2)取出培养物,滴加 V-P 试剂(每 mL 培养基滴加 V-P 试剂0.1 mL),充分混匀。

(3)观察结果:培养基出现红色者为阳性,用"+"表示;不出现红色者为阴性,用"-"表示。

### (四)枸橼酸盐利用试验

(1)将待检纯种细菌接种于枸橼酸盐培养基中,然后置于 35 ℃恒温培养箱中培养18~24 h。

(2)观察结果:培养液呈深蓝色且有细菌生长者为阳性,用"+"表示。培养液未变色且无细菌生长者为阴性,用"-"表示。

根据实验结果,填写实验表 3。

实验表 3 记录 IMViC 试验现象

| 菌名 | 靛基质试验(I) | 甲基红试验(MR) | V-P 试验 | 枸橼酸盐利用试验(C) |
|------|------|------|------|------|
| 大肠杆菌 | | | | |
| 志贺菌 | | | | |

## 五、抗酸染色观察结核杆菌

(1)取病人痰液涂片 1 张,在酒精灯外焰上固定。

(2)初染:用玻片夹夹持涂片标本,滴加石炭酸复红2~3 滴,使染色液覆盖全部的痰液,在火焰高处徐徐加热,切勿沸腾,出现蒸汽即暂时离开,若染液蒸发减少,应再加染液,以免干涸,加热3~5 min,待标本冷却后用水冲洗。

（3）脱色:3%盐酸酒精脱色30 s~1 min;用水冲洗。

（4）复染:用碱性美兰溶液复染1 min,水洗,

（5）镜检:用吸水纸吸干后用油镜观察。

抗酸性细菌(如结核分枝杆菌)呈红色,非抗酸性细菌呈蓝色。

# 【实验报告】

（1）绘出常见病原菌的形态。

（2）说出肠道杆菌 IMViC 试验的结果。

（3）简述抗酸染色的步骤及结果。

（吴增辉、向东）

# 实验六　病毒及其他微生物实验

📖 **实验目的**

- 掌握包涵体、螺旋体、真菌的形态及真菌菌落特点。
- 熟悉临床检验用 ELISA 检测乙肝表面抗原的方法。
- 了解真菌菌落的特点。

# 【实验内容】

## 一、病毒包涵体及其他微生物的形态观察

1.玻片标本观察　显微镜下观察狂犬病毒内基小体、支原体、衣原体、螺旋体、立克次体、真菌的形态结构特点。注意观察包涵体的颜色、位置及形状,区别各种微生物的染色特点。

病毒包涵体及其他微生物的形态特征见实验表 4。

实验表 4　病毒包涵体及其他微生物的形态特征

| 标本名称 | 染色方法 | 形态特征 |
|---|---|---|
| 狂犬病毒包涵体（内基小体） | HE 染色 | 神经细胞内嗜酸性包涵体,呈红色,圆形或椭圆,数量1个或多个 |

续表

| 标本名称 | 染色方法 | 形态特征 |
|---|---|---|
| 支原体 | Giemsa 染色 | 紫蓝色,有球形、杆形、分支丝状等 |
| 衣原体 | Giemsa 染色 | 原体细胞外、较小,卵圆形,致密、紫色始体细胞内、较大,圆形或不规则形、网状、蓝色 |
| 恙虫病立克次体 | Giemsa 染色 | 宿主细胞内外呈暗红色,形似小杆菌 |
| 钩端螺旋体 | Fontana 镀银染色 | 菌体棕褐色,螺旋细密规则,形态呈"C""S""8"形 |
| 梅毒螺旋体 | Fontana 镀银染色 | 菌体棕褐色,螺旋细密整齐,菌体硬直,两端尖 |
| 新生隐球菌 | 墨汁负染法 | 菌体圆形,大小不一,芽生孢子,宽厚透明荚膜 |
| 白假丝酵母 | 革兰氏染色 | 阳性,圆形或卵圆形、大小不等,假菌丝 |
| 皮肤丝状菌 | 不染色 | 分支菌丝、孢子 |

2.真菌临时装片观察　用小镊子将病变头发、皮屑、指(趾)甲屑少许放在载玻片中央,加1~2滴10%KOH溶液,覆盖盖玻片,在火焰上缓慢加热,加速角质软化与溶解,然后轻压使之成薄层,吸去周围溢液,最后用显微镜观察皮肤丝状菌镜的菌丝和孢子。

### 二、真菌培养物观察

1.用沙保弱培养基培养新生隐球菌、白假丝酵母菌、皮肤丝状菌。

2.观察菌落特征。

(1)酵母型菌落:新生隐球菌的菌落与一般细菌相似,圆形,表面光滑,湿润柔软。

(2)类酵母型菌落:白假丝酵母菌的菌落外形似酵母型菌落,不同之处是有假菌丝向下生长,伸入培养基内。

(3)丝状菌落:皮肤丝状菌的菌落呈棉絮状、绒毛状或粉末状,一部分向空气中生长,一部分菌丝伸入培养基内,且能产生色素。

### 三、酶联免疫吸附试验(ELISA)检测乙肝表面抗原(HBsAg)

(1)取出 HBsAg 酶标试剂盒,阅读检测说明书,配制洗涤液。

(2)撕开反应板封口,取所需数量微孔固定于支架上,余者放回自封袋内封存。

(3)标本编号与反应板编号对应,并设阴阳对照及空白对照。

(4)微量加样器加入待见血清每孔50 μL,并滴加阴阳对照血清,空白管不加。

(5)每孔滴加酶结合物 1 滴(50 μL)。

(6)充分混匀后封板,置 37 ℃孵育30 min。

(7)洗板:揭开封板膜,甩去微孔中液体,在吸水纸上拍干。然后每空加满洗涤液,静置15 s后同样甩去、拍干,反复洗涤 5 次。或用洗板机洗涤 5 次。

（8）显色:每孔先滴加显色剂 A 液 1 滴(50 μL),每孔再滴加显色剂 B 液 1 滴,充分混匀,37 ℃孵育10 min。

（9）每孔滴加终止液 1 滴(50 μL),混匀。

（10）观察颜色或利用免疫酶标仪测量判断结果。①目测法:观察阴性对照孔为无色,阳性对照空为黄色,方可对结果进行判读,否则实验失败。待检血清孔呈黄色为阳性,无色为阴性。②比色法:设定免疫酶标仪的主波长为450 nm,次波长630 nm,10 min内测定各孔吸光度($A$)值。先用空白孔校零点,然后读取各孔吸光度值 $A$。若$A$>临界值(Cut off),则为阳性,若$A$<临界值(Cut off),则为阴性。

## 【实验报告】

（1）绘出显微镜下病毒包涵体及其他微生物的形态。

（2）简述 ELISA 检测 HBsAg 的方法。

（3）列举真菌菌落与细菌菌落的区别。

（陈娇、杨月乔）

# 实验七　常见人体寄生虫实验

## 📖 实验目的

（1）掌握人体常见寄生虫虫卵形态。

（2）熟悉人体常见寄生虫幼虫、成虫的形态特征,雌雄虫的区别。

（3）了解寄生虫卵粪便检查方法。

## 【实验内容】

### 一、人体常见寄生虫虫卵观察

#### (一)标本片观察

显微镜下观察蛔虫卵、钩虫卵、蛲虫卵、肝吸虫、肺吸虫、血吸虫、猪带绦虫卵的玻片标本,注意各种虫卵的大小、形状、颜色、卵壳、卵内构造。

#### (二)临时标本片观察

1.线虫虫卵检查

（1）直接涂片法:①取洁净载玻片 1 张,于中央滴加生理盐水 1~2 滴。②用竹签挑取少许粪便(小于火柴头)与生理盐水混匀。③涂片的厚度以透过约可辨认书上的字迹为宜,如实验图 10 所示。

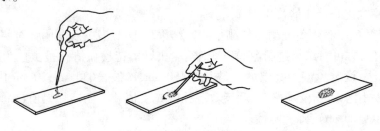

实验图 10　直接涂片法

(2)饱和盐水漂浮法:①用竹签取黄豆大小的粪便(约 1 g)置于漂浮杯中或青霉素小瓶内。②先加少许饱和盐水搅拌均匀。③再加饱和盐水至杯口,挑出粗大粪便。④改用滴管加饱和盐水至液面略高于杯口,不溢出为止。⑤在杯口上轻轻覆盖一张洁净的载玻片、静置 15 min。⑥将载玻片向上提取并迅速翻转,立即镜检,如实验图 11 所示。

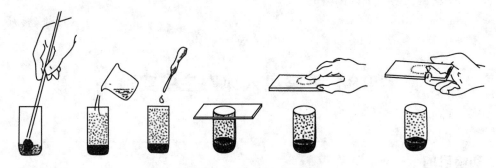

实验图 11　饱和盐水漂浮法

2.日本血吸虫虫卵的检查

(1)自然沉淀法:以竹签挑取粪便30 g左右,通过铜丝网调研滤入盛满清水的锥形量杯内;静置20~30 min,倒去上层粪便液,留下沉淀物;加清水至满杯,再静置20~30 min,倒去上层粪便液,如此反复数次,直至上层液澄清为止。倒去上层液,取沉淀涂片检查,如实验图 12 所示。

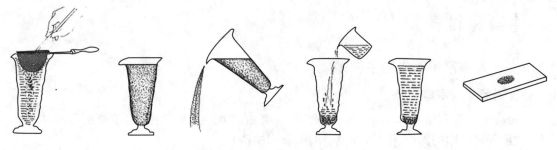

实验图 12　自然沉淀法

(2)毛蚴孵化法:如采用自然沉淀法未检出日本血吸虫卵,可用毛蚴孵化法检查。将自然沉淀法收集的沉淀物倒入三角烧瓶中,加清水至瓶颈处;将三角烧瓶置于25~30 ℃室温中或培养箱中孵化;孵化2~6 h后观察,如瓶颈部水中有作直线方向持续运动的白色小体即为日本血吸虫毛蚴。观察时应将烧瓶对着光,目光向瓶颈部平视。如未发现活动的毛蚴,可将烧瓶中的水吸出,在低倍镜下观察毛蚴,如果仍为阴性,可以倾出上清液,换水 1 次,18~24 h后,再观察 1 次,如实验图 13 所示。

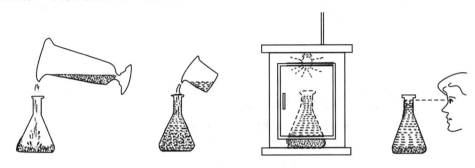

实验图 13　毛蚴孵化法

## 二、人体常见寄生虫幼虫、成虫观察

### (一)标本观察

(1)肉眼观察蛔虫、鞭虫、钩虫、蛲虫、华支睾吸虫、卫氏并殖吸虫、血吸虫、姜片虫、猪带绦虫大体标本。注意形状、颜色、大小、前后端及雌雄虫区别。

(2)显微镜下观察卫氏并殖吸虫、猪带绦虫孕节玻片标本,注意卫氏并殖吸虫生殖器官并列情况,猪带绦虫孕节形状及子宫的侧支数。

(3)肉眼或者显微镜下观察阴道毛滴虫玻片标本,注意形状、大小、核位置、鞭毛数目、轴柱及波动膜。

(4)显微镜下观察间日疟原虫的早期滋养体、晚期滋养体、未成熟裂殖体、成熟裂殖体、雌雄配子体,注意各期形态、疟色素的颜色、形态及分布、被寄生红细胞的变化。

### (二)疟原虫血片检查

(1)薄血片法

检查步骤为:①取洁净载玻片 2 张,1 张作涂片用(执握它的边缘,手指不可触及玻片表面),另 1 张作推片用。②将被检者耳垂或指尖消毒后采血,第 1 滴血用消毒棉球擦去或作厚血膜用。③用推片端缘中部在刺血点刮取血液 1 滴。④使血滴在适当位置与载玻片接触,并成30°~45°夹角,待血滴顺推片边缘散开约2 cm宽时,立即由右向左,迅速而均匀地推出,制成舌形的薄血膜。⑤待血片晾干后,用甲醇固定,再用瑞氏或姬氏染液染色,清水冲洗,晾干镜检。

(2)厚血片法

检查步骤为:①推片一角刮取一大滴血于另一洁净载玻片上或薄血片的另一端。②迅速从里向外作旋转涂片,使其形成直径约为1 cm的厚血膜。③将血片平放晾干后,加蒸馏水2~3 滴,待红细胞膜溶解,血膜呈灰白色后,倾去蒸馏水。④同薄血片法第 5 步骤,如实验图14所示。

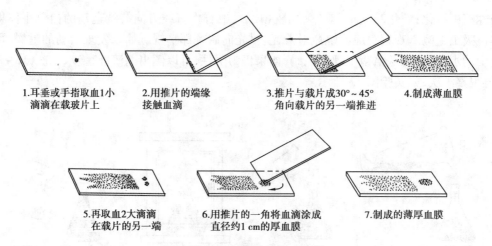

1.耳垂或手指取血1小　　2.用推片的端缘　　3.推片与载片成30°～45°　　4.制成薄血膜
滴滴在载玻片上　　　　接触血滴　　　　角向载片的另一端推进

5.再取血2大滴滴　　6.用推片的一角将血滴涂成　　7.制成的薄厚血膜
在载片的另一端　　直径约1 cm的厚血膜

实验图 14　厚、薄血涂片的制作

### 三、吸虫中间宿主、猪带绦虫感染阶段标本观察

（1）卫氏并殖吸虫：肉眼观察第一中间宿主川卷螺、第二中间宿主溪蟹及蝲蛄,注意其形态特征。

（2）日本血吸虫：肉眼观察中间宿主钉螺的形态特征。

（3）猪带绦虫：肉眼观察被囊尾蚴寄生的猪肉病理标本,注意囊尾蚴呈黄豆状、被宿主形成的囊壁组织包围等特征。

### 四、医学节肢动物观察

（1）蚊的观察：注意观察形态、大小、体色、口器、触角、触须、足、翅等。按蚊体灰色,翅上黑白斑点,雄蚊与雌蚊触须等长,雄蚊触须末端呈棒状。库蚊体棕褐色,翅多无黑白斑,雄蚊的触须与喙等长,雌蚊触须仅为喙的1/4 左右。伊蚊体黑色有白斑,翅透明无斑点,雌雄蚊触须长短同库蚊。

（2）蝇的观察：注意观察形态、大小、体色、体毛、口器、触角、复眼、足、翅、爪及爪垫等。

（3）蚤、虱、蜱的观察：注意观察形态、大小、体色、足等特征。

## 【实 验 报 告】

1.绘出人体常见寄生虫虫卵的形态。

2.简述自然沉淀法检查日本血吸虫虫卵的方法。

3.叙述人体常见寄生虫成虫、幼虫的典型特征。

（张世微）

# 教学大纲

## 一、课程性质和任务

《病原生物与免疫学基础》是医学生的一门重要的医学基础课程,内容包括医学微生物、人体寄生虫和免疫学基础3个部分。医学微生物主要介绍微生物的形态结构、生长繁殖规律、影响因素、致病性;人体寄生虫主要介绍寄生虫的形态、生活史、致病性、流行因素、寄生虫学检查、防治原则。免疫学基础主要介绍抗原、抗体、补体、组织相容性抗原、免疫应答、超敏反应和免疫学防治。通过本课程的学习,为学习相关的基础课、专业课、职业技能学习奠定良好基础。

## 二、课程目标

### (一)知识目标

(1)掌握病原生物的致病性和防治原则,免疫学的基本概念及超敏反应。

(2)熟悉病原生物的生物学特性,免疫学的临床应用。

(3)了解病原生物的免疫性和微生物检查,免疫检测技术。

### (二)能力目标

(1)学会使用显微镜的油镜观察细菌、寄生虫虫卵等标本。

(2)能够采集常见传染病、寄生虫病的检验标本。

(3)能够进行消毒灭菌。

### (三)素质目标

(1)培养勤奋的学习态度和理论联系实际的工作作风。

(2)热爱医学专业,培养良好的职业道德意识,具有敬业精神。

(3)树立无菌观念,养成防病健身习惯。

## 三、教学时间分配

| 教学内容 | 学时数 | | |
|---|---|---|---|
| | 理论 | 实践 | 合计 |
| 绪论 | 1 | | 1 |
| 细菌概述 | 5 | | 5 |
| 　　细菌的形态和结构观察 | | 2 | 2 |
| 　　细菌的人工培养 | | 2 | 2 |

续表

| 教学内容 | 学时数 | | |
|---|---|---|---|
| | 理论 | 实践 | 合计 |
| 　　细菌的分布与消毒灭菌 | | 2 | 2 |
| 免疫学基础 | 8 | | 8 |
| 临床免疫 | 4 | | 4 |
| 　　免疫学实验 | | 2 | 2 |
| 常见病原菌 | 6 | | 6 |
| 　　常见病原菌实验 | | 2 | 2 |
| 病毒概述 | 2 | | 2 |
| 常见病毒 | 4 | | 4 |
| 其他微生物 | 2 | | 2 |
| 　　病毒与其他微生物实验 | | 2 | 2 |
| 人体寄生虫学概述 | 2 | | 2 |
| 常见人体寄生虫 | 4 | | 4 |
| 　　常见寄生虫实验 | | 2 | 2 |
| 考查 | 2 | | 2 |
| 合　计 | 40 | 14 | 54 |

## 四、教学内容与要求

| 单元 | 教学内容 | 教学要求 | | | 教学活动建议 |
|---|---|---|---|---|---|
| | | 掌握 | 熟悉 | 了解 | |
| 第一章<br>绪论 | 第一节　病原生物与免疫学基础的研究内容<br>　　　　和发展史<br>　　一、研究内容<br>　　二、发展史<br>第二节　病原生物与免疫和人类的关系<br>　　一、对人类有益方面<br>　　二、对人类有害方面 | ✓ | ✓<br>✓ | ✓ | 理论讲授<br>讨论 |

| 单元 | 教学内容 | 教学要求 | | | 教学活动建议 |
|---|---|---|---|---|---|
| | | 掌握 | 熟悉 | 了解 | |
| 第二章<br>细菌概述 | 第一节　细菌的形态与结构 | | | | 理论讲授<br>多媒体演示<br>讨论<br>实践操作<br>案例分析 |
| | 　一、细菌的大小与形态 | ✓ | | | |
| | 　二、细菌的形态检查 | | ✓ | | |
| | 　三、细菌的结构 | | ✓ | | |
| | 第二节　细菌的生长繁殖与变异 | | | | |
| | 　一、细菌的生长繁殖 | ✓ | | | |
| | 　二、细菌的新陈代谢 | | ✓ | | |
| | 　三、细菌的人工培养 | | | ✓ | |
| | 　四、细菌的遗传变异 | | | ✓ | |
| | 第三节　细菌与环境 | | | | |
| | 　一、细菌的分布 | ✓ | | | |
| | 　二、消毒灭菌 | ✓ | | | |
| | 　三、医院感染 | ✓ | | | |
| | 第四节　细菌的致病性与感染 | | | | |
| | 　一、细菌的致病性 | | ✓ | | |
| | 　二、细菌感染的发生发展 | | | ✓ | |
| 第三章<br>免疫学基础 | 第一节　抗原 | | | | 理论讲授<br>多媒体演示<br>讨论<br>案例分析 |
| | 　一、抗原的概念与特性 | ✓ | | | |
| | 　二、决定抗原免疫原性的条件 | | ✓ | | |
| | 　三、抗原分类 | | | ✓ | |
| | 第二节　免疫球蛋白 | | | | |
| | 　一、抗原与免疫球蛋白的概念 | ✓ | | | |
| | 　二、免疫球蛋白的结构与功能 | | ✓ | | |
| | 　三、五类免疫球蛋白的特性 | | | ✓ | |
| | 第三节　补体系统 | | | | |
| | 　一、补体的组成与性质 | ✓ | | | |
| | 　二、补体系统的激活 | | | ✓ | |
| | 　三、补体系统的生物学功能 | | ✓ | | |
| | 第四节　主要组织相容性抗原 | | | | |
| | 　一、概述 | | ✓ | | |
| | 　二、MHC 的结构与功能 | | | ✓ | |
| | 第五节　免疫系统 | | | | |
| | 　一、免疫器官 | | ✓ | | |
| | 　二、免疫细胞 | | ✓ | | |
| | 　三、免疫分子 | | | ✓ | |

续表

| 单元 | 教学内容 | 教学要求 掌握 | 教学要求 熟悉 | 教学要求 了解 | 教学活动建议 |
|---|---|---|---|---|---|
| 第三章 免疫学基础 | 第六节　免疫应答 | | | | 理论讲授 多媒体演示 讨论 案例分析 |
| | 一、免疫应答概述 | √ | | | |
| | 二、免疫应答的基本过程 | | √ | | |
| | 三、体液免疫应答 | | √ | | |
| | 四、细胞免疫 | | √ | | |
| | 五、免疫调节与免疫耐受 | | | √ | |
| | 第七节　抗感染免疫 | | | | |
| | 一、非特异性免疫及抗感染作用 | | √ | | |
| | 二、特异性免疫及抗感染作用 | | √ | | |
| 第四章 临床免疫 | 第一节　超敏反应 | | | | 理论讲授 多媒体演示 讨论 实践操作 案例分析 |
| | 一、Ⅰ型超敏反应 | √ | | | |
| | 二、Ⅱ型超敏反应 | | √ | | |
| | 三、Ⅲ型超敏反应 | | √ | | |
| | 四、Ⅳ型超敏反应 | | | √ | |
| | 第二节　免疫学检测 | | | | |
| | 一、抗原和抗体检测 | | √ | | |
| | 二、免疫细胞功能检测 | | | √ | |
| | 第三节　免疫学防治 | | | | |
| | 一、免疫预防 | | √ | | |
| | 二、免疫治疗 | | | √ | |
| 第五章 常见病原菌 | 第一节　化脓性球菌 | | | | 理论讲授 多媒体演示 讨论 实践操作 案例分析 自学 |
| | 一、葡萄球菌属 | √ | | | |
| | 二、链球菌属 | | √ | | |
| | 三、肺炎链球菌 | | √ | | |
| | 四、奈瑟菌属 | | √ | | |
| | 第二节　肠道杆菌 | | | | |
| | 一、埃希菌 | | √ | | |
| | 二、志贺菌属 | | √ | | |
| | 三、沙门菌属 | | | √ | |
| | 四、其他菌属 | | √ | | |
| | 第三节　弧菌属 | | | | |
| | 一、霍乱弧菌 | | √ | | |
| | 二、副溶血性弧菌 | | | √ | |
| | 第四节　厌氧性细菌 | | | | |
| | 一、破伤风梭菌 | √ | | | |
| | 二、肉毒梭菌 | | √ | | |

| 单元 | 教学内容 | 教学要求 | | | 教学活动建议 |
|---|---|---|---|---|---|
| | | 掌握 | 熟悉 | 了解 | |
| 第五章<br>常见病原菌 | 三、产气荚膜梭菌 | | √ | | 理论讲授<br>多媒体演示<br>讨论<br>实践操作<br>案例分析<br>自学 |
| | 四、无芽胞梭菌 | | | √ | |
| | 第五节 分枝杆菌属 | | | | |
| | 一、结核分枝杆菌 | √ | | | |
| | 二、麻风分枝杆菌 | | | √ | |
| | 第六节 其他病原性细菌 | | | | |
| | 一、白喉棒状杆菌 | | | √ | |
| | 二、流感嗜血杆菌 | | | √ | |
| | 三、动物源性细菌 | | | √ | |
| 第六章<br>病毒概述 | 第一节 病毒的基本性状 | | | | 理论讲授<br>多媒体演示<br>讨论<br>实践操作<br>案例分析 |
| | 一、病毒的形态结构 | √ | | | |
| | 二、病毒的增殖与变异 | | √ | | |
| | 三、外界因素对病毒的影响 | | | √ | |
| | 第二节 病毒的致病与免疫性 | | √ | | |
| | 一、病毒感染的方式和类型 | | √ | | |
| | 二、致病机制 | | √ | | |
| | 三、抗病毒免疫 | | | √ | |
| | 第三节 病毒感染的检查和防治原则 | | | | |
| | 一、病毒感染的检测 | | √ | | |
| | 二、防治原则 | | | √ | |
| 第七章<br>常见病毒 | 第一节 呼吸道病毒 | | | | 理论讲授<br>多媒体演示<br>讨论<br>实践操作<br>案例分析 |
| | 一、流行性感冒病毒 | √ | | | |
| | 二、麻疹病毒 | | √ | | |
| | 三、冠状病毒 | | √ | | |
| | 四、其他病毒 | | | √ | |
| | 第二节 肠道病毒 | | | | |
| | 一、脊髓灰质炎病毒 | √ | | | |
| | 二、柯萨奇病毒和埃可病毒 | | | √ | |
| | 三、轮状病毒 | | √ | | |
| | 第三节 肝炎病毒 | | | | |
| | 一、甲型肝炎病毒 | √ | | | |
| | 二、乙型肝炎病毒 | | √ | | |
| | 三、其他肝炎病毒 | | | √ | |
| | 第四节 逆转录病毒 | | | | |
| | 一、逆转录病毒概述 | √ | | | |
| | 二、人类免疫缺陷病毒 | | √ | | |
| | 三、人类嗜T细胞病毒 | | | √ | |

续表

| 单元 | 教学内容 | 教学要求 | | | 教学活动建议 |
|---|---|---|---|---|---|
| | | 掌握 | 熟悉 | 了解 | |
| 第七章<br>常见病毒 | 第五节　虫媒病毒 | | | | 理论讲授<br>多媒体演示<br>讨论<br>实践操作<br>案例分析 |
| | 　一、流行性乙型脑炎病毒 | √ | | | |
| | 　二、出血热病毒 | | √ | | |
| | 第六节　疱疹病毒 | | | | |
| | 　一、单纯疱疹病毒 | √ | | | |
| | 　二、EB病毒 | | √ | | |
| | 　三、水痘-带状疱疹病毒 | | √ | | |
| | 　四、巨细胞病毒 | | | √ | |
| | 　五、其他疱疹病毒 | | | √ | |
| | 第七节　其他病毒 | | | | |
| | 　一、狂犬病毒 | √ | | | |
| | 　二、人乳头瘤病毒 | | √ | | |
| | 　三、朊粒 | | | √ | |
| 第八章<br>其他微生物 | 第一节　支原体 | | | | 理论讲授<br>多媒体演示<br>讨论<br>实践操作<br>案例分析 |
| | 　一、生物学特性 | | | √ | |
| | 　二、致病性 | | √ | | |
| | 　三、病原学检查 | | √ | | |
| | 　四、防治原则 | | | √ | |
| | 第二节　衣原体 | | | | |
| | 　一、生物学特性 | | | √ | |
| | 　二、致病性 | | √ | | |
| | 　三、病原学检查 | | √ | | |
| | 　四、防治原则 | | | √ | |
| | 第三节　立克次体 | | | | |
| | 　一、生物学特性 | | | √ | |
| | 　二、致病性 | | √ | | |
| | 　三、病原学检查 | √ | | | |
| | 　四、防治原则 | | | √ | |
| | 第四节　螺旋体 | | | | |
| | 　一、钩端螺旋体 | | | √ | |
| | 　二、梅毒螺旋体 | | √ | | |
| | 第五节　真菌 | | | | |
| | 　一、生物学特性 | | | √ | |
| | 　二、致病性 | | √ | | |
| | 　三、病原学检查 | | √ | | |
| | 　四、防治原则 | | | √ | |
| | 　五、常见致病性真菌 | √ | | | |

续表

| 单元 | 教学内容 | 教学要求 | | | 教学活动建议 |
|---|---|---|---|---|---|
| | | 掌握 | 熟悉 | 了解 | |
| 第八章<br>其他微生物 | 第六节　放线菌 | | ✓ | | 理论讲授<br>多媒体演示讨论<br>实践操作<br>案例分析 |
| 第九章<br>人体寄生<br>虫学概述 | 第一节　寄生现象与生活史 | | | | 理论讲授<br>多媒体演示<br>讨论<br>实践操作<br>案例分析 |
| | 　一、寄生现象 | ✓ | | | |
| | 　二、生活史 | | ✓ | | |
| | 第二节　寄生虫与宿主的相互关系 | | | | |
| | 　一、寄生虫对宿主的作用 | | | ✓ | |
| | 　二、宿主对寄生虫的作用 | | | ✓ | |
| | 第三节　寄生虫病的流行与防治原则 | | | | |
| | 　一、流行的基本环节 | | ✓ | ✓ | |
| | 　二、流行因素 | | | ✓ | |
| | 　三、流行特点 | | | | |
| | 　四、防治原则 | | ✓ | | |
| 第十章<br>常见人体<br>寄生虫 | 第一节　医学蠕虫 | | | | 理论讲授<br>多媒体演示<br>讨论<br>实践操作<br>案例分析<br>自学 |
| | 　一、线虫 | | ✓ | | |
| | 　二、吸虫 | | ✓ | | |
| | 　三、绦虫 | | ✓ | | |
| | 第二节　医学原虫 | | | | |
| | 　一、溶组织内阿米巴 | | ✓ | | |
| | 　二、疟原虫 | | ✓ | | |
| | 　三、阴道毛滴虫 | | ✓ | | |
| | 　四、其他原虫 | | | ✓ | |
| | 第三节　医学节肢动物 | | | | |
| | 　一、概述 | ✓ | | | |
| | 　二、常见节肢动物 | | ✓ | | |

## 五、大纲说明

(1)本大纲分三级要求,即掌握、熟悉和了解。对掌握的内容要求深刻理解和记忆,融会贯通,并能举一反三;熟悉的内容要求理解和记忆;了解的内容要求一般能理解。

(2)本大纲适用于高职层次各种专业医学生使用,学时数为 54 学时。教师可根据专业特点,对某些内容、课时数作适当调整。

(3)本大纲力求体现当前职业教育"岗位需求""就业导向"等特点,努力与执业资格考试和职业技能认证等内容接轨,着重提高本专业学生在未来工作中的职业能力和服务水平。

# 目标检测题选择题答案

**第一章　绪论**

| 1.D | 2.E | 3.C | 4.B | 5.D | 6.C | 7.D | 8.E | 9.A | 10.C |
| 11.A | 12.B | 13.E | 14.A | 15.D |

**第二章　细菌概述**

| 1.C | 2.A | 3.C | 4.D | 5.D | 6.D | 7.A | 8.B | 9.C | 10.B |
| 11.D | 12.E | 13.C | 14.D | 15.C | 16.A | 17.C | 18.C | 19.B | 20.E |
| 21.A | 22.B | 23.C | 24.B | 25.A | 26.C | 27.B | 28.D | 29.C | 30.A |

**第三章　免疫学基础**

| 1.A | 2.D | 3.D | 4.B | 5.E | 6.A | 7.C | 8.A | 9.E | 10.D |
| 11.D | 12.B | 13.D | 14.E | 15.C | 16.B | 17.E | 18.C | 19.B | 20.D |
| 21.A | 22.E | 23.B | 24.A | 25.C | 26.D | 27.D | 28.B | 29.B | 30.C |

**第四章　临床免疫**

| 1.B | 2.E | 3.C | 4.D | 5.D | 6.C | 7.A | 8.A | 9.E | 10.E |
| 11.A | 12.A | 13.C | 14.D | 15.C | 16.D | 17.B | 18.C | 19.B | 20.D |
| 21.A | 22.A | 23.A | 24.A | 25.E | 26.C | 27.A | 28.D | 29.B | 30.C |

**第五章　常见病原菌**

| 1.D | 2.C | 3.A | 4.C | 5.A | 6.A | 7.C | 8.E | 9.C | 10.A |
| 11.D | 12.C | 13.E | 14.A | 15.D | 16.B | 17.D | 18.A | 19.A | 20.A |
| 21.C | 22.C | 23.A | 24.C | 25.C | 26.C | 27.B | 28.C | 29.B | 30.E |

**第六章　病毒概述**

| 1.D | 2.E | 3.E | 4.B | 5.A | 6.D | 7.D | 8.E | 9.D | 10.B |
| 11.D | 12.E | 13.B | 14.D | 15.D | 16.A | 17.E | 18.A | 19.C | 20.A |
| 21.E | 22.E | 23.D | 24.C | 25.A | 26.E | 27.A | 28.C | 29.A | 30.C |

## 第七章　常见病毒

| | | | | | | | | | |
|---|---|---|---|---|---|---|---|---|---|
| 1.D | 2.B | 3.B | 4.B | 5.C | 6.B | 7.C | 8.C | 9.B | 10.A |
| 11.C | 12.D | 13.D | 14.E | 15.D | 16.B | 17.C | 18.B | 19.B | 20.D |
| 21.B | 22.B | 23.C | 24.D | 25.C | 26.B | 27.C | 28.A | 29.E | 30.A |

## 第八章　其他微生物

| | | | | | | | | | |
|---|---|---|---|---|---|---|---|---|---|
| 1.C | 2.D | 3.C | 4.E | 5.E | 6.E | 7.D | 8.C | 9.E | 10.D |
| 11.D | 12.A | 13.A | 14.C | 15.D | 16.E | 17.E | 18.E | 19.C | 20.B |
| 21.B | 22.D | 23.D | 24.A | 25.B | 26.C | 27.E | 28.A | 29.D | 30.C |

## 第九章　人体寄生虫概述

| | | | | | | | | | |
|---|---|---|---|---|---|---|---|---|---|
| 1.A | 2.D | 3.A | 4.C | 5.C | 6.D | 7.A | 8.D | 9.E | 10.C |
| 11.D | 12.C | 13.E | 1 4.A | 15.D | | | | | |

## 第十章　常见人体寄生虫

| | | | | | | | | | |
|---|---|---|---|---|---|---|---|---|---|
| 1.B | 2.B | 3.D | 4.C | 5.B | 6.E | 7.E | 8.B | 9.C | 10.D |
| 11.A | 12.B | 13.A | 14.B | 15.C | 16.D | 17.E | 18.E | 19.E | 20.C |
| 21.B | 22.E | 23.B | 24.A | 25.B | 26.D | 27.B | 28.A | 29.A | 30.D |

# 参考文献

[1] 吴彬,蒙仁. 病原生物与免疫学基础[M].北京:北京出版社,2011.

[2] 贾文祥.医学微生物学[M].北京:人民卫生出版社,2001.

[3] 张卓然.医学微生物学和免疫学[M].4 版.北京:人民卫生出版社,2000.

[4] 安庆云.微生物学与免疫学基础[M].北京:北京大学医学出版社,2008.

[5] 徐纪平.医学微生物学[M].北京:科学出版社,2003.

[6] 张宝恩,苏盛通.病原生物与免疫学基础[M].北京:科学出版社,2008.

[7] 鲜尽红.免疫检验技术[M].北京:人民卫生出版社,2002.

[8] 刘荣臻.病原生物与免疫学[M].北京:人民卫生出版社,2001.

[9] 王承明,胡生梅.病原生物与免疫学[M].北京:人民卫生出版社,2014.

[10] 王兰兰.临床免疫学和免疫学检验[M].北京:人民卫生出版社,2003.

[11] 吕瑞芳.病原生物与免疫学基础[M].北京:人民卫生出版社,2008.

[12] 陈芳梅,夏金华.病原生物与免疫学[M].北京:人民卫生出版社,2013.

[13] 陈少华,王锦.病原生物与免疫学基础[M].武汉:华中科技大学出版社,2010.

[14] 石佑恩.病原生物学[M].北京:人民卫生出版社,2001.

[15] 曾庆仁.病原生物学[M].北京:人民卫生出版社,2001.

[16] 陈保兴.病原生物学和免疫学[M].北京:人民卫生出版社,2003.

[17] 尹燕双. 寄生虫检验技术[M].北京:人民卫生出版社,2002.

[18] 胡国平.免疫基础与病原生物[M].武汉:科学技术出版社,2010.

[19] 李凡,徐志凯.医学微生物学[M].8 版.北京:人民卫生出版社,2013.

[20] 曹雪涛.医学免疫学[M].6 版.北京:人民卫生出版社,2013.

[21] Charles A.,Janeway.免疫生物学[M].5 版.钱旻,马端,译.北京:科学出版社,2007.